PARTO ATIVO

GROUND

EDITORA

Janet Balaskas

PARTO ATIVO

Guia prático para o Parto Natural

(A história e a filosofia de uma revolução)

3ª edição / 2ª reimpressão
revisada, aumentada e atualizada
São Paulo / 2017

Editora Ground / Editora Aquariana

Título original: *New Active Birth: A Concise Guide to Natural Childbirth*
by Unwin Paperbacks.

Tradução: Adailton Salvatore Meira, Talia Gevaerd de Souza
Notas e comentários: Talia Gevaerd de Souza
Revisão e diagramação: Antonieta Canelas
Capa – Arte final: Niky Venâncio; *foto:* Simone Maurina;
mãe: Isabele Neves Trevisan, *bebê:* Benício
4ª capa – *Foto:* Xanthe Berkely; *mãe:* Joana Aves, *bebê:* Satya
Créditos das fotos e ilustrações de miolo, p.412

CIP-BRASIL. CATALOGAÇÃO-NA-FONTE
SINDICATO NACIONAL DOS EDITORES DE LIVROS, RJ

B144p
3. ed.

Balaskas, Janet
Parto ativo : guia prático para o parto natural (a história e a filosofia de uma revolução) / Janet Balaskas ; ilustração Niky Venâncio ; tradução Adailton Salvatore Meira, Talia Gevaerd de Souza. – 3. ed. rev. atual. e aumentada – São Paulo : Ground, 2015.
416 p. : il. ; 23 cm.

Tradução de: New active birth: a concise guide to natural childbirth
Apêndice
Inclui bibliografia e índice
ISBN 978-85-7217-178-6
ISBN versão ebook: 978-65-5657-002-0

1. Parto (Obstetricia). 2. Nascimento. 3. Naturopatia. I. Título.

15-23645 CDD: 618.4
CDU: 618.4

11/06/2015 17/06/2015

Publicado em coedição com a **Editora Ground Ltda.**
www.ground.com.br

Agradecimentos

Primeiro gostaria de agradecer às mães e suas famílias, cujas experiências inspiraram estas páginas.

Amor e gratidão a Talia Gevaerd de Souza, que estudou junto comigo por quatro anos, em Londres, e trouxe o Parto Ativo para o Brasil. Talia traduz os cursos e as palestras que ministro no Brasil e facilita a minha comunicação com as pessoas que comparecem aos eventos. Agradeço especialmente também a Inês Baylão de Morais Monson que está por trás da organização de todas as minhas viagens ao Brasil. Sem ela, este trabalho não teria acontecido. Inês, Talia e eu compartilhamos a paixão de ajudar a transformar o Parto no Brasil. Trabalhamos em equipe. Fundamos o Instituto Parto Ativo Brasil; uma base para o treinamento de profissionais e para a disseminação da educação em Parto Ativo por todo país.

Estendo o meu agradecimento a amigas e colegas pelo apoio e talentos especiais: Aline Monteiro (Curitiba); Angela Mattos (Rio de Janeiro); Adriana Vieira (Santos); Roberta Gasparino (Florianópolis); Anne Sobotta (São Paulo); Carmen Palet (Brasília).

Sou muito grata a Anthea Sieveking, autora das fotos originais, por ter sido pioneira no registro de imagens de partos verticais. É maravilhoso poder acrescentar a esta edição fotos novas de partos ativos que aconteceram recentemente no Brasil. Agradeço muito às mães e pais pioneiros, pela generosidade em compartilhar momentos tão íntimos, assim como aos fotógrafos que registraram esses momentos.

Finalmente, muito obrigada a Dina e José Carlos Venâncio, da Ground, pelo estímulo de manter este livro entre o público brasileiro e atualizá-lo. É incomum encontrar editores que cuidam com tanto carinho de seus títulos. Sinto-me afortunada por fazer parte de sua lista de autores.

Sumário

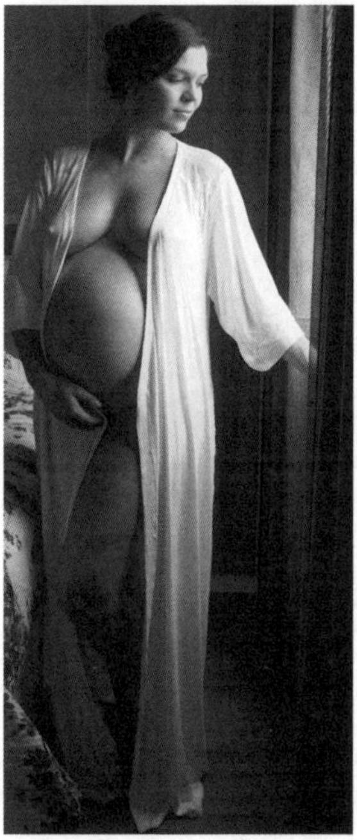

Prefácio

Janet Balaskas, voz importante na defesa do Parto Ativo, fala às mulheres que querem crescer na consciência de si mesmas e usar seus corpos ativamente durante o trabalho de parto. Nas suas aulas de preparação Janet preconiza atividade e não passividade, movimentação e não estagnação e o direito de a parturiente escolher a posição que achar mais confortável durante o trabalho de parto e o parto propriamente dito.

Os ensinamentos contidos neste livro, embora antigos, são revolucionários. Em várias partes do mundo e através da história conhecida, a mulher tem escolhido posições verticais para dar à luz. Nós ocidentais, somos os únicos povos a defender que uma mulher deve se deitar com as pernas para cima para dar à luz.

Mas auxiliar as mulheres a se levantar é muito mais do que ajudá-las a encontrar uma posição confortável. É transformar parturientes passivas em ativas. É desafiar a visão obstétrica que a sociedade ocidental tem do parto, baseada na suposição de que este é um acontecimento médico que deve ser conduzido dentro de um ambiente de cuidado intensivo. A gravidez como um todo é vista como uma condição patológica que somente termina com o parto. O obstetra moderno conduz ativamente o trabalho de parto com ultrassom, monitoração eletrônica contínua do feto e solução parenteral de ocitocina. Muitos obstetras nunca tiveram a oportunidade de assistir a um parto verdadeiramente natural. Transformar o ato de trazer uma nova vida ao mundo em outro onde a mulher simplesmente aguarda passivamente sobre uma mesa de parto ao invés de fazer parte do processo, é uma degradação da condição da mulher na função de procriar.

Foram descobertos efeitos destrutivos, algumas vezes de longa duração, na relação mãe-filho-família, produto do papel passivo das parturientes.

A ligação "mãe-filho"* está na moda. Hoje, muitos hospitais dedicam atenção especial a esta ligação por considerarem esse vínculo importante. Tudo o que acontece após o parto é consequência do que aconteceu antes. Esse elo de ligação deve ser espontâneo e tranquilo, ou pode ser virtualmente impossibilitado pelo tipo de atmosfera no parto. A mulher deve receber a atenção que merece como ser, com respeito e não apenas como mera parideira.

O modo como as mulheres dão à luz é importante para todos pois tem a ver com o tipo de sociedade na qual queremos viver, a importância da chegada de um novo ser e o surgimento de uma nova família.

Quando assumimos a responsabilidade de escolher entre alternativas, baseados naquilo que acreditamos ser correto, optamos pela qualidade da sociedade que pretendemos para nós, e para os nossos filhos.

Sheila Kitzinger

Antropóloga inglesa, ativista do parto, autora de inúmeros livros sobre o assunto. Dedicou sua vida a lutar para que as mulheres pudessem tomar suas próprias decisões em relação ao processo de parir, e sempre foi uma grande incentivadora do parto domiciliar planejado para mulheres saudáveis. Lutou para que mulheres prisioneiras pudessem dar à luz sem estarem acorrentadas e para que mães e bebês permanecessem juntos. Sheila ministrou palestras e cursos para obstetrizes e outros profissionais da área do nascimento em vários países do mundo, e foi professora honorária da Universidade 'Thames Valley', no Reino Unido.

Sheila Kitzinger faleceu em 11 de abril de 2015, aos 86 anos. Deixa um vasto legado em conhecimento, inspiração e coragem.

* *Bonding* no original. (N.T.)

Introdução

O conceito de Parto Ativo é uma pedra fundamental na história do parto. Colocar essas duas palavras juntas foi, por si mesmo, um toque de gênio: "Parto Ativo" cobre uma gama enorme de significados, em níveis diferentes e complementares.

O primeiro nível pode ser descrito como muscular. Olhando algumas fotos de partos ativos observamos que no final do trabalho de parto, quando o bebê está quase nascendo, muitas parturientes estão na posição vertical, agarrando-se em algo ou em alguém, dobrando o corpo para a frente, adotando a posição de cócoras sustentada, ou de joelhos...

Em um segundo nível, penetramos mais profundamente no processo fisiológico do nascimento. O parto é acima de tudo um processo mental. Quando uma mulher está dando à luz por si mesma, a parte ativa do seu cérebro é a primitiva, que temos comum com todos os mamíferos, a parte que secreta os hormônios necessários. Uma mulher dá à luz ativamente quando é capaz de secretar seus próprios hormônios, isto é, quando não necessita da ajuda de hormônios sintéticos parenterais, ou outro tipo de intervenção médica. A atividade da parte primitiva do cérebro implica uma redução das inibições vindas do "novo" cérebro, o neocortex. Os fatores que podem perturbar esse processo cerebral, essa mudança de nível de consciência, não são facilmente eliminados do contexto das unidades obstétricas modernas: privacidade, penumbra, silêncio e ao mesmo tempo, a presença de uma pessoa experiente.

O terceiro nível do Parto Ativo refere-se à atitude que a sociedade tem como um todo em relação ao parto. Na nossa sociedade o parto está completamente sob controle e responsabilidade das instituições médicas. Grávidas e parturientes são chamadas "pacientes". Pode se incluir a formação das parteiras modernas, treinadas em unidades obstétricas; não são mais mães ajudando outras mulheres a se tornarem mães.

O conceito de "Parto Ativo" foi introduzido por mulheres que querem resgatar o controle e a responsabilidade do parto, e que consideram as instituições médicas apenas como um recurso para situações definidas. Um desafio polêmico em tempos onde os efeitos colaterais negativos da obstetrícia são cada vez mais conhecidos!

O dia em que Janet disse pela primeira vez "Parto Ativo" talvez tenha sido o mais importante na história da obstetrícia na Europa... desde o dia em que o médico francês Mauriceau assumiu o comando desse acontecimento e colocou a mulher em trabalho de parto deitada.

Michel Odent

Médico francês, pesquisador e autor de mais de 50 publicações científicas e mais de 10 livros publicados em várias línguas. Fundou o 'Primal Health Research Centre', em Londres (Centro de Pesquisas em Saúde Primal) com o intuito de estudar as correlações entre o que acontece no período que vai da concepção ao primeiro ano de vida – o chamado 'período primal' e a saúde e comportamento ao longo da vida da pessoa. É um dos profissionais mais importantes da área do nascimento no mundo atualmente, e uma referência sobre o assunto há décadas. Ministra cursos e palestras em vários países.

Apresentação à nova edição brasileira

A humanização do nascimento é um movimento gestado a partir dos questionamentos sobre a sexualidade surgidos em meados do século XX. Apesar dos trabalhos de Grantly Dick-Read terem sido produzidos nos anos 1940 e Robert Bradley ter começado seu trabalho de "desmedicalização do parto" e inserção do parceiro no ambiente do nascimento nos anos 1950, foi após a publicação de *Birth Without Violence* de Frédèrick Leboyer que a discussão sobre uma nova abordagem do parto tomou um forte impulso. Se o lema dos *hippies* era "Faça amor, não faça guerra" – numa crítica aberta à participação americana na guerra do Vietnã – a abordagem não violenta do parto proposta por Leboyer estabelecia uma clara consonância com tais pressupostos.

Não por acaso, a inquietação com a intervenção desmedida e a violência implícita na atenção ao parto, que ocorria em ambientes hospitalares, disseminou-se pelo mundo inteiro com a força de uma "nova ordem".

Na Inglaterra, a forma mais comum de se referir à humanização do parto é chamá-lo de 'Parto Ativo'. Janet Balaskas, educadora perinatal e escritora, é a fundadora do *Active Birth Movement* (Movimento pelo Parto Ativo). O impulso inicial para essas ideias foi dado com o lançamento do seu livro *Parto Ativo* em 1983. Segundo suas próprias palavras:

> *"No Parto Ativo, a mulher segue seus instintos para encontrar as melhores posições. Ela trabalha a favor da força da gravidade, em vez de ir contra ela. Esta conduta ajuda a descida do bebê, o trabalho do útero e os esforços da mulher. Quando a mãe está relaxada ou se movimentando em posições verticais, o seu corpo está em harmonia com a força da gravidade, e o trabalho de parto é menos doloroso; há mais espaço na pélvis para acomodar o bebê; e o suprimento de oxigênio para ele é ótimo. Todos os fundamentos do Parto Ativo são baseados em evidências*

e pesquisas. As práticas nas maternidades do Reino Unido foram afetadas por influência do Parto Ativo; foram feitas alterações para acomodar a abordagem mais fisiológica, que as mulheres queriam. Nas últimas décadas esta onda de mudanças se espalhou por muitos países, incluindo o Brasil.

Mais do que uma questão de sugestões práticas, o Parto Ativo empodera as mães a terem acesso livre ao comportamento instintivo que lhes é inerente, tanto quanto o é para outros mamíferos. Elas se tornam comprometidas com seus processos de dar à luz, tanto psicológica quanto fisicamente. Isto é fundamental quando se considera que elas devem passar por uma liberação hormonal que está por trás da eficiência destes instintos, e que também é a base para o amor e a vinculação.

Este é um livro para inspirar mulheres grávidas e seus companheiros, tanto quanto os profissionais que cuidam deles, a abordar o processo de parto de forma diferente. Nele, são expostas maneiras para facilitar o inerente processo de parto natural, ao invés de cair no modelo médico que geralmente leva a complicações e a nascimentos por via cirúrgica."

Há muitas organizações que fazem campanha para o parto mais respeitoso no Reino Unido e que promoveram o Parto Ativo desde o seu início, inclusive a *AIMS – Association for Improvement of Maternity Services* (Associação para a melhoria dos serviços em maternidades), que luta por partos mais pacíficos.

Por razões históricas, a humanização entrou no Brasil junto com a contracultura *hippie*, mas foi a partir da criação da ReHuNa – Rede pela Humanização do Parto e Nascimento, no ano de 1993, em Campinas, que este movimento tomou um grande impulso. A partir daí foram se agregando ao movimento de humanização profissionais de várias áreas – obstetras, pediatras, enfermeiras, parteiras, obstetrizes, doulas etc. – em torno de uma série de reivindicações que hoje estruturam o ideário do movimento.

No final do século passado surgiu um novo fenômeno na cultura mundial que modificou de maneira inquestionável todas as relações sociais, inclusive a forma como entendíamos a humanização do nascimento: a internet. A rede internacional de computadores diminuiu distâncias e aproximou pessoas com ideias semelhantes. Um pouco antes da virada do século surgiram os "*list servers*", listas de discussão temática, na internet, que abordavam infinitos assuntos. A primeira destas listas chamava-se "Parto Natural" e muitos ativistas, distantes milhares de quilômetros, se conheceram através dela. Estas listas foram multiplicadoras de vozes sobre o tema da humanização, congregando profissionais da saúde e mulheres de diversas partes do Brasil. A entropia gerada pelas listas de discussão acabou por fomentar um amadurecimento sem precedentes na estrutura ideológica dos movimentos da humanização do parto. Aquilo que anteriormente era indignação e desassossego com a tecnocracia obstétrica passou a produzir alternativas de atenção centradas em um modelo de nascimento mais moderno, e em sintonia com os desejos das mulheres. Médicos obstetras, enfermeiras, doulas, psicólogas, pediatras, epidemiologistas e – principalmente – mulheres gestantes e seus companheiros uniram-se no país inteiro através do espaço cibernético. As listas de discussão abriram um portal amplo e democrático de encontro de ideias, e dos choques e embates gerados pelo conflito natural de propostas diferentes – por vezes divergentes – surgiu uma estrutura muito mais sólida que, mesmo sem se pretender monolítica, embasa as atuais propostas da humanização do nascimento.

Humanizar o nascimento é garantir protagonismo para as mulheres. Entender o nascimento como um evento social e humano, e não apenas médico. É reconhecê-lo como o evento apical da feminilidade, sobre o qual atuam forças sociais, emocionais, psicológicas, afetivas, espirituais e – acima de tudo – numa configuração subjetiva, única e intransferível. Mais ainda: é ter uma visão interdisciplinar, observando a devida consideração com os outros atores que fazem parte tanto da cena de parto, quanto do debate sobre seu significado na cultura. É também respeitar as evidências científicas que norteiam e orientam o trabalho das equipes de assistência, as intervenções e o cuidado aplicado às mulheres durante este período tão criativo de suas vidas.

"Um parto é um mergulho para dentro de si, um encontro inexorável com as questões mais íntimas e subjetivas nas águas revoltas e escuras do inconsciente. Todavia, é também um pulo no oceano de palavras que nos circundam, nos envolvem e nos dão significado. Ambos os mergulhos produzem suas revoluções, suas agitações e giros, mas do choque produzido por tais saltos emerge uma gigantesca onda, de cuja energia se produz a característica única e irreprodutível de cada nascimento."

A bruma que percorre a humanização do nascimento é feita da névoa da transcendência. Por indefinível, enquanto sopro, e imaterial, enquanto ideia, ainda assim é tão verdadeira e presente quanto a brisa e a paixão. Sem ela, aqui definida como o olhar que percebe o que se esconde atrás do véu das aparentes banalidades da vida, não há como entender o gozo que se instala no corpo em dor, o trinar dos dentes em falsa agonia, o suor que brota no músculo retesado, a lágrima salgada, a boca ressecada, o corpo que se projeta e a mão que se fecha.

Todavia, é importante considerar que a ideia de resgatar elementos perdidos na aventura tecnocrática humana em relação ao parto, amamentação e maternagem, não deve nos seduzir na direção de uma visão nostálgica e ingênua do passado, aquele tempo "perfeito" e estável onde as mulheres podiam livremente amar e curtir seus filhos. O progresso (se é que ele existe, pois em cada avanço notável sofremos perdas invisíveis, mas igualmente profundas) pressupõe mudança e entropia; choque, atrito, destruição e reconstrução. O papel da mulher e – por conseguinte – da maternidade, haveria de se transformar com o fim do paleolítico superior e a chegada do neolítico, com o sedentarismo, a posse – de coisas e pessoas, a religião, a guerra e o patriarcado. Assim falamos de uma transformação adaptativa obrigatória e não uma mera escolha racional por caminhos distintos. A mulher de hoje, com sua gestação e sexualidade, é produto de milhares de pequenas transformações culturais adaptativas dos últimos cem séculos, que nos leva da "*mãe essencial*" a algo que se aproxima de Ártemis, a *deusa tríplice*.

> *"É exatamente no momento em que a gestante se mostra mulher, quando o corpo se enche de alma e suplanta sua arquitetura de carne e veias, que surge o ponto cego, o significado obscuro, misterioso e incompreensível para aqueles que assumem a visão tecnocrática do parto. Sem levantar o manto que encobre a essência simbólica e espiritual de um nascimento, tudo é apenas real, e o real é a mais falsa de todas as verdades. Sem a transcendência, jamais entenderemos a verdadeira dimensão do parir."*

Embalar o nascimento humano, na mais antiga das missões, nos dá a oportunidade de oferecer às crianças o melhor começo de vida, uma chegada cercada de afeto, carinho, acolhimento e amor. Se criar com cuidado os primeiros mil dias é fundamental, mais significativos e cruciais são os primeiros minutos, quando ela ainda se encontra nos braços da mãe, envolta na sonoridade melíflua das primeiras vozes sussurradas. Enquanto as luminosidades tênues do ambiente lhe oferecem a calma necessária, os olhos brilhantes da mãe são os dois pontos estelares que, distantes alguns poucos centímetros de seu rosto lhe garantem a esperança de um futuro possível.

Para que os primeiros dias possam ser os alicerces de uma vida feliz, os primeiros minutos da existência precisam ser respeitados como o bem mais sagrado a ser protegido. Se é verdadeira a afirmação de Willhelm Reich de que "*A Civilização iniciará no dia em que o bem-estar dos recém-nascidos prevalecer sobre qualquer outra consideração*", então precisamos colocar este momento de acolhimento como a prioridade essencial.

A integridade e dignidade de um povo se mede pela proteção que ele oferece aos mais frágeis. Proteger as mulheres no sagrado tempo da espera e do êxtase pela nova vida, é a missão nobre que cada um de nós carrega no coração, pois, ainda que apenas elas tenham a condição de gestar em seu ventre, somos todos *nascidos da mulher*, e carregamos por toda a existência a dívida com o feminino e o respeito com o milagre da vida.

Para uma mulher que mergulhou nas águas misteriosas de uma gestação, é muito mais difícil manter-se alheia à intensidade inebriante de suas transformações. Se existe algo da essência humana que vale a pena manter, creio que esta chama tímida se esconde no nascimento. Toda a história da nossa espécie foi escrita pela ligação entre mãe e filhos. Freud já nos ensinava que "*Se o amor existe, ele é o amor de uma mãe por seu filho, e todas as outras formas de amor são dele derivadas*". Portanto, esse amor esculpiu-nos na alma aquilo que somos. Sim, somos filhos dessa fissura aberrante da ordem cósmica, o inexplicável, o não planejado. Somos o que somos por causa do amor, e apenas ele pode nos definir. E se isso é verdade, qualquer mudança nas delicadas tessituras deste envolvimento primitivo poderá ter consequências funestas para a humanidade.

Se não tentarmos parar a tendência atual da medicalização e do nascimento cirúrgico no Brasil, corremos o risco de, num futuro distante, sentirmos a triste nostalgia do tempo em que as mulheres podiam sentir alegria, contentamento e plenitude em suas gravidezes, quando já não houver mais nenhuma criança nascida de seus ventres.

Então, se você está grávida, use o conteúdo deste livro como inspiração para assumir a responsabilidade pelo seu parto, para podermos continuar a desenvolver a humanização do nascimento do Brasil para mais mulheres e mais profissionais. Para darmos as boas-vindas aos nossos bebês do jeito que a natureza planejou, em Amor e Alegria.

Ricardo Herbert Jones

Obstetra – Homeopata – Ginecologista
Membro da ReHuNa – Rede pela Humanização do Parto e Nascimento
Escritor e palestrante da temática do parto humanizado

Prólogo

Estive no Brasil pela primeira vez em 2011, e voltei outras duas vezes – a mais recente em abril de 2014. Em 2012, minhas colegas brasileiras, Talia Gevaerd de Souza e Inês Baylão de Morais Monson fundaram o Instituto Parto Ativo Brasil[1], com a intenção de difundir o conhecimento sobre Parto Ativo em todo o país. Até agora, já oferecemos palestras e workshops em Curitiba, Rio de Janeiro, São Paulo e, mais recentemente, em Brasília, Santos e novamente em São Paulo.

A Editora Ground, que publicou o livro *Parto Ativo*, no Brasil, ofereceu-me a oportunidade de o atualizar e revisar. Estou muito feliz por poder acrescentar informações, apesar de a orientação prática que o livro oferece permanecer inalterada, já que muitas mulheres brasileiras me disseram que, contando apenas com este livro, se sentiram encorajadas a ter um parto natural. Existe um ditado em inglês que diz: *If it works, don´t change it!* – "Se está funcionando, não mude!"

Agora, me sinto mais familiarizada com a situação no Brasil. Durante o tempo em que estive aqui, vi a taxa nacional de cesarianas subir em torno de 2% a cada ano, e, pelo que sei, está atualmente em 84% na saúde suplementar e 40% no SUS[2].

Esta é uma estatística alarmante. A recomendação da Organização Mundial da Saúde (OMS) é de que a taxa de cirurgia cesariana deve permanecer entre 10% e 15% de todos os nascimentos. Quando ela excede 15%, passa a causar mais mal do que bem[3].

Se as taxas de cesarianas continuarem a subir no Brasil, há um perigo real de que o conhecimento sobre a fisiologia do nascimento e as habilidades para atender um parto natural, sejam praticamente extintos em uma ou duas gerações.

Está claro que a cirurgia cesariana moderna é uma intervenção obstétrica que salva vidas, quando há indicação médica por conta de uma dificuldade ou emergência obstétrica. Entretanto, a maioria das cesarianas feitas no Brasil não são necessárias e acontecem devido a uma variedade de outros motivos. Entre eles, podemos incluir o medo do parto em si por parte das mulheres e dos profissionais, medo de processo judicial, de questões relacionadas aos planos de saúde, a controle e responsabilidade, preocupações financeiras e comerciais, da organização do "sistema" das maternidades, de moda e da influência de celebridades. Acima de tudo, acredito que a fonte dos problemas esteja na ignorância e na falta de informação e de educação sobre a fisiologia do parto e sobre os enormes benefícios para a saúde da mãe, do bebê, da família e da sociedade, que são inerentes a um parto natural.

Atualmente no Brasil, a cirurgia cesariana tornou-se a forma mais "normal" e comum de nascer. Embora a moderna cirurgia cesariana esteja cada vez mais segura, continua sendo uma cirurgia abdominal de grande porte, e traz riscos e consequências para a mãe e o bebê, tanto a curto quanto a longo prazo – especialmente quando é feita com hora marcada – eletiva, antes que todo o processo de gestação esteja completo, sem nenhuma indicação médica genuína.

Quando uma cirurgia cesariana é necessária e há indicação médica, geralmente as mulheres entendem e aceitam a situação. Elas recebem a ajuda com gratidão e se recuperam bem. Tal processo de dar à luz pode ser ainda uma experiência positiva para a mãe. Numa situação assim, quando a comunicação é boa, atenciosa e respeitosa, a cirurgia pode ser conduzida levando em conta os sentimentos da mãe, com a prioridade de manter o primeiro contato e conexão entre mãe e bebê[4].

Por outro lado, uma cesariana desnecessária ou insensível (e, portanto, o uso desnecessário de outras intervenções) pode ser uma experiência profundamente traumática e violenta para a mãe, o bebê e o relacionamento entre eles. Estas feridas podem durar uma vida inteira. A mulher inicia sua jornada como mãe se recuperando de uma cirurgia e separada de seu bebê, em vez de estar impregnada de "hormônios do amor" e da íntima conexão que caracteriza um parto natural. Encontrei muitas mulheres no Brasil que carregam tais feridas e que sentem que a cesariana que viveram não foi necessária. É aqui que o apoio obstétrico se torna "violência obstétrica", e isto jamais deveria acontecer.

A boa prática obstétrica

É fundamental que o parto seja compreendido, primeiramente, como um processo fisiológico instintivo, que é essencialmente mamífero. A melhor prática obstétrica é aquela baseada neste conhecimento, e nas evidências e pesquisas que beneficiam a mulher e o bebê. Então, a intervenção obstétrica pode ser usada apenas quando é realmente necessária e apropriada, de forma humana e respeitosa, permanecendo o mais próximo possível do modelo fisiológico e da vontade da mãe. Isto é compaixão e educação. Há excelentes recursos disponíveis para os profissionais sobre cuidados efetivos e acesso à pesquisa[5/6].

Uma grande quantidade de evidências e pesquisas nos diz que, no campo do parto, na maioria das vezes, a ciência não consegue melhorar o plano da natureza[7].

Intervenções desnecessárias levam, inevitavelmente, a complicações iatrogênicas (causadas pelos médicos). O que, por sua vez, gera mais intervenções, ou uma cirurgia cesariana para salvar a situação. Chegou a hora de a obstetrícia ser utilizada com mais parcimônia e respeito pela autonomia da mulher, como aquela que realmente dá à luz. O papel da mãe, como a principal protagonista de seu parto, é a essência do Parto Ativo.

Tal como em qualquer campo do empenho humano, precisamos encontrar um modo de aplicar a ciência e a tecnologia no nascimento a serviço das mães, dos bebês e da fisiologia humana. Assim como precisamos de um renascimento do parto, também precisamos de um renascimento da obstetrícia baseado em evidências e no primeiro princípio do juramento de Hipócrates – "não causar mal"[8].

Não sou obstetra ou obstetriz, mas estou ciente de que tal prática existe no Brasil. Há pelo menos um, senão alguns obstetras em cada cidade que visitei, e obstetrizes/enfermeiras obstetras que assistem o parto natural domiciliar e no hospital para mulheres de baixo risco e vêm atuando assim há anos. Sua coragem face à oposição da grande maioria de seus colegas é muito inspiradora e tocante.

O "Renascimento do Parto" no Brasil[9]

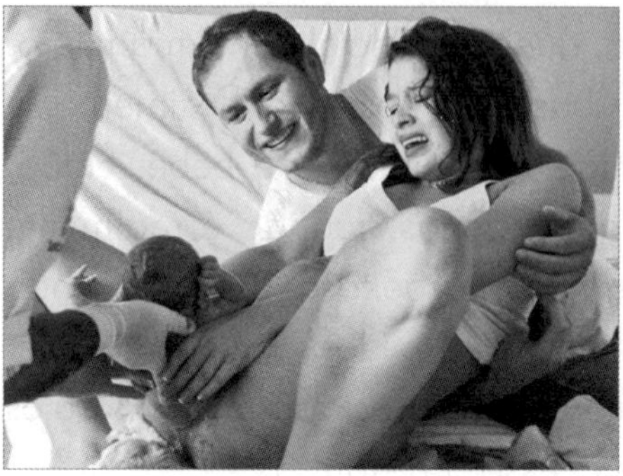

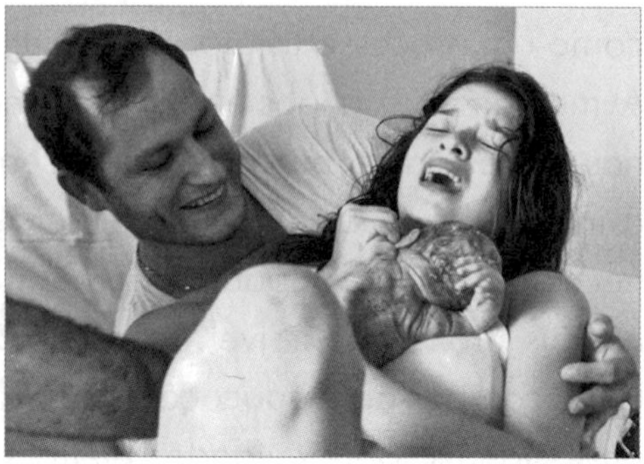

Há uma revolução acontecendo no Brasil atualmente. É forte, e vem crescendo rápido. Nas fotografias acima, feitas pela doula Katya Kur Montesano Bleninger, a mãe está parindo ativamente no quarto da maternidade de um hospital em Curitiba, capital do Estado do Paraná. Ela recebe ajuda de seu médico para, ela mesma, pegar seu bebê. Nos primeiros segundos após o parto, cheios de êxtase, ela e seu companheiro dão as boas-vindas ao bebê.

O Parto Ativo é uma revolução cuja hora chegou, aqui e em todo mundo. É uma revolução feminina que acontece com um parto de cada vez. As mulheres estão recuperando e reassumindo o poder do parto. Em cada cidade do Brasil há uma comunidade dedicada a esta causa, feita de mulheres e seus companheiros, doulas, obstetrizes, enfermeiras obstetras, médicos obstetras, psicólogos, instrutores de yoga e pilates, fisioterapeutas e ativistas do parto de todos os níveis, inclusive aqueles envolvidos em treinamento de profissionais e os que trabalham no governo com a saúde materno-infantil. Estes são os grupos representados pelos participantes das minhas palestras e cursos quando trabalho aqui, e eles vêm de todas as partes do Brasil.

A seguir, descrevo alguns exemplos do trabalho realizado por profissionais que participaram do meu último evento – um curso de imersão de cinco dias em São Paulo que ocorreu em abril de 2014.

– Antes do curso, visitei a Casa de Parto de São Sebastião, em Brasília, que é um estabelecimento dirigido e mantido por enfermeiras obstetras, usado principalmente por pessoas de baixa renda. Lá, conheci uma jovem mãe de 17 anos, seu bebê recém-nascido de apenas um dia, seu companheiro de 18 anos e a mãe da jovem, que os levou. Viajaram uma longa distância para que o parto acontecesse naquele local, depois de ouvirem a opinião de três médicos, de que a mãe era muito nova para parir naturalmente, e, portanto, precisaria fazer uma cesariana. Pedi para que ela contasse, em poucas palavras, como tinha sido a experiência de seu parto natural. Ela respondeu: "Foi divino."

– Antes do início do curso em São Paulo, uma doula e instrutora de yoga ajudou uma mãe em trabalho de parto que durou três dias – a maior parte do tempo foi passado em casa. Finalizou com um parto natural hospitalar.

– Uma médica obstetra e seu marido, também médico obstetra, que participaram do curso, chegaram um pouco atrasados no segundo dia, por terem ajudado uma mãe, primípara, no seu parto pélvico natural, que aconteceu de forma rápida e segura no hospital.

– Uma doula precisou se ausentar do curso durante algum tempo para auxiliar uma mulher a parir seu segundo filho num parto domiciliar planejado. Na primeira vez, ela havia feito uma cesariana.

– Uma instrutora de yoga recebeu uma ligação de uma obstetriz informando que uma das mulheres que frequentavam sua aula de yoga para gestantes, após a aula, tinha dado à luz em casa, em um parto na água. Contou que o bebê nasceu empelicado, ou seja, com a bolsa das águas íntegra, "como um presente"!

E isto foi só num grupo de 50 pessoas, em uma semana! O mesmo aconteceu na minha parada seguinte, em Santos. Um dia antes da minha chegada, a doula que me recebeu na cidade acompanhou uma mulher em trabalho de parto. Ela teve parto natural de seu segundo bebê (o primeiro nasceu de cesariana) num silencioso quarto de hospital. Tenho a impressão de que partos assim acontecem todos os dias, em muitas partes do Brasil.

É assim que uma revolução de mulheres acontece – um parto de cada vez.

Chegou a hora de mudanças.

O que está acontecendo no Brasil faz parte de uma revolução global que se dedica a disseminar o parto natural – que está num excelente momento no mundo todo. Este movimento vem daqueles que pesquisaram, estudaram e entenderam a fisiologia do parto e os enormes benefícios do "plano da mãe natureza" para os bebês, mães, famílias, e a comunidade como um todo, incluindo o próprio planeta Terra. Quando aprendemos sobre tudo isso, também começamos a entender os custos e as consequências do nascimento extremamente medicalizado, e são muitos. Sabemos que esta é uma das mais importantes – senão a mais importante – questão ecológica do nosso tempo. É por isso que tantos de nós, em todo o mundo, são tão dedicados e estão tão envolvidos com as mudanças na cultura do nascimento, e em fazer parte deste movimento global. É uma revolução que tem esta paixão como fundamento.

O movimento das doulas no Brasil, inspirado por Michel Odent e outros, é movido por esta paixão. No Brasil, as doulas são elementos extremamente empoderadores para as mulheres, assistindo-as para que possam parir naturalmente, onde o sistema falha. Em silêncio, o movimento das doulas está crescendo e se multiplicando. Oferece um apoio que vai de mulher para mulher, ajudando as mães no parto em todo o Brasil. As doulas atuam como defensoras das mulheres e seus companheiros – a sua presença calma também pode ajudar e apoiar as enfermeiras obstetras, obstetrizes e médicos obstetras a atenderem um maior número de partos naturais. As doulas têm tempo e paciência para conhecer e estar com as mulheres, não importa quão demorado seja o momento do parto – é essa a sua função. Elas ajudam as mulheres a se sentirem seguras e emocionalmente compreendidas, a relaxar, a se esquecerem do mundo e a se entregarem. A sabedoria das parteiras tradicionais no Brasil também está sendo redescoberta à medida que suas vozes são ouvidas e seus segredos compartilhados.

Desde o primeiro ano em que estive aqui, em 2011, tem havido campanhas bem-sucedidas para preservar o único curso superior de Obstetrícia no Brasil (oferecido pela Universidade de São Paulo – USP), que foi ameaçado de ser fechado, e também sobre o direito de optar pelo parto domiciliar. Mais recentemente, vem acontecendo um clamor nacional contra a "violência obstétrica", reforçado pelo caso de uma mulher que foi forçada a fazer uma cirurgia cesariana sem seu consentimento, sob ordem judicial. Passeatas e demonstrações de rua aconteceram em muitas cidades brasileiras para protestar sobre estas questões (ver p.27-30).

Muitas brasileiras chegaram num ponto em que não podem mais, e não irão mais tolerar a situação atual. Toda mulher merece parir em liberdade – é direito vital das mulheres; para o qual nossos corpos foram tão maravilhosamente projetados. Toda mulher merece poder escolher, dentre uma gama de opções, onde, como e com quem ela quer dar à luz; toda mulher merece ser bem informada a respeito das capacidades de seu corpo durante a gestação, e como utilizar a obstetrícia como apoio da melhor maneira possível, se e quando precisar.

Uma mensagem para as mulheres grávidas

Este é, primeiramente, um livro prático que foi inicialmente escrito para mulheres grávidas e seus companheiros. Ele reflete o meu programa educativo para o parto, que é centrado no corpo. É este programa que utilizo para preparar e informar pais e mães no *Active Birth Centre* (Centro de Parto Ativo) em Londres – Reino Unido. Espero que este livro a encoraje a ter fé e a acreditar que seu corpo foi projetado com perfeição para dar à luz. Torço para que você se sinta confiante para usar o seu poder instintivo. Faço votos para que você encontre as pessoas certas para atender o seu parto, e que se sinta entusiasmada para parir seu bebê sem medo ou ansiedade.

Que a sabedoria e o bom senso do Parto Ativo inspirem você a sair da maca obstétrica e a reclamar o seu direito de dar à luz, em liberdade e sem ser incomodada.

A verdade é que o seu corpo sabe como parir, e seu bebê sabe nascer. Nós, mulheres, compartilhamos este conhecimento instintivo com outras espécies de mamíferos, e tem sido assim ao longo de milhares de anos de história e evolução[10].

O parto natural foi projetado para proteger você e o seu bebê. À medida que avança na leitura, você vai descobrir que o seu corpo tem tudo o que você precisa para tornar o processo do parto mais fácil, mais seguro, e até prazeroso. Mais do que isso, o seu corpo tem todos os ingredientes para uma experiência verdadeiramente extática – talvez você possa ter a melhor experiência da sua vida! Parir naturalmente também irá proporcionar ao seu bebê o melhor começo de vida possível e criar as bases para os relacionamentos amorosos da sua família.

Se as coisas acabarem sendo diferentes e seus planos de um parto natural precisarem ser alterados – você saberá que fez o melhor que pôde. Então, você pode receber ajuda médica se for necessário, manter-se calma e relaxada, e continuar a conexão fisiológica e amorosa com seu bebê assim que possível, nas primeiras horas e dias após o nascimento.

Parto Ativo não quer dizer ter o parto perfeito, mas assumir o comando da sua experiência em parceria com profissionais que tenham sensibilidade, e confiar no seu corpo e nos seus instintos. Apesar da maioria dos partos acontecerem naturalmente e sem problemas, às vezes, Parto Ativo significa tomar decisões sábias, que combinem alguma intervenção obstétrica com a sabedoria do Parto Ativo, caso você precise. Acima de tudo, aconteça o que acontecer, aproveite a experiência e dê as boas vindas ao seu bebê recebendo-o na sua família e no mundo.

Dedico este livro a você, com todo o meu amor.

Janet Balaskas
Santos, abril/2014

Janet refere-se a alguns fatos específicos, que foram muito significativos e importantes e mobilizaram pessoas de todo o Brasil e até do exterior. Detalho em seguida estes eventos e acrescento mais alguns:

- *No caso do curso de obstetrícia da USP, a ameaça de fechamento aconteceu em 2011. Houve protestos e manifestações para evitar que isto acontecesse. Janet manifestou o seu apoio ao curso oferecendo uma palestra sobre Parto Ativo na própria USP (Faculdade de Saúde Pública), em 20 de abril de 2011 para aproximadamente 200 pessoas.*
- *Em 10 de junho 2012, o programa dominical Fantástico, da Rede Globo, apresentou uma matéria sobre parto domiciliar. Entre comentários, imagens e depoimentos, havia uma declaração do médico obstetra Jorge Kuhn, de São Paulo. Ele disse que o parto domiciliar só é possível quando a mulher faz um bom acompanhamento pré-natal e está em ótimas condições de saúde, assim como seu bebê. No dia seguinte, vários jornais divulgavam a notícia de que o CREMERJ (Conselho Federal de Medicina do Rio de Janeiro) abria denúncia contra o médico por suas declarações, alegando que o parto domiciliar planejado era muito arriscado e perigoso para mãe e bebê. Como muitos profissionais brasileiros sabem, a Organização Mundial da Saúde (OMS) recomenda e estimula o parto domiciliar:*

  "3 – As entidades que atuam em cuidados pré-natais devem considerar, junto com organismos estatais correspondentes, a facilitação do parto natural domiciliar, promovendo políticas de habitação e proteção técnico-científica." Recomendações da Conferência Internacional para o Parto – Fortaleza, 22 a 26 de abril de 1985.

  O parto domiciliar planejado é oferecido na rede pública de saúde de vários países, como Reino Unido, França, Alemanha e Holanda.

Já existem inúmeras pesquisas sobre o assunto demonstrando que, quando os devidos critérios são seguidos, o parto domiciliar planejado é seguro e saudável. As taxas de complicação e intervenção nos partos domiciliares costumam ser bem pequenas. Diante disso, a reação das pessoas – profissionais da área e pais e mães interessados no tema "parto e maternidade-paternidade conscientes", resolveram protestar. Houve uma reação nacional. Aconteceram passeatas em mais de 30 cidades brasileiras, levando às ruas milhares de pessoas que reivindicavam o direito das mulheres de escolherem seu local de parto. Profissionais de renome internacional, como o famoso médico francês Michel Odent e a importantíssima parteira mexicana Naoli Vinaver (que já atendeu mais de 1.500 partos domiciliares) compareceram em diferentes cidades. Janet enviou seu apoio de Londres; uma carta aberta em defesa do médico Jorge Kuhn e com mensagem para as mães. Foi a primeira vez que o assunto saiu da escuridão e virou tema de debates e reportagens.

– *Semanas depois, o CREMERJ lança as seguintes diretrizes (resoluções 265 e 266-12), em resposta ao movimento pelo parto domiciliar: médicos estariam proibidos de atender parto domiciliar ou fazer parte de uma equipe de apoio ao parto domiciliar; hospitais deveriam proibir a entrada de obstetrizes, parteiras e doulas; e mulheres em trabalho de parto, oriundas de parto domiciliar que precisassem de remoção, não deveriam ser admitidas em ambiente hospitalar. Como tais diretrizes ferem uma série de direitos humanos e profissionais, Conselhos de Medicina de outros estados, como o CREMEPE (Pernambuco), o CREMERB (Bahia) e o próprio CFM (Conselho Federal de Medicina) se declaram contra tais deliberações, assim como a FEBRASGO (Federação Brasileira de Ginecologia o Obstetrícia). O Coren-RJ (Conselho Regional de Enfermagem do Rio de Janeiro) e o Ministério Público processaram o CREMERJ. A população foi novamente às ruas em várias cidades, desta vez para defender o parto humanizado e respeitoso, o direito da mulher de decidir sobre seu corpo e seu bebê. As marchas* aconteceram no início do mês de agosto em mais de trinta e duas cidades brasileiras. O Instituto Parto Ativo Brasil participou intensamente das passeatas. Profissionais de outros países souberam da situação brasileira e a revista americana Midwifery Today, dos Estados Unidos – uma revista técnica para profissionais do parto – publicou notas sobre a grave situação brasileira.

- Alguns meses antes deste evento, Ana Carolina Franzon e Ligia Moreiras Sena coordenaram uma ação virtual contra a violência obstétrica. Chamava-se "Teste da violência obstétrica" e durante 40 dias coletou respostas, e foi divulgado e compartilhado por mais de 70 blogs brasileiros. Os resultados da ação foram divulgados em 21 de maio do mesmo ano. Você encontra mais informações no site: www.cientistaqueviroumae.com.br
- Ainda em 2012, Ligia Moreiras Sena, Ana Carolina Franzon, Bianca Zorzam e Kalu Brum produziram um vídeo-documentário popular intitulado "VIOLÊNCIA OBSTÉTRICA – A VOZ DAS BRASILEIRAS", que foi lançado no Congresso Brasileiro de Saúde Coletiva, em novembro de 2012. Nele, várias mulheres dão seus depoimentos comoventes e doídos sobre humilhações, maus tratos, procedimentos invasivos e desnecessários que tanto elas quanto seus bebês sofreram em maternidades e hospitais brasileiros, às vezes, com consequências seríssimas para a vida e saúde dos envolvidos. Você pode assistir o vídeo no site: www.cientistaqueviroumae.com.br
- Em 2013, foi lançado o filme "O Renascimento do Parto", de Érica de Paula e Eduarto Chauvet, com a Master Brasil e a Ritmo filmes. Este filme, que conta com a participação de profissionais de grande experiência e competência como o médico e pesquisador francês Michel Odent, o médico obstetra Ricardo Jones, a enfermeira obstetra Heloísa Lessa, a psicóloga Laura Uplinger e a médica obstetra Fernanda Macedo, expõe a gravidade da atual situação de atendimento ao nascimento que vivemos no Brasil e no mundo. As discussões apresentadas no filme mostram, com toda a clareza, que é fundamental mudar o cenário atual urgentemente. Além de o filme

ser excelente e retratar com fidelidade o cenário brasileiro atual da atenção ao nascimento, este documentário foi um fenômeno em financiamento coletivo. O Parto Ativo Brasil e uma infinidade de entidades e pessoas físicas fizeram doações, em dinheiro, para viabilizar o filme e sua exibição, demonstrando a sede por mudanças e revelando a consciência que profissionais e famílias detêm sobre as falhas e a violência do sistema brasileiro de atendimento ao nascimento. O filme ficou em cartaz durante algumas semanas em cinemas de várias cidades brasileiras.

O site: www.orenascimentodoparto.com.br traz detalhes dos temas abordados.

– *Finalmente, o triste "caso Torres", ou "caso Adelir", a que Janet também se refere no parágrafo acima. Aconteceu em Torres-RS, em abril de 2014. Adelir, em pleno trabalho de parto, foi retirada à força de sua casa, com a presença de policiais, e forçada a passar por uma cirurgia cesariana. Foi um caso chocante e arbitrário, que também mobilizou muitas pessoas, provocou denúncias e atos de protesto. Você encontra ampla informação sobre este episódio nos sites: www.cientistaqueviroumae.com.br, www.artemis.org.br e www.euqueropartonormal.com.br.*

Talia Gevaerd de Souza

Referências

1. Instituto Parto Ativo Brasil – www.partoativobrasil.com.br
2. http://www.brasil.gov.br/saude/2015/01/governo-federal-publica-regras-para--estimular-parto-normal
3. World Health Organization. *Appropriate technology for birth*. (Tecnologia apropriada para o parto.) Lancet. 2(8452): 436-437, 24 de agosto de 1985.
4. Smith J., Plaat F., Fisk N. *The natural caesarean: a woman-centered technique*. (A cesariana natural: uma técnica centrada na mulher) 115:1037-1042, BJOG 2008.
5. Enkin M., Neilson J., et al. *Effective Care in Pregnancy and Childbirth*. (Cuidados eficazes na gravidez e parto) 3rd ed. Oxford: Oxford University Press: 2000.
6. Cochrane Data Base: www.thecochranelibrary.org. (Biblioteca Cochrane – uma boa fonte de pesquisas)
7. Dr. J. Sarah Buckley, MD. *Gentle Birth, Gentle Mothering – A Doctor´s Guide to Natural Childbirth and Gentle Early Parenting Choices*. (Nascimento pacífico, maternagem pacífica – Guia médico para parto natural e para escolhas parentais iniciais pacíficas). USA (Berkely, California): Celestial Arts, 2009.
8. *Juramento de Hipócrates*. Extraído do grego "aplicarei os regimes para o bem de meu paciente de acordo com minhas habilidades e meu julgamento, e nunca para causar dano ou mal a alguém". Século 5 a.C., e ainda jurado pelos médicos hoje, por ocasião de sua cerimônia de formatura.
9. Filme *O Renascimento do Parto*, de Érica de Paula e Eduarto Chauvet, com a Master Brasil e a Ritmo filmes – www.orenascimentodoparto.com.br
10. Dr. Sarah J. Buckley, MD. *Ecstatic Birth – Nature´s Hormonal Blueprint for Labor*. (Parto com êxtase – o projeto hormonal da natureza para o trabalho de parto). www.sarahbuckley.com

Movimento pelo Parto Ativo
(A história e a filosofia de uma revolução)

Parto Ativo: Londres 1982

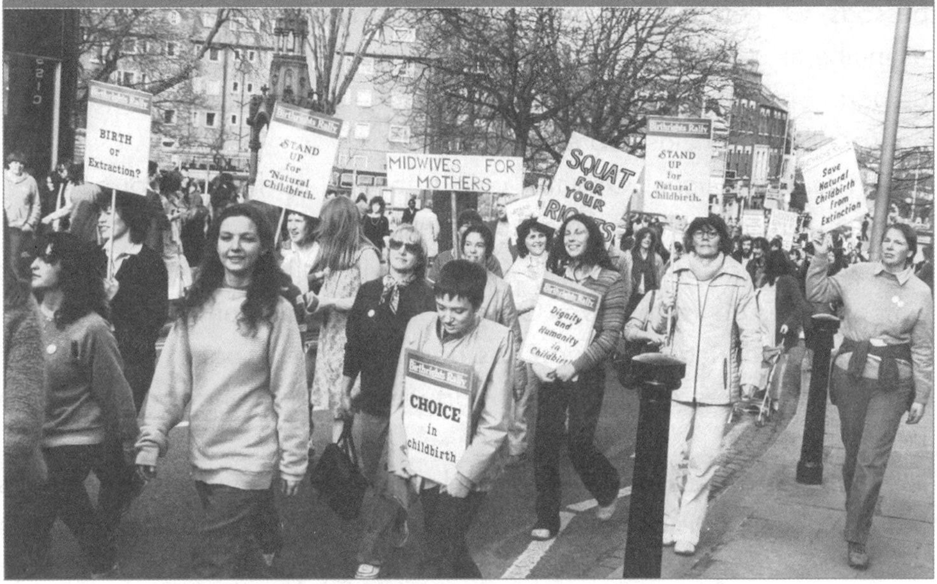
BIRTH or Extraction?
STAND UP for Natural Childbirth.
MIDWIVES FOR MOTHERS
STAND UP for Natural Childbirth.
CHOICE in childbirth

Comício pelos direitos ao parir (4 de abril de 1982)

Nos fins da década de 1970, um grupo de mulheres no norte de Londres, consciente das vantagens do Parto Ativo, começou a tentar dar à luz nos hospitais da região adotando posições verticais. Algumas conseguiram e foram encorajadas por obstetras – como no caso de Yehudi Gordon e sua equipe – outras encontraram muita oposição. O conflito gerado dentro das salas de parto resultou na proibição do Parto Ativo. Algumas mulheres grávidas que estavam com partos iminentes ficaram muito aflitas e me telefonaram para expressar seus sentimentos. Senti-me responsável por ter apresentado o conceito para essas mulheres. Parecia completamente inadequado que elas tivessem que lutar, durante o trabalho de parto, pelo direito de dar à luz instintivamente.

O Movimento pelo Parto Ativo foi fundado em abril de 1982 e o "Manifesto pelo Parto Ativo" foi redigido (ver p.393-399). A ocasião foi marcada por uma manifestação no dia 4 de abril (domingo), denominada *The Birthrights Rally* (Comício pelos Direitos ao Parir). Originalmente, planejávamos apenas ficar de cócoras no saguão de entrada do hospital; mas em apenas três semanas foram tantas as pessoas que ofereceram o seu apoio que fomos à *HampsteadHeath* com uma multidão de 6.000 pessoas. O "comício" foi um protesto contra os hospitais, que negavam às mulheres o direito e a liberdade de se movimentar durante o trabalho de parto e de dar à luz em posição vertical – de cócoras ou de joelhos – apesar das evidências sobre suas vantagens.

Além de Michel Odent – cujo trabalho, na França, foi apresentado em um especial da rede de televisão inglesa BBC-2 – também participaram do comício Sheila Kitzinger, a jornalista Anna Ford e outros simpatizantes do Parto Ativo. O acontecimento foi memorável e provocou uma mudança de atitude nos hospitais, que a partir de então, se tornaram capazes de acomodar parturientes que tinham optado pelo Parto Ativo.

Graças a Deus, o Movimento pelo Parto Ativo não precisou de outras manifestações, pois os hospitais da cidade de Londres e das imediações gradualmente se ajustaram ao clima de mudanças. Embora ainda haja um longo caminho a percorrer, os princípios do Parto Ativo estão sendo postos em prática mais amplamente, na medida em que aumenta o nosso conhecimento da fisiologia normal do processo de parto.

A utilização de posições verticais e a movimentação durante o trabalho de parto já não são privilégio apenas desta parte do mundo. Simultaneamente, mudanças têm ocorrido em vários países durante a década de 1980. O Movimento pelo Parto Ativo agora é internacional e tem ramificações por todo o mundo, muitos deles apresentando grande sucesso em gerar mudanças. Esse movimento é conduzido por mulheres que, como eu, redescobriram o parto por meio da sua própria experiência. Mulheres que optaram por abandonar a mesa obstétrica e dar à luz instintivamente. Consequentemente, transmitiram o que aprenderam às outras e, com esse trabalho, estão criando uma nova tradição de sabedoria feminina, auxiliando mulheres de todas as partes do mundo a recuperar sua autonomia como gestantes.

Nossa função primordial desde então tem sido educacional. Promovemos palestras, conferências, workshops para pais e profissionais, assim como cursos de formação de instrutores de Parto Ativo. No Brasil, tais atividades acontecem através do Instituto Parto Ativo Brasil, fundado por mim, por Inês Baylão de Morais Monson e Talia Gevaerd de Souza. Nosso site: www.partoativobrasil.com.br e nosso perfil no facebook são os canais de comunicação com profissionais de todas as áreas de atenção à gestação e ao parto, e com mães e pais. Promovemos vários eventos sobre Parto Ativo quando visito o Brasil, e, via internet, informamos e conectamos pessoas de todo o país na busca pelo conhecimento e por condições excelentes de atenção ao parto e nascimento. O Instituto Parto Ativo Brasil também está presente nas manifestações brasileiras pelos direitos no parto, que tem surgido nos últimos anos, com força cada vez maior.

Como cheguei ao conceito de PARTO ATIVO?

Após o nascimento de minha primeira filha, decidi pesquisar a história do parto, para descobrir mais sobre como as mulheres davam à luz ao longo dos tempos, e também em outras culturas onde o parto não é medicalizado.

Nas minhas descobertas, um aspecto chamou minha atenção. Dentre todas as imagens de parto que pesquisei nos museus, não havia uma de mulheres parindo deitadas de costas. Pelo contrário, mulheres de todas as partes do mundo eram retratadas adotando posições verticais durante o trabalho de parto e o parto. Parecia um dado universal, e transcultural. Pensei que deveria haver nisso algo que tornava o parto mais seguro, mais eficiente e mais fácil.

Analisei o formato da pélvis feminina, e logo percebi que ela foi perfeitamente desenhada para se abrir para o parto em posições verticais. Isto permite que a poderosa força da gravidade ajude o bebê a descer e fazer rotações. Permite que a mãe ajude seu bebê, e que o bebê estimule o processo de parto. Ficou claro para mim que, ao longo de milhares de anos, a anatomia e a fisiologia do parto não tinham sofrido alterações em sua essência. Por outro lado, a atitude cultural certamente que sim.

Nesta época, no Reino Unido, vivíamos o que era chamado de *Active management of labour* (Manejo ativo do trabalho de parto). Este termo descrevia um processo conduzido pela medicina, com indução eletiva no hospital, anestesia peridural e monitoramento eletrônico contínuo dos batimentos cardíacos do bebê. Tal situação, é claro, representa uma perda total do controle e do poder da mulher em processo de parto, cuja única opção é deitar-se de costas e deixar o médico assumir o comando.

Havia um pequeno grupo de mulheres comigo determinado a dar à luz ativamente. Nós acreditávamos que o bebê sabe quando nascer, então esperávamos que o trabalho de parto se iniciasse espontaneamente. Durante o trabalho de parto, decidimos sair da cama e adotar as posições que considerávamos mais confortáveis e práticas. Esta liberdade do corpo significava muito mais do que apenas uma questão de posições. Significava que a mulher estava resgatando o controle sobre seu corpo e reivindicando o poder do parto.

Chamei isto de Parto Ativo, em oposição ao Manejo Ativo do Trabalho de Parto. Nem imaginava que estas duas palavras se tornariam um termo genérico conhecido no mundo inteiro e que teria um efeito tão transformador nas práticas adotadas no processo de parto.

Na página seguinte encontra-se o pôster que criamos para a passeata, e que mostra o momento em que a mãe vê seu bebê pela primeira vez, imediatamente após ter parido de cócoras num parto domiciliar planejado. Esta é uma das primeiras fotos de parto na posição vertical.

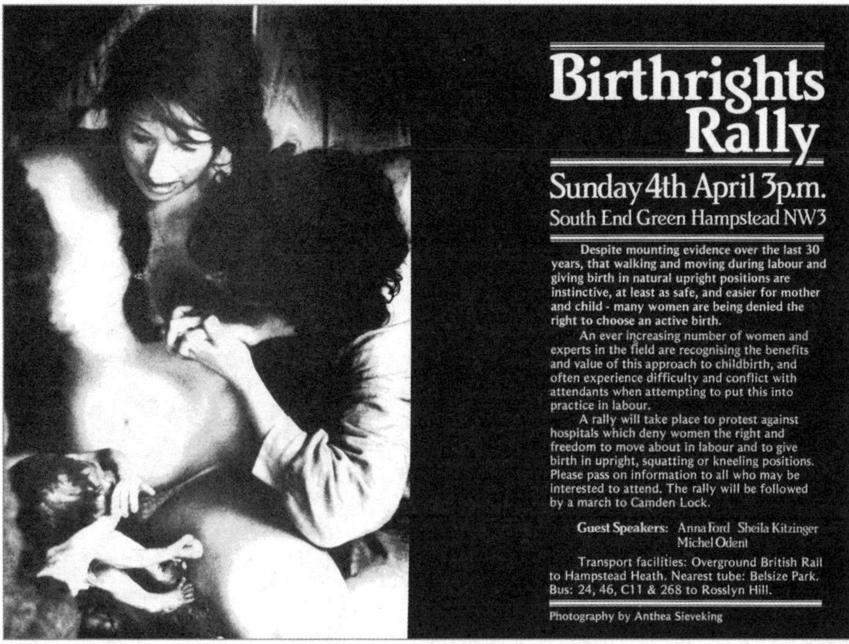
Birthrights Rally
Sunday 4th April 3p.m.
South End Green Hampstead NW3
Despite mounting evidence over the last 30 years, that walking and moving during labour and giving birth in natural upright positions are instinctive, at least as safe, and easier for mother and child - many women are being denied the right to choose an active birth.
An ever increasing number of women and experts in the field are recognising the benefits and value of this approach to childbirth, and often experience difficulty and conflict with attendants when attempting to put this into practice in labour.
A rally will take place to protest against hospitals which deny women the right and freedom to move about in labour and to give birth in upright, squatting or kneeling positions. Please pass on information to all who may be interested to attend. The rally will be followed by a march to Camden Lock.
Guest Speakers: Anna Ford Sheila Kitzinger Michel Odent
Transport facilities: Overground British Rail to Hampstead Heath. Nearest tube: Belsize Park. Bus: 24, 46, C11 & 268 to Rosslyn Hill.
Photography by Anthea Sieveking

Está escrito:

"Apesar das crescentes evidências, nos últimos 30 anos, mostrarem que caminhar e mudar de posição durante o trabalho de parto e parir em posições verticais é instintivo, e pelo menos tão seguro quanto, e mais fácil para a mãe e o bebê, a muitas mulheres ainda é negado o direito de escolher um Parto Ativo.

Um número cada vez maior de mulheres e especialistas da área está reconhecendo os benefícios e o valor desta abordagem ao parto, e geralmente encontram dificuldades e conflitos com os profissionais quando tentam colocar isto em prática no trabalho de parto.

Um comício irá acontecer, como protesto contra os hospitais que negam às mulheres o direito e a liberdade de se movimentarem durante o trabalho de parto, e de parir em posições verticais, de cócoras ou em quatro apoios. Por favor, repasse estas informações a todos que possam ter interesse em comparecer. O comício será seguido de uma caminhada até Camden Lock.

Palestrantes convidados: Anna Ford, Sheila Kitzinger, Michel Odent."

Manifesto pelo Parto Ativo
Abril 1982

Principais benefícios:

- Mais oxigênio para o útero
- Ângulo de descida mais fácil
- Mais espaço na pélvis
- Ondas uterinas mais eficientes
- Trabalho de parto mais curto e mais fácil
- Nascimento mais seguro e mais satisfatório

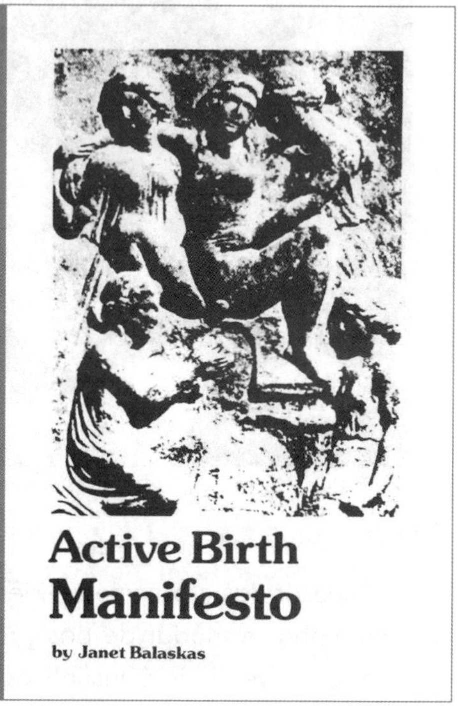

O "Manifesto pelo Parto Ativo" foi escrito por mim antes do comício, para explicar os benefícios comparativos de um Parto Ativo e para listar as referências aos estudos que estavam disponíveis na época. Esta é a capa da primeira edição, mostrando uma antiga escultura grega de um parto de cócoras.

Resumo dos principais benefícios:

- **Mais oxigênio para o útero** – isto ocorre porque há menos pressão sobre os grandes vasos sanguíneos, a aorta e a veia cava, quando a mãe está na posição vertical. Há melhor fluxo de sangue para o útero. Isto significa mais oxigênio, ondas uterinas (contrações) mais eficientes, menos dor e menos riscos para o bebê.
- **Ângulo de descida mais fácil** – como um funil em posição vertical, a pélvis potencializa a ajuda da força da gravidade quando a mãe está verticalizada, em vez de trabalhar contra ela.
- **Mais espaço na pélvis** – quando a mulher não está deitada ou semi-reclinada, o sacro pode se mover e se ajustar ao formato da cabeça do bebê, que vem descendo. Assim, há a vantagem do aumento de mais de um terço do diâmetro antero-posterior (ou seja, de frente para trás) da saída da pélvis, criando muito mais espaço para a cabeça do bebê.
- **Trabalho de parto mais curto, mais fácil e menos dolorido** – as ondas uterinas (contrações) são mais eficientes nas posições verticais. Isto acontece porque não há resistência da força da gravidade quando o útero naturalmente se inclina para a frente durante a contração. Assim, as ondas uterinas (contrações) ficam bem menos doloridas, porque o útero não está lutando contra a força da gravidade. Também há pressão mais direta e mais bem distribuída vinda da cabeça do bebê que está descendo. Os movimentos que o bebê faz ajudam a estimular as ondas uterinas (contrações) e a amaciar e abrir o colo do útero. Tanto a descida do bebê quanto sua rotação no interior da pélvis são mais fáceis quando acontecem a favor da gravidade.
- E finalmente, o resultado é, com frequência, um parto mais seguro e mais satisfatório.

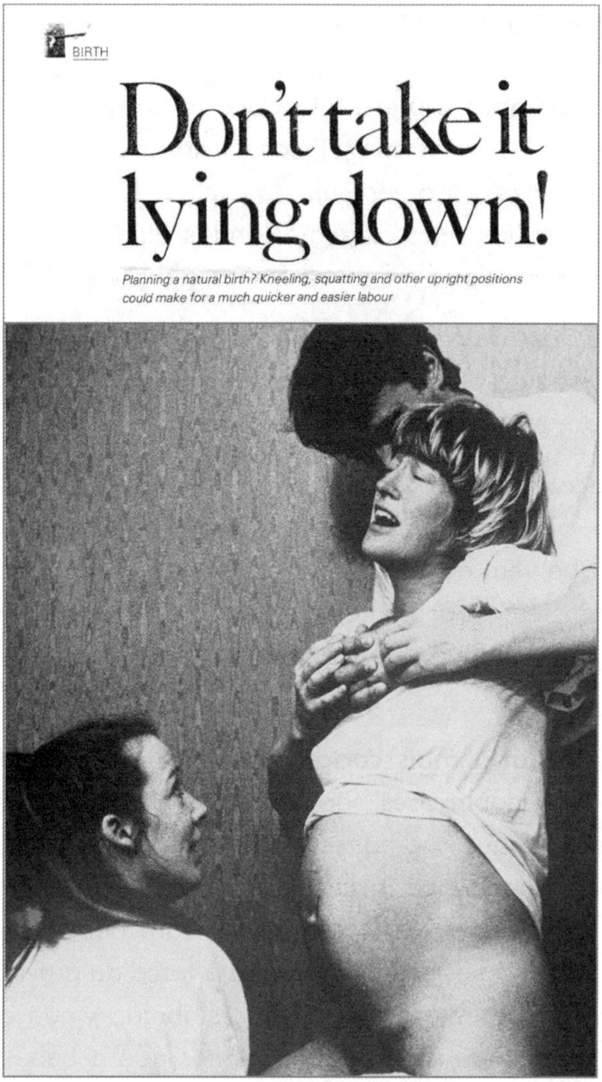
BIRTH

Don't take it lying down!

Planning a natural birth? Kneeling, squatting and other upright positions could make for a much quicker and easier labour

Esta foto retrata uma mãe a ponto de parir o bebê adotando a posição em pé. Foi publicada numa revista inglesa de circulação nacional, em 1990, junto a um artigo intitulado ***Don´t take it lying down!* (Não faça deitada!)**

Neste artigo, há uma previsão feita por mim. O que começou como um sonho agora se torna realidade:

Faça o que for melhor para você

Janet Balaskas, do *Active Birth Centre* (Centro de Parto Ativo), autora de vários livros sobre Parto Ativo, diz:

"Atualmente, a maioria das mulheres tem boas chances de viver um Parto Ativo, caso queiram. Nossos hospitais do NHS* estão muito mais atualizados do que os da maioria dos outros países. As mulheres agora têm muito mais consciência da necessidade de se preparar para o parto. O Parto Ativo é também uma atitude mental – você não precisa de muitos equipamentos especiais; precisa apenas da confiança para fazer o que for certo para você, respirar, e fazer quanto barulho quiser. A situação está melhorando bastante, e eu acredito que em 10 anos, já será estabelecido que as posições verticais são absolutamente normais."

O quarto filho de Janet nasceu com o francês Michel Odent, o guru do parto natural. "Michel me segurou enquanto eu me pendurava em seu pescoço. Meu filho pesou quase 5 Kg – e eu não tive nenhuma laceração."

Eu gostaria de dizer o mesmo em relação ao Brasil; que no ano 2024 o uso de posições verticais para partos naturais – que nós já vemos acontecer por aqui – serão consideradas normais. Que o termo Parto Ativo se tornará um nome genérico, como aconteceu no Reino Unido, onde essa é uma opção que qualquer mulher pode escolher.

Após a passeata, profissionais do mundo todo foram convidados a se juntarem para a "Primeira Conferência Internacional sobre Parto Ativo".

* NHS é a sigla para *National Health Service* (Serviço Nacional de Saúde) – serviço público gratuito de saúde do Reino Unido; corresponde ao SUS brasileiro. (N.T.)

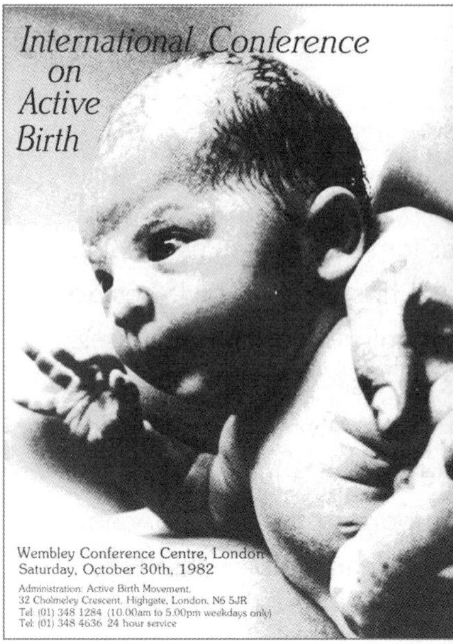

Conferência Internacional sobre Parto Ativo

6.000 pessoas compareceram a duas Conferências Internacionais sobre Parto Ativo em Londres

1982 – 1983

Esta é a capa da programação, mostrando um bebê alerta e totalmente desperto, instantes após um Parto Ativo que aconteceu em um hospital local. Era uma imagem surpreendente na época, quando a maioria dos bebês nascia num estado não alerta, sem vigor, e comprometidos por conta do uso de drogas narcóticas.

Entre os palestrantes havia pioneiros do parto natural vindos de vários países, incluindo Michel Odent, que falou sobre sua "sala de partos primitiva", em Pithiviers, na França – que parecia muito diferente das salas de parto convencionais dos hospitais. Ele falou também sobre como a mulher em trabalho de parto precisa de privacidade. O filme brasileiro "Parto de Cócoras", do médico obstetra e ginecologista Moysés Paciornik, de Curitiba, também estava na programação – era o início do Movimento pelo Parto Ativo no Brasil.

A conferência estava tão lotada, que precisamos fazer outra logo em seguida. Ao todo, 6.000 pessoas compareceram; a maioria era de obstetrizes e profissionais da saúde. Depois disso, o Parto Ativo estava verdadeiramente no mapa.

Hoje, pouco mais de 30 anos depois, mais de 85% dos hospitais do Reino Unido têm instalações para o Parto Ativo e piscina para partos.

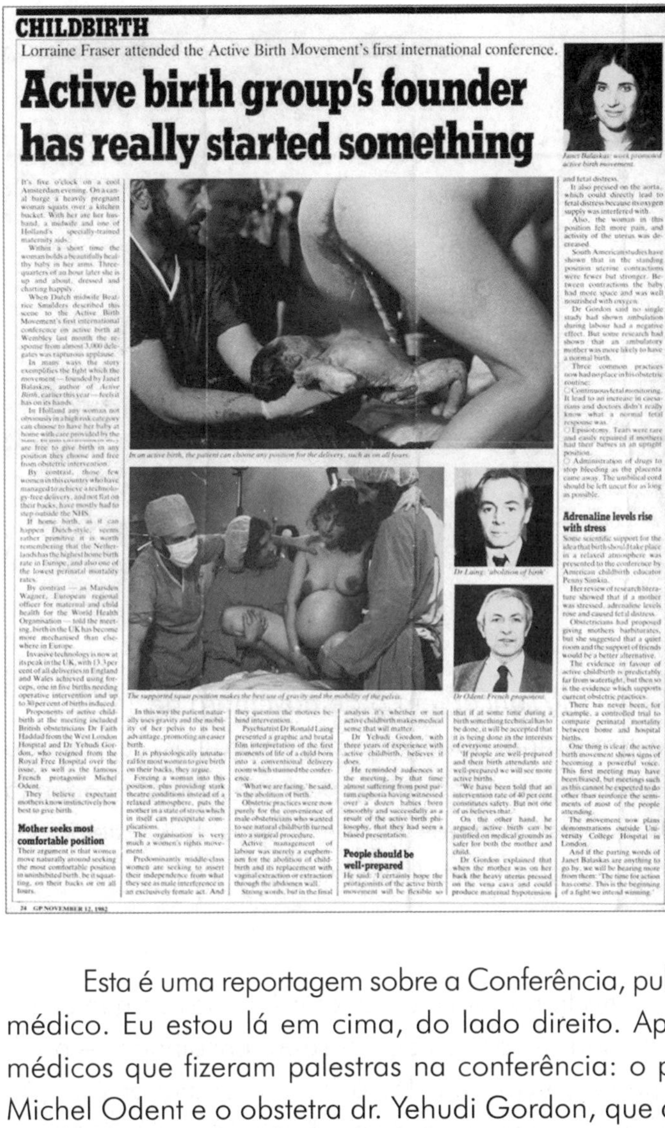

CHILDBIRTH

Lorraine Fraser attended the Active Birth Movement's first international conference.

Active birth group's founder has really started something

Adrenaline levels rise with stress

Mother seeks most comfortable position

People should be well-prepared

Médicos e a Real Academia de Obstetrizes (Royal College of Midwives) apoiam o Parto Ativo

Esta é uma reportagem sobre a Conferência, publicada num periódico médico. Eu estou lá em cima, do lado direito. Aparecem também três médicos que fizeram palestras na conferência: o psiquiatra R.D. Laing, Michel Odent e o obstetra dr. Yehudi Gordon, que aparece aparando os bebês. O trabalho de Yehudi – apoiador do Parto Ativo desde o início – ajudando as mulheres a darem à luz de forma ativa no hospital gerou a controvérsia na instituição, e a passeata.

Obstetras apoiam o Parto Ativo

THE LANCET, NOVEMBER 6, 1982

birth. Mounting evidence that lying supine to give birth—the "stranded beetle" position—may be more painful and dangerous than delivery in any position chosen by the woman was offered by all the speakers. The manifesto[1] of the movement states the superiority of squatting, kneeling, and standing positions, where the body works in harmony with the force of gravity, the pelvis is fully mobilised, and there is no compression on blood vessels. When birth is active, the authors believe, uterine contractions are stronger, more regular, and more frequent; dilatation of the cervix is enhanced; the first and second stages of labour are shorter; and the condition of the newborn is improved.

The conference, as a whole, was a celebration of faith in the joyous nature of birth, and a gesture of solidarity among women deeply dissatisfied with present maternity services. The movement has gained momentum in the U.K. and it is affecting present obstetric practice. The latest recommendations[2] from the Royal College of Obstetricians and Gynaecologists clearly reflect a desire to restore the woman's freedom of choice in having her baby.

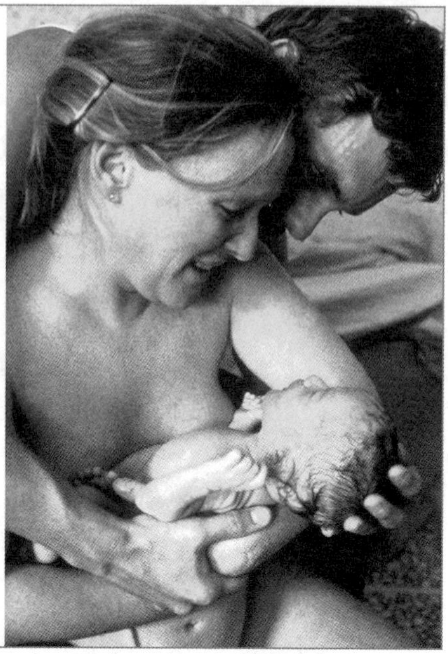

Artigo publicado no *The Lancet*, em 6 de novembro de 1982.

Esta é parte de um artigo publicado na época, no respeitado periódico médico *The Lancet*, que demonstra a posição da Real Academia de Médicos Obstetras e Ginecologistas (*Royal College of Obstetricians and Gynaecologists*), apoiando as escolhas das mulheres.

Está escrito:

"Todos os palestrantes trouxeram crescentes evidências de que deitar em posição supina para parir – posição do "besouro encalhado" – pode ser mais dolorido e perigoso do que dar à luz em qualquer posição escolhida pela mulher. O manifesto do movimento atesta a superioridade das posições de cócoras, ajoelhada e em pé, onde o corpo trabalha em harmonia com a força da gravidade, a pélvis está completamente mobilizada, e não há compressão dos vasos sanguíneos. Quando o parto é ativo, creem os autores, as ondas uterinas (contrações) são mais fortes, mais regulares, e mais frequentes; a dilatação do colo do útero é favorecida; o primeiro e segundo estágios do trabalho de parto são mais curtos; e a condição do bebê recém-nascido é melhorada.

A conferência como um todo foi uma celebração da fé na natureza alegre do parto, e um gesto de solidariedade entre as mulheres, profundamente insatisfeitas com os serviços oferecidos pelas maternidades atualmente. O movimento ganhou força no Reino Unido, e está afetando a prática obstétrica vigente. As mais recentes recomendações da Real Academia de Obstetras e Ginecologistas reflete claramente um desejo de restaurar a liberdade de escolha da mulher ao dar à luz seu bebê."

A foto da página anterior mostra um casal dando as boas-vindas ao seu bebê, logo após um parto natural pélvico no hospital. A Real Academia de Obstetrizes (Royal College of Midwives) também publicou um comunicado, onde apoiava veementemente as obstetrizes a ajudarem as mulheres a dar à luz na posição que escolhessem. Tínhamos conseguido a aprovação – pelo menos em princípio, dos médicos de família, das obstetrizes e dos médicos obstetras.

1. O que é um Parto Ativo?

Com o desenvolvimento acelerado da obstetrícia moderna nos últimos trezentos anos, as mulheres perderam contato com sua capacidade de parir. Praticamente esquecemos como um parto fisiológico natural se desenrola.

O Parto Ativo não é uma novidade, é simplesmente um modo conveniente de descrever um trabalho de parto e um parto normais, o modo como uma parturiente se comporta quando segue seus próprios instintos e a lógica fisiológica do seu corpo. É uma maneira de dizer que ela está realmente no controle do seu corpo durante o processo do parto, e que não é objeto de uma "condução ativa" do parto pela equipe obstétrica.

Ao decidir pelo Parto Ativo você estará resgatando seu poder fundamental como parturiente, como mãe e como mulher. Também estará dando ao seu bebê o melhor modo de começar a vida, oferecendo uma transição segura entre o útero e o mundo. Caso alguma dificuldade ou complicação inesperada aconteça, você estará livre para fazer uso da tecnologia da obstetrícia moderna, sabendo que deu o seu melhor, que a escolha foi sua e que a intervenção era realmente necessária. Desse modo, mesmo o parto mais difícil pode ser uma experiência positiva.

A preparação para um Parto Ativo vai diminuir a probabilidade da ocorrência de complicações na gravidez e assegurar que você chegue ao parto em ótimas condições de saúde, além de tornar sua recuperação mais fácil e mais rápida, independente do que tenha acontecido.

Se você der à luz ativamente vai querer se movimentar livremente no início do primeiro período (dilatação do colo) do trabalho de parto, escolhendo posições verticais confortáveis tais como ficar em pé, caminhar, sentar, ajoelhar ou agachar. Entre as ondas uterinas (contrações) você vai encontrar maneiras de descansar nessas posições, confortavelmente apoiada em travesseiros ou almofadas. Ao aproximar-se do segundo período (expulsivo), durante o qual o seu bebê vai nascer, você vai poder ainda usar posições verticais, as mais confortáveis ou práticas. No período final, ou parto propriamente dito, você irá utilizar uma posição expulsiva natural (geralmente amparada ou sustentada), tal como acocorada ou ajoelhada.

Um Parto Ativo é instintivo, isto significa que você dá à luz de modo natural e espontâneo por meio de sua própria vontade e determinação, tendo a completa liberdade de usar o seu corpo como bem entender e seguir suas solicitações. O Parto Ativo é uma atitude mental. Envolve aceitação e crença na função natural e na natureza involuntária do processo do parto, tanto quanto uma atitude ou posicionamento apropriado do seu corpo. Não é meramente algo extraído ou descarregado pela vagina, onde os atendentes controlam a situação e você aguarda passivamente. O Parto Ativo é mais confortável, seguro e eficaz do que um parto passivo, isso é confirmado por vários estudos científicos comparando mulheres ativas durante o trabalho de parto com aquelas que se deitam passivamente (ver *Leituras recomendadas*, p.402).

Algumas mulheres, deixadas à própria mercê, sabem instintivamente o que fazer durante o trabalho de parto, mas muitas de nós, não tendo exemplos a seguir, precisamos ser conscientizadas sobre a possibilidade do uso das várias posições verticais a fim de descobrir nossos instintos. Para que isso ocorra basta praticar as posições e movimentos mais apropriados e confortáveis durante a gravidez. Os exercícios apresentados neste livro, baseados no yoga para a gravidez, vão conduzi-la a seus próprios instintos para o trabalho de parto e o parto, e paralelamente vão cultivar os procedimentos corporais adequados e naturais para uma gravidez saudável.

A questão das posições no parto

Um número crescente de mulheres, obstetrizes*, enfermeiras, educadoras perinatais, doulas, fisioterapeutas, obstetras e instrutores de yoga para gestantes questiona as posições que caracterizam as modernas práticas de parto, a condução do trabalho de parto e o papel passivo, orientado, requerido das mulheres pelo atendimento obstétrico contemporâneo. O que é mais criticado especificamente, é o uso quase exclusivo de posições horizontais (recumbentes) para o parto, conhecidas como posição supina, de litotomia ou decúbito dorsal. Há evidências suficientes que comprovam que as posições verticais (ajoelhada, sentada, em pé ou acocorada) trazem mais vantagens para a mãe e para a criança.

A posição assumida e a movimentação durante o trabalho de parto constituem um campo de importância fundamental que foi praticamente negligenciado pelos assistentes que conduzem o trabalho de parto e também pelos instrutores de gestantes. A escolha da posição determina o tipo de abordagem e o ambiente onde a parturiente vai ter suas ondas uterinas (contrações) e seu bebê, e pode determinar o sucesso do parto e a qualidade da experiência para ambos.

Prática ocidental moderna

A prática obstétrica no mundo moderno é geralmente considerada um procedimento médico, quando não cirúrgico. Até há pouco tempo,

* Do original em inglês *midwife*. Obstetriz é a parteira profissional, que faz curso superior de Obstetrícia, tornando-se apta para atender partos hospitalares ou domiciliares de baixo risco. Na Europa, são as obstetrizes que atendem a grande maioria dos partos e os médicos obstetras atendem apenas as gestantes em situação de risco ou complicação, além de realizarem a cirurgia cesariana. No Brasil, a USP (Universidade de São Paulo) oferece um curso superior de obstetrícia desde 2008. Outros profissionais que atendem partos normais são as parteiras tradicionais, enfermeiras obstetras e médicos obstetras. A atuação das obstetrizes e das enfermeiras obstetras vem crescendo no Brasil nos últimos anos devido à procura cada vez maior por partos naturais, tanto hospitalares quanto domiciliares.

Talia Gevaerd de Souza

a norma em vários hospitais tem sido (e frequentemente ainda é) colocar você, quando está em trabalho de parto, deitada numa cama, muito bem apoiada por travesseiros em uma posição semi-inclinada, onde monitores, soros ou anestésicos podem ser convenientemente aplicados. Pouco antes de o bebê nascer, você é transferida para uma sala de parto e colocada em uma mesa de parto, onde fórceps, vácuo extrator*, episiotomia ou cesariana são técnicas que poderão ser utilizadas ou, quando muito, seu bebê pode ser convenientemente "nascido" pelos seus assistentes.

Em muitos hospitais a escolha da posição do parto já está previamente determinada pelo estilo de atendimento obstétrico e pelos procedimentos de rotina. Geralmente, o treinamento de obstetrizes e médicos tem como base a posição recumbente em rotinas obstétricas, pelos seguintes motivos:

- O controle contínuo dos batimentos cardíacos fetais, das ondas uterinas (contrações) e outros dados vitais durante o trabalho de parto e o uso de monitores cardíacos eletrônicos foram todos projetados para uso na posição recumbente. Paradoxalmente, esses procedimentos, em geral, levam à condição fetal não tranquilizadora que eles objetivavam detectar por requererem a posição supina para seu emprego[1].
- As obstetrizes são geralmente treinadas para fazer toques vaginais periódicos com a mãe deitada de costas. Quando o parto é ativo não há tanta necessidade de toques vaginais pois o progresso do parto pode ser avaliado pelo comportamento da mãe. Quando um exame interno é considerado essencial pode muito bem ser feito com a mãe na posição vertical.
- O uso de sedativos, ocitócicos**, analgésicos e analgesia durante o trabalho de parto e o parto. Se a mãe não estiver deitada é menos provável que precise de alívio para as dores ou indução.

* Pequena ampola de silicone que adere à cabeça do bebê por pressão negativa, pouco usada no Brasil, mas cada vez mais comum na Europa. (N.T.)

** Hormônio artificial que desencadeia ondas uterinas (contrações) de parto. (N.T.)

- O uso de fórceps e/ou episiotomia para o parto, ou a necessidade da obstetriz rotineiramente "controlar" o parto ou "proteger" o períneo. Essas práticas geralmente não são necessárias no Parto Ativo.

Quando tais práticas são rotineiramente empregadas, o trabalho de parto e o parto são vistos como situações potencialmente patológicas, nas quais os profissionais que atendem o parto com seus maquinários, detêm o controle, e não mais a própria parturiente ou seus instintos e seu corpo biológico.

Não se pode negar os enormes benefícios relativos à segurança que a moderna obstetrícia oferece quando ocorrem problemas que podem comprometer a vida da mãe, do bebê, ou de ambos. No entanto, a grande maioria dos trabalhos de parto tem chance de transcorrer sem complicações e está claro que o bom senso na condução do trabalho de parto foi completamente descartado pela aplicação rotineira da intervenção obstétrica no trabalho de parto normal, resultando em um número crescente de partos com fórceps e operações cesarianas.

Na grande maioria dos países desenvolvidos – senão em todos – a maior parte dos bebês nasce em hospitais e, geralmente, com uso de fórceps ou vácuo extrator; através de parto induzido, ou de ambos. A taxa de cirurgia cesariana subiu de forma alarmante no mundo inteiro refletindo um aumento absurdo nos últimos 30 anos. O Brasil tem o índice mais alto do mundo, e talvez por isso a contrarrevolução aqui seja tão forte atualmente.

Entre outras razões, a rigorosa insistência em colocar as parturientes na posição deitada contribui, sem dúvida, para esses índices. Cria-se um círculo vicioso quando começamos a intervir no processo natural: a possibilidade de complicações aumenta, como também aumenta a necessidade de anestesia e de intervenções médicas. Quando uma parturiente é imobilizada e obrigada a ficar em decúbito dorsal, o processo natural é perturbado e aumenta a chance de complicações.

O que está errado com a condução obstétrica do parto?

Dar à luz é uma experiência desafiadora para a mulher. Envolve sensações muito intensas, que podem incluir dor. Se você não souber que seu corpo é capaz de produzir hormônios fantásticos que promovem um alívio natural para a dor (ver Capítulo 2) e que a podem levar para além da dor, na direção do prazer, a perspectiva de parir naturalmente sem recursos médicos para alívio da dor pode parecer assustadora. É compreensível que você se sinta apreensiva em relação ao que vem pela frente, especialmente se as pessoas do seu convívio acrescentam à expectativa que o parto será doloroso e perigoso.

Para muitas mulheres a perspectiva de um parto sem dor, sem esforços e conduzido pode, à primeira vista, ser uma proposta atraente. Afinal, você pode perguntar "Por que sofrer desnecessariamente quando temos à disposição os medicamentos e a tecnologia moderna para facilitar o parto e torná-lo mais rápido e indolor?"

Lamentavelmente as coisas não são tão simples como parecem. Cada tipo de intervenção obstétrica tem seus efeitos colaterais para a mãe e para o bebê, e alguns efeitos sutis ou de longa duração podem não ser aparentes. Quando a ajuda é realmente necessária os benefícios da intervenção ultrapassam os riscos. No entanto, o uso rotineiro da condução obstétrica tende a complicar o parto desnecessariamente.

Doris Haire*, em seu artigo *The Cultural Warping of Childbirth* (A Perversão Cultural do Parto)[2], apresentou um excelente relatório sobre a obstetrícia americana, país onde a alta tecnologia no parto é norma e está mais profundamente arraigada do que na maioria dos outros países, e que serve de modelo para países em desenvolvimento onde as práticas obstétricas tradicionais se encontram em extinção.

* Doris Haire (falecida em 2014) foi socióloga e médica. Atuou como presidente da Fundação Americana Pró Saúde Infanto-Maternal; foi fundadora da "CEA"; presidente da ICEA e coordenadora da Rede Americana de Saúde da Mulher.

Haire ressalta que a taxa de mortalidade infantil dos Estados Unidos está entre as mais elevadas do mundo. Alerta também para a contundente incidência de distúrbios neurológicos nas crianças americanas, os quais, segundo essa autora, podem ser, em grande parte atribuídos às "práticas anti-fisiológicas que se tornaram parte do atendimento obstétrico americano". Haire enumera ainda uma lista de literatura científica significativa e pesquisas para fundamentar suas observações (ver *Leituras recomendadas*, p.402).

Sabemos, desde a década de 1960, que todas as medicações obstétricas usadas nas mães, seja para aliviar as náuseas, induzir o trabalho de parto, aliviar as dores ou como anestesia, atravessam a placenta e alteram o meio uterino onde vive o bebê, alcançando a circulação sanguínea fetal e, portanto, o cérebro do bebê em segundos ou minutos. Ao contrário do que é informado para muitas mulheres, os anestésicos regionais, tais como os usados nas peridurais também estão incluídos[3].

O sistema nervoso central do bebê é formado e se desenvolve rapidamente nos últimos meses da gestação, durante o parto e durante a infância, e é suscetível aos efeitos das drogas administradas no momento do parto e no pós-parto. Basta lembrar a tragédia da Talidomida para tomarmos consciência de que os testes de qualidade dessas medicações são, muitas vezes, precários. É sempre bom lembrar que a suscetibilidade dos bebês às drogas e seus efeitos variam de uma criança para outra e, em ocasiões de real necessidade, o uso mínimo e ponderado de medicação é geralmente benéfico. Porém, durante os pré-natais e nos hospitais, as mães não costumam ser informadas sobre os efeitos indesejados ou colaterais envolvidos na utilização de certos medicamentos e são levadas a acreditar que não existem riscos envolvidos.

Vamos tomar como exemplo certas medicações muito utilizadas no trabalho de parto e no parto, e seus efeitos colaterais mais usuais. Omiti propositadamente as complicações mais severas e raras, mas os interessados poderão ter acesso a elas consultando as *Referências*, no final deste capítulo.

A promessa de tirar a dor

O cérebro de uma mulher em trabalho de parto natural sem perturbações produz níveis extraordinários de ocitocina e beta-endorfina. Estes hormônios têm efeito calmante e relaxante e fazem com que a mulher em trabalho de parto entre num tipo de transe, onde a dor pode ser transformada em êxtase. Eles trazem um alívio natural para a dor e ajudam a mãe a transcendê-la. Estes hormônios também entram na corrente sanguínea do bebê e podem ajudá-lo a lidar com o trabalho de parto (ver Capítulo 2 para mais informações sobre hormônios). Quando qualquer droga ou medicamento é utilizado, inclusive as peridurais, para alívio da dor, esta resposta natural é inibida. Os hormônios naturais têm muitos efeitos benéficos e nenhum risco ou efeitos colaterais – ao contrário dos medicamentos comumente utilizados no trabalho de parto.

Dolantina

É um hipnoanalgésico usado para remover a dor, geralmente administrado via intramuscular. Para algumas mulheres torna a dor do parto mais suportável e para outras, faz com que percam o controle. Pode provocar efeitos colaterais para a mãe como náusea ou vertigem e diminui a frequência e a capacidade respiratórias reduzindo o aporte de oxigênio para o bebê. Com frequência a Dolantina é associada a sedativos para reduzir náuseas, que também causam sonolência e entram na corrente sanguínea do bebê.

É de conhecimento geral, que a Dolantina pode deprimir o sistema respiratório do bebê e comprometer o início da respiração espontânea após o parto, determinando a necessidade de reanimação do bebê[4].

Às vezes podem permanecer vestígios no sistema respiratório do bebê após o parto, de modo que, além da adaptação à vida fora do útero, o sistema vai ter o acréscimo do fardo da desintoxicação[5]. Esses vestígios podem também deprimir o reflexo de sucção do bebê e como a droga permanece no organismo durante semanas pode afetar o início da amamentação e o estabelecimento da ligação mãe-filho[6].

Peridural

É conhecida como uma anestesia regional, com a injeção do anestésico dentro do espaço peridural, entre duas vértebras lombares na região inferior da coluna. Quando produz o efeito desejado, determina um bloqueio dos impulsos dolorosos, acarretando insensibilidade à dor da cintura para baixo.

Apesar de os efeitos das drogas usadas nas peridurais sobre o bebê não serem os mesmos que os da Dolantina, sabemos que elas entram na circulação do bebê e alcançam os tecidos cerebrais em poucos minutos. Efeitos imediatos e de longo prazo no desenvolvimento neurológico do bebê são praticamente desconhecidos e ainda estão sob pesquisa apesar do uso indiscriminado dessa forma de analgesia em todo o mundo.

Efeitos colaterais para a mãe, como cefaleias intensas após o parto, podem acontecer ocasionalmente (causados por arranhões acidentais da membrana que envolve a medula vertebral pela ponta da agulha), e a queda da pressão sanguínea materna é comum.

A Peridural certamente aumenta a necessidade da intervenção obstétrica. Como, obviamente, a parturiente fica imóvel e deitada, as ondas uterinas (contrações) tendem a ser menos eficientes e o trabalho de parto mais arrastado podendo necessitar dos estímulos artificiais de uma infusão parenteral de ocitócico.

Todos esses fatores contribuem para a diminuição da quantidade de sangue que entra e sai do útero, aumentando a possibilidade de frequência cardíaca fetal não tranquilizadora (falta de oxigênio). Algumas vezes, os músculos pélvicos tornam-se flácidos e não ajudam na rotação do bebê da maneira usual (com a desvantagem de não contar com a ajuda da gravidade).

Uma Peridural pode também inibir a capacidade da mãe de fazer força para expulsar o bebê do seu corpo espontaneamente, aumentando o risco de fórceps ou cesariana.

Quando mulheres dão à luz ativamente, com a ajuda de uma obstetriz, a taxa de utilização de fórceps raramente passa dos 5% e os medicamentos são usados somente em casos de sofrimento inevitável ou quando há risco de vida. Contrastando com esses dados, em países como os Estados Unidos a incidência de partos fórceps pode alcançar, de acordo com Doris Haire, taxas de até 65% em alguns hospitais. Um parto fórceps desnecessário pode ser traumático para mãe e filho, e ocasionalmente resultar em prejuízo ou lesão para o bebê[7].

Embora o alívio completo das dores que uma Peridural pode proporcionar às vezes, seja indispensável, é importante, para bons resultados, ponderar essa vantagem em função dos riscos potenciais, que são consideráveis. O preço de algumas horas de conforto pode afetar o bebê e até resultar em um parto complicado[8-11].

Não seria melhor então, nessa longa jornada, usar o seu corpo para liberar, minimizar e transformar a dor do parto e experimentar uma banheira com água morna ou um chuveiro, que são meios eficazes e totalmente inócuos de aliviar a dor? Se uma Peridural for mesmo necessária, então o seu uso pode ser mínimo, reduzindo assim os riscos esperados.

Acelerando o trabalho de parto

Indução

A indução pode ser usada para iniciar um trabalho de parto ou para aumentar as ondas uterinas (contrações) existentes. A maneira usual de induzir um parto é pela introdução de uma solução parenteral contendo Syntocinon, um poderoso hormônio sintético, em uma veia do braço da mãe.

Em geral, quando o útero se contrai, os vasos sanguíneos que levam o sangue para a placenta ficam temporariamente estreitados. No período entre as ondas uterinas (contrações) o sangue é armazenado na placenta para manter um suprimento constante para o bebê durante as ondas uterinas (contrações). As ondas uterinas (contrações) induzidas pelo Syntocinon, comparadas às do parto espontâneo, tendem a ser mais duradouras, mais intensas e mais próximas umas das outras. Os períodos de constrição são, portanto, maiores que os costumeiros; o total de aporte de oxigênio para o bebê é reduzido e, por conseguinte, aumenta a possibilidade de frequência cardíaca fetal não tranquilizadora (este é o termo mais atualizado para o que antes se chamava "estresse fetal", ou "sofrimento fetal"). Doris Haire escreveu em *Drogas no Parto e Trabalho de Parto*: "A situação é algo parecida com segurar uma criança embaixo da água e permitir que ela venha à superfície para suspirar mas não para respirar". Além disso, as ondas uterinas (contrações) mais intensas começam logo depois que o soro entra na corrente sanguínea, não ocorrendo um aumento gradual na intensidade, como acontece em um trabalho de parto espontâneo. Isso normalmente implica que vai ser mais difícil para a mãe lidar com a dor dessas ondas uterinas (contrações) mais intensas e que ela vai ter uma necessidade maior de alívio; assim, o bebê acabará sofrendo o efeito combinado dos analgésicos e das drogas usadas para indução.

Estima-se que a incidência de icterícia neonatal severa em bebês que foram induzidos é mais elevada[12-13], ao contrário da icterícia fisiológica de um parto natural que é normal e benéfica.

Com todos esses riscos, provavelmente será necessária uma monitoração contínua dando início a uma "bola de neve", onde uma intervenção leva a outra.

Alguns estudos mostraram que não há evidência de qualquer vantagem na indução rotineira* das gestações que "passaram da data" e a falha de indução geralmente termina em uma cesariana[14-17]. Não seria melhor deixar essa opção como última instância e descobrir como variar a posição para estimular as ondas uterinas (contrações) ou melhorar o meio onde o parto ocorre para que a mãe possa secretar seus próprios hormônios? Aprender como permitir o florescer da fisiologia normal sem atrapalhá-la é o melhor meio para garantir que a mãe secrete seus próprios hormônios.

* Na Europa é bem mais comum a indução do parto em gestações que passam do tempo. (N.T.)

O parto e a história da obstetrícia

Estudos do parto ao longo da história mostram o uso prevalente de posições verticais (ajoelhada, agachada, em pé ou sentada), com muitas variações e vários meios de suporte.

Voltando milhares de anos no tempo, encontra-se evidências das posições que as mulheres assumiam no parto. A cabeça de um alfinete de prata do Luristão, no Irã, primeiro milênio a.C., revela uma mãe de cócoras. Os restos de uma estátua de barro de 5750 a.C. de um santuário de Çatal Hüyük, uma cidade da Era do Cobre (calcolítica), na Turquia, mostram uma deusa dando à luz na mesma posição, assim como uma imagem asteca em pedra, de 21,6 cm simbolizando a fertilidade, no México. Um relevo em Monte Builders, a leste do Arkansas, EUA, de uma cultura pré-colombiana de data desconhecida, mostra uma mulher de cócoras com as mãos nas coxas. O hieróglifo egípcio que significa "parto" é a figura de uma mulher de cócoras.

Um relevo no templo de Kom Ombo, cidade do Alto Nilo, Egito, mostra uma mulher dando à luz de joelhos. Um parto nessa mesma posição pode ser visto num entalhe em mármore encontrado em Esparta, datando 500 a.C. Na China antiga e no Japão era costume dar à luz de joelhos sobre uma esteira de palha. Todas essas cenas descrevem somente o momento do parto, no entanto, posições usadas durante o trabalho de parto também podem ser encontradas.

No *Antigo Testamento*, Êxodo, capítulo I, versículo 16, temos:

> "Quando vós fizerdes o ofício de parteira para as mulheres hebreias, e as virdes sentadas em banquinhos...".

Um vaso de Corinto tem o desenho de uma mulher em trabalho de parto sentada em uma cadeira de parto. Um relevo da Grécia antiga e um baixo relevo romano, em mármore, mostram uma grávida dando à luz em um banquinho sustentada por duas ajudantes. O banquinho de parto foi também recomendado por Sorano para trabalhos de parto não complicados no início do século II e por vários escritores que se seguiram. Foi descrito como tendo "o formato de um banquinho de barbeiro, porém com uma abertura em forma de lua crescente no assento por onde o bebê possa cair". Os primeiros banquinhos de parto foram provavelmente feitos de pedra ou de cepos de madeira, evoluindo com o tempo para cadeiras mais complexas, ajustáveis e com variados dispositivos.

Existem também muitos exemplos de parturientes em diversas posições perpendiculares à terra sem a ajuda de banquinhos e sempre sustentadas por uma ou mais auxiliares enquanto a parteira recebe o bebê.

Da cadeira de parto à cama e à mesa de parto

No mundo ocidental a cadeira ou banquinho de parto permaneceu como parte indispensável do equipamento de muitas parteiras até metade do século XVIII. As famílias ricas tinham seus próprios banquinhos de parto, enquanto, entre as mais pobres, o banquinho era transportado de uma casa para outra. Os banquinhos de parto da realeza eram talhados e enfeitados com pedras preciosas. Desenhos holandeses, alemães, franceses e chineses do século XVI mostram o grande uso das cadeiras de parto que ainda hoje são usadas por algumas mulheres egípcias.

O primeiro registro da posição deitada para dar à luz foi de Madame de Montespan, amante de Luís XIV, que pariu em uma posição recumbente para que ele pudesse assistir o parto por detrás de uma cortina. Em meados do século XVII, na França, dois irmãos de sobrenome Chamberlen inventaram o fórceps. A melhor posição para se aplicar um fórceps é com a mulher deitada. Essa invenção foi guardada a sete chaves pelos Chamberlen, que atendiam partos cobrindo o fórceps com um lençol escuro durante o procedimento; a moda para as mulheres distintas de dar à luz deitadas tornou-se firmemente enraizada e o médico tomou o lugar da parteira nas salas de parto. No mesmo século, François Mauriceau tornou-se uma figura de destaque no cenário obstétrico francês. Ele condenava o uso das cadeiras de parto e advogava o parto na cama em decúbito dorsal. Com o crescimento da popularidade do fórceps a cadeira de parto perdeu terreno e no final do século XVIII quase não se falava mais dela.

No século XIX, a Rainha Vitória foi a primeira mulher na Inglaterra a usar clorofórmio durante o parto. O parto sob anestesia fortaleceu a posição do parto na posição deitada de costas ou de lado. As posições de parto mais convenientes aos atendentes que realizavam tais procedimentos tornaram-se a única escolha, e a prática de confinar a mulher na cama a maior parte do tempo do trabalho de parto e em seguida sobre uma mesa obstétrica foi difundida por todo o Ocidente. Essa prática se tornou tão comum que a palavra em inglês *confinement* é normalmente usada para descrever o processo do parto.

A cadeira de parto cedeu lugar à cama e às mesas de parto dos séculos XIX e XX. As parturientes jaziam de costas, uma posição que as tornava passivas e controláveis; embora isso oferecesse uma esplêndida visão àquele que atendia o parto, estava em total desacordo com a força da gravidade e com a sensação de independência que advém natural e instintivamente de dar à luz ativamente, sobre os próprios pés.

Evidências etnológicas

As tribos primitivas adotavam várias posições de parto segundo seus próprios costumes mas, o que é muito importante, seguindo seus instintos. Cerca de quarenta posições foram documentadas e suas vantagens foram muito discutidas. Mulheres de diferentes tribos ficavam de cócoras, de joelhos, em pé, inclinadas, sentadas ou deitadas com o ventre para baixo; também assumiam diferentes posições em diferentes períodos do trabalho de parto e em partos difíceis.

O dr. G.J. Englemann, no seu livro *Labour Among Primitive Peoples* (O Trabalho de Parto entre as Tribos Primitivas), escrito em 1883, foi um dos primeiros a investigar as diversas posições assumidas durante o parto e o trabalho de parto pelos povos antigos, e concluiu que as quatro principais posições eram: de cócoras, de joelhos (incluindo ajoelhada de quatro e a genupeitural), em pé e a semi-recumbente.

Os etnólogos confirmam as evidências dos historiadores. Nas raças e tribos analisadas (africana, americana, asiática ou outra), as posições verticais sempre predominaram com grande variedade dos meios de apoio. Calcula-se que a grande maioria das mulheres em todo o mundo ainda hoje, durante o parto e o trabalho de parto, assume posições verticais ou agachadas e geralmente com algum apoio.

Evidências recentes

Nas últimas décadas, a crescente desilusão com a aplicação rotineira da alta tecnologia obstétrica fez com que pesquisadores de todo o mundo começassem a explorar a fisiologia normal do parto. Evidências documentadas, disponíveis nos últimos cinquenta anos, mostram as vantagens fisiológicas do parto na posição vertical ou agachada. Certos princípios da física são aplicáveis ao parto, mas são negados ou anulados quando uma parturiente faz seu bebê vir ao mundo na posição horizontal. A influência facilitadora da posição de cócoras foi radiograficamente confirmada na década de 1930. Foi demonstrado que a superfície da área do corte transversal do canal de parto pode aumentar em até 30% quando uma mulher passa da posição deitada para a posição de cócoras[18]. E já se passaram mais de 40 anos desde o dia em que Scott e Kerr demonstraram as desvantagens de ter o peso do útero gravídico sobre a parte posterior do abdome. Na posição supina, o peso do útero gravídico reduz o fluxo sanguíneo placentário pela compressão da grande artéria que sai do coração (aorta descendente) e da grande veia que leva o sangue de volta ao coração (veia cava inferior). Esse é um fato clínico de impacto, que não deveria ser ignorado pelas pessoas envolvidas num parto[19].

Estudos recentes comprovaram as nítidas vantagens de uma mulher quando caminha ou faz variações da posição ereta durante o trabalho de parto. Os poucos, e são realmente poucos, que não encontraram vantagens concluem que não há desvantagens em estar ativa e usufruir das posições verticais durante o parto.

Grande parte dos estudos estabeleceu um *grupo controle* e um *grupo de estudo*. O grupo controle permanece na horizontal ou numa posição recumbente na cama e o grupo de estudo assume posturas verticais (sentada, de cócoras, de joelhos ou caminhando). Outros estudos que parecem mais convincentes, usaram as parturientes como controle. Foi-lhes pedido que alternassem posições horizontais e verticais a cada 30 minutos durante o primeiro e o segundo estágios do parto. Essa maneira alternante de avaliar o efeito da posição durante o parto e o trabalho de parto revelou resultados positivos similares em favor das posições verticais e ativas.

Durante a década de 1970 muitos estudos foram realizados em diferentes partes do mundo. Em 1977 um estudo na Maternidade de Birmingham comparou um grupo de parturientes que deambulou durante as ondas uterinas (contrações), com outro que permaneceu na posição horizontal praticamente durante todo o trabalho de parto. Os resultados mostraram que a duração do trabalho de parto foi significativamente mais curta, a necessidade de analgésicos foi muito menor e a incidência de variações patológicas dos batimentos cardíacos fetais foi acentuadamente menor no grupo deambulante do que no recumbente. O grupo que caminhou também vivenciou ondas uterinas (contrações) menos dolorosas e sentiu-se mais confortável. Concluiu-se que deambular durante o trabalho de parto, particularmente no início, deve ser encorajado[20].

O dr. Roberto Caldeyro-Barcia, na América Latina, organizou um estudo envolvendo duas grandes maternidades. Foram comparadas as posições verticais (sentada e em pé) e as horizontais (deitada de costas e de lado). Também foi comparada a sua influência no parto e nas condições do recém-nascido[21]. Em 1972, nos Estados Unidos, o dr. Isaac N. Mitie, do Estado de Indiana, comparou mulheres no segundo estágio do parto, metade deitada e a outra metade em posições sentadas[22]. O dr. Yuen Chou Lui liderou um estudo com 60 mulheres em trabalho de parto em dois hospitais, um em Nova York e outro em Washington[23].

Esses estudos mostraram vantagens evidentes e definidas de se deambular e de assumir posições verticais durante o parto. Vários confirmaram que as ondas uterinas (contrações) são mais intensas e eficientes para a dilatação do colo. Apesar de esses estudos terem sido realizados em ambientes hospitalares que poderiam ser melhorados, os resultados já foram impressionantes somente com a mudança da atitude em relação à postura.

Resultados da pesquisa moderna

Vantagens referidas em vários estudos de se deambular e permanecer na vertical:

1. Maior intensidade (força) das ondas uterinas (contrações).
2. Ondas uterinas (contrações) mais regulares e frequentes.
3. Processo de dilatação ou abertura do colo (o orifício de saída do útero) mais eficiente.
4. Relaxamento mais profundo entre as ondas uterinas (contrações).
5. Pressão muito maior exercida pela cabeça fetal no colo durante o período de repouso, ou seja, entre as ondas uterinas (contrações).
6. Menor duração do primeiro e do segundo estágios do trabalho de parto (alguns estudos comparativos revelaram que o grupo ativo foi abreviado em mais de 40%).
7. Maior disposição, menor estresse e menor dor, resultando em menor necessidade de analgésicos.
8. Menor incidência de sofrimento fetal durante o parto e melhores condições do recém-nascido.
9. As mulheres sentiram que estavam dando sua cota de participação no parto e se sentiram aliviadas do tédio e da degradação de permanecerem deitadas e conectadas a um aparelho.

Por que o Parto Ativo é melhor?

O que explica o fato de as mulheres terem partos mais fáceis quando se movimentam ou assumem posições verticais? Segundo o bom senso e estudos recentes passamos a descrever as vantagens, para a mãe e para o bebê, que advêm das posições verticais:

1. O peso da gravidade, ou seja, a força exercida para baixo pela ação da gravidade da Terra coopera com as ondas uterinas (contrações) e os esforços expulsivos. É mais fácil um objeto cair em direção à

superfície da Terra do que deslizar paralelamente (Lei da Gravidade de Newton), de modo que, mecanicamente é mais tranquilo, na hora do parto, expelir um bebê em direção à Terra do que o empurrar no sentido horizontal. Nas posições verticais em pé, de cócoras ou de joelhos, o corpo gravídico está em harmonia com o sentido da força gravitacional. Quando a mulher permanece deitada seus esforços involuntários de fazer o bebê vir ao mundo espontaneamente são inibidos aumentando a necessidade de esforços enérgicos para empurrar o bebê "morro acima" ou de uma extração a fórceps. O dr. Peter Dunn, conferencista sênior consultor em Saúde Infantil do Hospital Southmead em Bristol, escrevendo sobre a posição recumbente para o parto no periódico médico *The Lancet*, em 1976, observou: "Nenhum espécime animal adota tal postura desvantajosa durante um evento tão importante e crítico"[24].

2. O ângulo de incidência do útero, ou seja, o ângulo entre o eixo longitudinal da coluna vertebral do feto e da coluna vertebral da mãe, é menor na posição vertical, requerendo menor esforço do útero. O útero é tracionado para a frente quando se contrai. Em uma posição vertical, onde a mãe pode inclinar-se para a frente, ela colabora com o útero, que pode trabalhar com menor resistência; se estiver deitada ou inclinada para trás, o útero precisará dispender mais energia contra a força atuante da gravidade (ver pp.203, 204). Um músculo que trabalha contra a gravidade tende a se estirar e doer mais facilmente; portanto, inclinar o corpo para a frente é um eficiente meio de reduzir a dor e consequentemente a necessidade de analgésicos.

3. No período entre as ondas uterinas (contrações), a manutenção de elevados níveis das pressões da parede abdominal, do diafragma e do polo cefálico coopera com o aumento da pressão sobre a cérvix uterina na fase de repouso.

4. A entrada da cabeça do bebê, ou polo de apresentação, na pelve materna assim como o apoio direto da cabeça sobre o colo do útero são facilitados, pois o estreito superior da pelve está virado para a

frente e o estreito inferior para baixo, produzindo um ângulo conveniente de descida. Durante cada contração uterina o feto tem a tendência de se afundar na pelve materna.

5. Há uma melhor circulação placentária, determinando maior suprimento de oxigênio para o feto. Deitar de costas é uma posição que facilita a compressão dos grandes vasos abdominais contra a coluna vertebral. A compressão da maior artéria do coração (aorta descendente) pode levar à condição fetal não tranquilizadora por diminuir a passagem de sangue para o útero e para a placenta. A compressão da grande veia que traz o sangue de volta ao coração (veia cava inferior) bloqueia esse fluxo, possibilitando a hipotensão e maior perda sanguínea materna.

6. Há menor compressão sobre os nervos pélvicos que derivam da parte inferior da coluna e do sacro e menor resistência aos esforços uterinos, portanto a dor é menor.

7. Durante a gravidez a flexibilidade das articulações pélvicas aumenta pela ação dos hormônios que amolecem os ligamentos que as unem. Na posição vertical, as articulações estão livres para se expandir, mover e ajustar à forma da cabeça descendente do bebê durante as ondas uterinas (contrações) e o parto. Quando a movimentação do sacro é possível, o estreito interior pélvico pode ser ampliado em 30% ou mais (na posição de cócoras) do que quando o peso materno incide diretamente sobre ele e dificulta qualquer movimento (semi-inclinada). A articulação sacrococcígea, que fica entre o sacro e o cóccix, também é amolecida e preparada para fletir para trás a fim de alargar o estreito inferior da pelve quando o bebê estiver nascendo. Obviamente isso é impossível se a mãe estiver sentada sobre o cóccix (posição semi-inclinada).

8. Quando a mãe está na vertical existe menor pressão direta sobre as vértebras do pescoço do bebê enquanto passa sob o arco pubiano e o pescoço se estende para trás durante o segundo estágio (ver diagrama p.105). Embora nenhum estudo tenha sido empreendido até ao momento, é fácil observar que os bebês nascidos ativamente

têm melhor controle da cabeça imediatamente após o nascimento. Isso facilita o "reflexo de sucção" para a amamentação e acentua o desenvolvimento motor após o nascimento.

9. As posições verticais facilitam a dequitação espontânea e completa da placenta e reduzem a necessidade de tração do cordão umbilical e o risco de infecção pós-parto ou hemorragia[25].
10. A probabilidade de infecção é menor, pois os líquidos podem drenar mais facilmente quando a mãe está levantada e o "represamento"* de sangue não ocorre.
11. Na posição vertical, os tecidos perineais podem se expandir livremente e se adaptar à cabeça fetal durante o parto e o risco de rotura é minimizado. Na posição semi-sentada ou semi-inclinada o polo cefálico incide diretamente no períneo, que está imobilizado e não pode se expandir. Essa situação seria agravada se a mãe estiver na posição de litotomia, com as pernas para cima. Isso determina uma separação das pernas muito maior que a usual, o que contrai os tecidos perineais, aumentando a necessidade de episiotomia. No Parto Ativo a episiotomia raramente é indicada e em geral só é feita numa emergência.

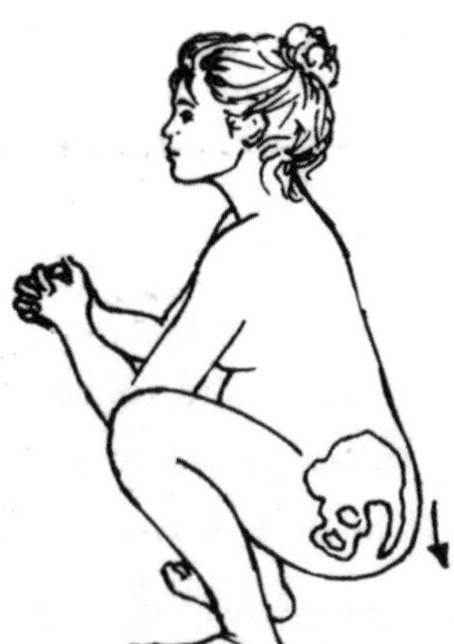

Na posição de cócoras o sacro fica livre e se move para trás, aumentando o estreito inferior da pelve.

* *Pooling*, poça, no original. (N.T.)

Na posição semi-inclinada o sacro fica imóvel e estreita a abertura inferior da pelve.

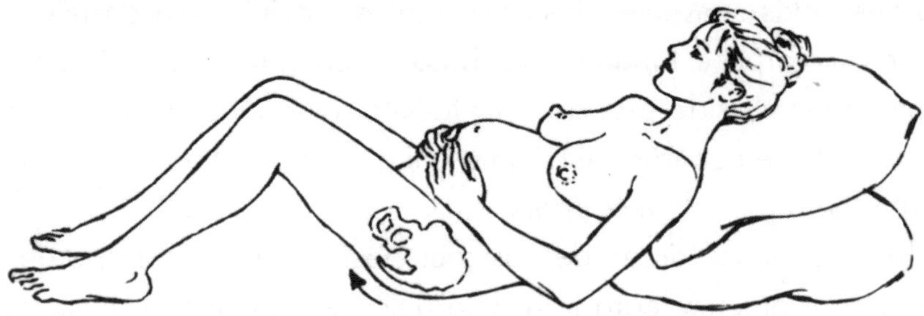

Na posição semi-sentada o peso da mãe concentra-se sobre seu cóccix e a capacidade pélvica fica reduzida.

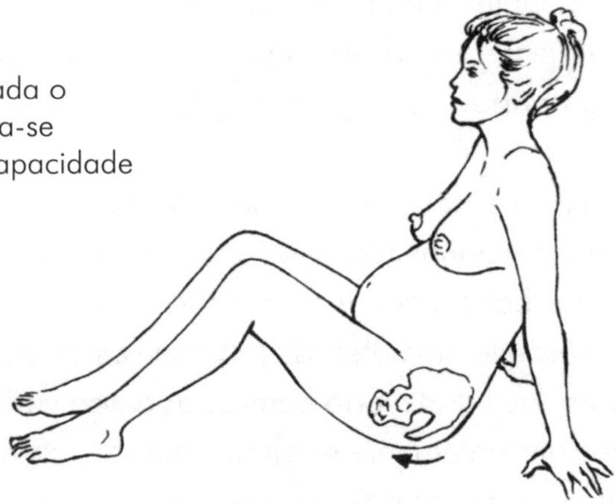

Implicações

Com base nos resultados das pesquisas até hoje realizados e no instinto ancestral, pode se prever que grandes mudanças em relação às posições a serem adotadas no trabalho de parto e no parto são inevitáveis na condução deste processo e na preparação das gestantes para o parto[26-29].

Como a alternância de posições ajuda a aumentar a força e a eficácia das ondas uterinas (contrações), permitir que a parturiente deambule e esteja em pé no início do trabalho de parto, especialmente se não houver complicações, parece racional e indicado. O instinto da mulher diz que ela não deve ficar parada. Ficar em pé, deambular e assumir variadas posições – sentada, ajoelhada ou de cócoras – qualquer que seja o meio de apoio disponível, determinam que o útero exerça maior pressão sobre o feto e, por sua vez, sobre o colo do útero. A parturiente deveria ser guiada mais por seus instintos, seu bem-estar e suas necessidades do que pelas conveniências hospitalares e pela moda obstétrica. A liberdade do corpo é fundamental para se chegar às posições que tradicionalmente têm sido usadas para facilitar as ondas uterinas (contrações) e o parto, e que irão ajudá-la a atingir o máximo de bem-estar, relaxamento, naturalidade e controle.

Existe uma infinita gama de posições possíveis e sem uma ordem cronológica constante. A regra traduz-se pela necessidade de buscar a posição mais funcional, eficiente e confortável. A necessidade comum, entre as parturientes, de instintivamente variar a posição, um dia terá de ser universalmente aceita. Isso implica em uma mudança de atitude na condução do parto, nas regras hospitalares em geral e na preparação pré-natal.

A futura mãe não precisa somente de conhecimentos sobre a gravidez, as ondas uterinas (contrações), o parto, o crescimento e o desenvolvimento dos bebês, mas também sobre a preparação física adequada no que diz respeito aos efeitos de variar as posições verticais e à percepção da tranquilidade e do bem-estar dessa variação, para que possa ativamente e eficientemente se ajudar durante o trabalho de parto. A ênfase durante a gravidez deverá incidir no desenvolvimento da responsabilidade e da confiança no próprio corpo e em aprender a descobrir seu potencial instintivo para dar à luz e se tornar mãe. Sua prontidão física e emocional para o parto, e o autocontrole durante a gravidez se tornarão tão importantes quanto uma boa atenção médica durante o pré-natal.

Cócoras

Durante o trabalho de parto, a possibilidade de mudar de posição é mais importante do que uma posição específica. É pouco provável que uma gestante venha a eleger permanecer em uma única posição durante todo o trabalho de parto. No entanto, a posição de cócoras é a mais próxima das leis da natureza, sendo conhecida como a posição fisiológica. Uma posição é fisiologicamente eficaz quando:

- não há compressão dos grandes vasos abdominais;
- a pelve tem possibilidade total de movimentação.

A posição de cócoras sustentada parece ser particularmente eficaz no final do período expulsivo, isto é, quando o bebê está realmente nascendo.

A posição de cócoras determina:

- pressão máxima dentro da pelve;
- mínimo esforço muscular;
- relaxamento ótimo do períneo;
- oxigenação fetal ótima;
- um perfeito ângulo de descida em relação à gravidade.

A posição de cócoras sustentada é essencial nos partos pélvicos, pois reduz o intervalo entre o nascimento do cordão umbilical e da cabeça.

Outra posição útil é ajoelhar em quatro apoios. O polo de apresentação roda mais facilmente dentro da pelve quando a parturiente está de quatro. Essa posição pode ser particularmente útil se o bebê estiver em uma apresentação posterior ou se o parto evoluir muito rápido.

Nenhuma das grávidas dos estudos recentes se preparou durante o pré-natal para tirar proveito da tranquilidade e do bem-estar da posição de cócoras, ajoelhada, agachada e em quatro apoios.

Os resultados poderiam ser melhores se os grupos de partos verticais tivessem os benefícios adicionais da preparação física. (Um estudo controle desse tipo ainda não foi empreendido.)

A maternidade ideal em Pithiviers, França

Muitas pessoas visitaram – e foram influenciadas – pela sala de partos criada por Michel Odent. Pode-se dizer que foi um exemplo e uma inspiração para centros de parto normal de todo o mundo.

Michel Odent e colegas de trabalho criaram um lugar para as mulheres ficarem ativas durante o trabalho de parto na Maternidade do Hospital geral de Pithiviers (pequena cidade localizada a 100 km ao sul de Paris), na França.

Lá, as parturientes tinham a possibilidade de seguir seus instintos, caminhar e tentar posições que fossem possíveis e confortáveis. Ele e seu corpo de obstetrizes, juntamente com as mulheres grávidas, descobriram muitos meios de apoio físico durante as ondas uterinas (contrações) e o parto que se mostraram, durante seus anos de funcionamento, de tremenda ajuda na facilitação do trabalho de parto e especialmente do parto. Não era usada monitoração fetal contínua, Dolantina, Peridural ou fórceps; as episiotomias não eram frequentes e as induções eram muito raras. Sua concepção obstétrica, que era tentar não atrapalhar a fisiologia normal, era muito diferente da prática convencional baseada no controle. O ambiente, físico e humano, também era muito diferente – a sala de parto tinha uma atmosfera mais caseira do que hospitalar.

Nesse serviço, atendia-se por volta de mil partos por ano. O atendimento profissional era de responsabilidade do dr. Odent e de seis obstetrizes. Elas trabalhavam em pares por 48 horas, seguidas de quatro dias de folga. A cada parturiente era dado um quarto durante a sua estadia e havia poucas regras. Com a progressão do trabalho de parto, a parturiente se encaminhava à sala de parto onde havia um estrado com um colchão de casal com cerca de 20 cm de altura, muitas almofadas e uma cadeira de parto de madeira. Ali, ela era encorajada a permanecer ativa e a mudar de posição quantas vezes quisesse.

Muitas mulheres preferiam deambular, sentar na cadeira de parto, ficar em quatro apoios, acocorar-se e se apoiar no marido ou na parteira para suporte físico. A água era considerada importante. Assim, se tivessem vontade, as parturientes podiam tomar um banho quente ou relaxar em uma pequena piscina que estava à disposição. Preferia-se não usar medicamentos, nem romper a bolsa artificialmente. Várias mulheres adotavam uma posição vertical para o parto, geralmente de cócoras sustentada; outras davam à luz na cadeira de parto, no estrado ou dentro da água. Com a posição de cócoras sustentada e o mínimo de perturbação do reflexo expulsivo, não ocorriam roturas perineais desnecessárias e as episiotomias não eram frequentes.

Após o parto, o banho do bebê e a dequitação da placenta, a mãe caminhava com seu companheiro e o recém-nascido de volta para seu quarto. Dos mil partos ocorridos em Pithiviers em 1981, somente oito bebês precisaram de cuidados intensivos.

Esta era uma maternidade cuja instalação chega perto do ideal. Tinha a segurança do parto hospitalar, aliada à atmosfera descontraída de uma sala de parto tranquila e caseira. Estava livre das limitações e regras frustrantes, das condutas de rotina hospitalares, e baseava-se no entendimento do comportamento instintivo de uma mulher em trabalho de parto e em suas necessidades. Possuía uma filosofia de trabalho que propiciava o Parto Ativo, fisiológico e com um término natural. Os partejadores eram familiares à mãe e ficavam à disposição durante todo o parto. Os pais participavam e ofereciam seu apoio. As mulheres podiam se mover e adotar a posição que achassem mais propícia e o uso de medicamentos e intervenções durante o parto era restrito.

Se uma grande maioria de mulheres podia vivenciar um Parto Ativo em Pithiviers de forma segura e natural, por que não poderia acontecer o mesmo em outros lugares?

Resultados de 898 partos em Pithiviers, 1980

		% por mil
* Mortalidade perinatal	8	10
Cesarianas	44	5,0%
Episiotomias	71	8,0%
Vácuo extrator	57	6,3%
Extração manual de placenta	10	1,1%
Com cesariana anterior	26	2,9%
Partos vaginais nessas cesarianas	18	2,0%
**Transferência para UTI pediátrica	15	1,7%
Fórceps	0	

* Após 6 meses de gestação

** Icterícia severa, malformações e prematuros

Michel Odent deixou a França em 1986 e atualmente reside em Londres. Ele atende partos domiciliares e dirige o *Primal Health Research Centre* (Centro de Pesquisa em Saúde Primal) – www.primalhealthresearch.com. Aqui, Michel Odent une estudos científicos vindos do mundo inteiro, e que tratam de inúmeros aspectos do "período primal", que vai da concepção ao primeiro ano de vida. Os dados lá registrados apontam para a importância dos acontecimentos nesta fase da vida e suas consequências a curto, médio e longo prazo. Ele também mantém o website www.wombecology.com.

Existem atualmente muitas unidades similares à de Pithiviers e com resultados que refletem o mesmo contraste extraordinário com os hospitais onde a condução obstétrica ainda é rotina.

Referências

1. PRENTICE, A. *Fetal heart rate monitoring during labour-too frequent intervention, too little benefit?* (Monitoramento cardíaco fetal durante o trabalho de parto – intervenção muito frequente, poucos benefícios?). Lancet, vol.2, n.8.572, pp.1375-77, dezembro de 1987.

2. HAIRE, Doris. *The Cultural Warping of Childbirth* (A Perversão Cultural do Parto). USA. Special Report, International Childbirth Education Association, primavera de 1972.

3. ________. *Drugs in Labour* (Drogas no Trabalho de Parto). USA: Childbirth Educator, primavera de 1987.

4. BOWES, W., et. al. *The side effects of obstetrical medication on fetus and infant* (Os efeitos colaterais da medicação obstétrica no feto e no bebê). Monografia da Sociedade de Pesquisa no Desenvolvimento Infantil, n.137, vol. 35, junho de 1970.

5. BRAZELTON, T. B. *Effect of maternal medications on the neonate and his behaviour* (Efeitos das medicações maternas no neonato e em seu comportamento). USA. Journal of Pediatrics 58:513-518, 1961.

   ROSENBLATT, D. *The influence of maternal analgesia on neonatal behavior* (Influência da analgesia materna no comportamento neonatal). British Journal of Obstetrics and Gynaecology, vol.88, pp.398-406, abril de 1981.

6. KRON, R., *Newborn sucking behaviour affected by obstetric sedation* (Comportamento de sucção do bebê recém-nascido afetado pela sedação obstétrica). USA: Pediatrics 37:1012-1016, 1966.

   MACLERIAN & CARRIE, *British Medical Journal*, pp.14-16, janeiro de 1977.

7. HUBINOT, P., et al. *Effects of vacuum extractor and obstetrical forceps on the fetus and newborn – a comparison* (Efeitos do vácuo-extrator e do fórceps no feto e no bebê recém-nascido – uma comparação). Sydney, Austrália: Congresso Mundial de Ginecologia e Obstetrícia, 1967.

8. ROSENBLATT, D. *Epidural Buvacaine* (Peridural Buvacaína). British Journal of Obstetrics and Gynaecology, vol.88, pp.407-417, abril de 1981.

9. JOHNSON, W., *Regionals can prolong labour* (Regionais podem prolongar o trabalho de parto). Medical World News, outubro de 1971.

10. POTTER, N., e MACDONALD, R. *Obstetric consequences of epidural analgesia on nulliparous patients* (Consequências obstétricas da analgesia peridural em pacientes nulíparas). Lancet 1:1031-1034, maio de 1971.

11. HELLMAN, L., PRITCHARD, J. *Williams Obstetrics* 14ª ed. NY: Appleton, Century-Crofts, 1971.

12. TAYLOR, R.W. *Misuse of oxytocin in labour* (Uso incorreto da ocitocina durante o trabalho de parto). Letter to "Lancet", fevereiro de 1988.

13. CHALMERS, I., CAMPBELL, H., TURNBULL, A. *Use of oxytocin and incidence of neonatal jaundice* (Uso de ocitocina e incidência de icterícia neonatal). British Medical Journal 2:116.

14. STEER, P., et al. *British Journal of Obstetrics and Gynaecology*, vol.92, pp.1120-1126, novembro de 1985.

15. FIELDS, H. *Induction of labour: Methods, hazards, complications and contraindications* (Indução do trabalho de parto: métodos, prejuízos, complicações e contraindicações). Hospital Topics, pp.63-68, dezembro de 1968.

16. ________. *Complications of elective induction* (Complicações da indução eletiva). Obstetrics and Gynaecology 15:476-480, 1960.

17. LISTON & CAMPBELL. *Dangers of oxytocin induced labour to the fetus* (Perigos da indução do trabalho de parto por ocitocina para o feto). British Medical Journal, 1974.

18. RUSSELL, I.G.B. *Moulding of the pelvic outlet* (Moldando o estreito inferior da pelve). British Journal of Obstetric and Gyneacology, Commonwealth 76, pp.817-820, 1969.

19. SCOTT, D.B., Kerr. M.G. *Interior vena cava pressure in late pregnancy* (Compressão da veia cava inferior no final da gestação). Journal of Obstetrics and Gyneacology, British Common Wealth vol.70, p.1044, 1963.

20. FLYNN, A.M., KELLY, J., HOLLINS, G., LYNCH, P.F. *Ambulation in labour* (Deambulação no trabalho de parto). British Medical Journal, pp.591-593, agosto de 1978.

21. CALDEYRO-BARCIA, R. *The influence of maternal position on time of spontaneous rupture of the membranes, progress of labour and fetal head compression* (A influência da posição maternal durante a rupture espontânea das membranas, o progresso do trabalho de parto e a compressão na cabeça fetal). Birth and Family 16:7, 1979.

22. MITIE, I.N. *The influence of maternal position on duration of the active phase of labour* (A influência da posição maternal na duração da fase ativa do trabalho de parto). International Journal of Gynaecology and Obstetrics 12, pp.181-183, 1974.

23. LUI, Y.C. *Effects of an upright position during labour* (Efeitos de uma posição vertical durante o trabalho de parto). American Journal of Nursing 74, pp.2202-2205, 1974.

_______. *Position during labour and delivery: history and perspective* (Posição durante o trabalho de parto e o parto: história e perspectiva). J. Nurse Midwife 24 pp.23-26, 1979.

24. DUNN, P. *Lancet 1*, 8062: pp.492-497, 1978.

25. BOTHA, M. *The management of the umbilical cord in labour* (O manejo do cordão umbilical no trabalho de parto). South African Journal of Obstetrics 6(2):30-33, 1968.

26. BLANKFIELD, A. *The optimum position for childbirth* (A posição ótima para o parto). Medical Journal Australia 2, pp.666-668, 1965.

27. HOWARD, F.H. *Delivery in physiologic position* (Parto em posição fisiológica). Obstetrics and Gynaecology 11, pp.318-322, 1958.

28. GRITSIVK, I. *Position in labour* (Posição no trabalho de parto). Obstetrics-Gynaecology, setembro de 1968.

29. NEWTON, N. e NEWTON, M. *The propped position for the second stage of labour* (A posição com apoio para o Segundo estágio do trabalho de parto). Obstetrics and Gynaecology 15, pp.28-34, 1960.

2. A fisiologia hormonal do parto

- As mulheres sabem parir
- Os bebês sabem nascer
- O parto é instintivo
- O parto é hormonal
- O entendimento acerca da fisiologia hormonal do parto nos empodera para confiar no processo do nascimento

"As obstetrizes me estimularam a confiar em meu corpo. Elas me lembraram que cada onda uterina e cada ciclo da respiração estava me levando para mais perto de meu bebê."

Cierdre

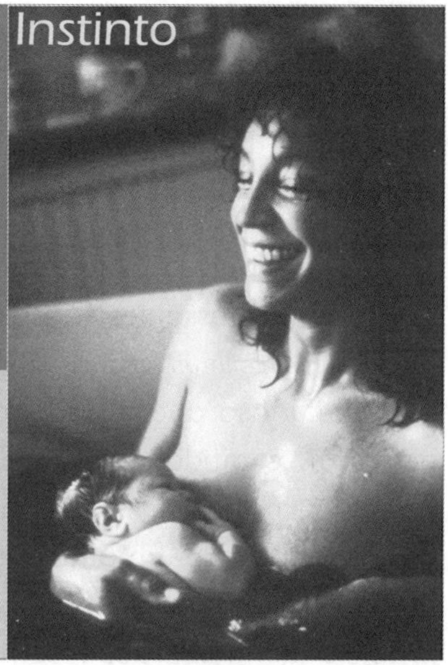

O Parto Ativo dá à mulher a liberdade para se movimentar, trocar de posição, ser espontânea e desinibida. Tal condição empodera a mulher; ela assume controle sobre sua experiência de parir e se torna uma participante ativa e consciente em seu parto. Sua conexão natural com o próprio corpo a capacita a seguir seus instintos, que naturalmente trabalham a favor da força da gravidade à medida que o processo de parto se desenrola. Sem nenhuma restrição ou direcionamento externo, ela é guiada por si mesma, pelo seu próprio corpo, na busca de posições confortáveis que, inevitavelmente, também ajudarão no progresso de seu trabalho de parto e na descida de seu bebê. Desta forma, se elimina o primeiro grande fator de perturbação do processo de parto, que é impor a posição reclinada à mulher em trabalho de parto. O trabalho de Michel Odent nos ajudou a entender a fisiologia hormonal por detrás destes instintos.

Devemos agradecê-lo pelo nosso entendimento do que ele chama de "coquetel complexo de hormônios do amor". Tal coquetel é produzido pelo corpo da mãe, e rege o processo de parto, a amamentação e os vínculos de amor entre a mãe e o bebê.

Com a publicação de seu livro visionário, *The Scientification of Love* (A Cientificação do Amor), em novembro de 1999, Michel Odent unificou seu pensamento e observações sobre este assunto. Ele recorre ao trabalho de pesquisadores e cientistas de uma grande variedade de disciplinas para apresentar argumentos convincentes e baseados em evidências (ver *Leituras recomendadas*, p.402).

Outra autora, cujo trabalho e pesquisa sobre a fisiologia do parto são muito interessantes e inspiradores, é a médica australiana dra. Sarah Buckley (ver *Leituras recomendadas*, p.402).

É curioso que o papel dos hormônios no processo fisiológico do parto foi, e ainda é, praticamente ignorado no desenvolvimento da obstetrícia moderna. Ainda há uma enorme falta de conhecimento sobre a necessidade de um ambiente que seja realmente facilitador e sensível para o desenrolar do processo de parto, e um tipo de cuidado que propicie ótima liberação de hormônios do parto tornando-o mais fácil, mais seguro, menos dolorido, e reduza a necessidade de intervenções.

Atualmente, a maioria das mulheres ainda passa o seu processo de parto em condições hospitalares que praticamente garantem uma inibição do processo e o surgimento de complicações. Há uma fascinação em relação às tecnologias das várias intervenções, o que desvia e negligencia completamente a fisiologia.

Por outro lado, uma vez que a fisiologia seja compreendida, prover condições para o parto fisiológico tem o potencial de reverter o aumento das taxas de cirurgia cesariana, transformar os serviços das maternidades e reduzir os custos ao diminuir a necessidade de intervenções caras. Também libera os médicos obstetras para que possam focar sua atenção naquelas mulheres que precisam de seus cuidados. Eles podem se manter o mais próximo possível do modelo fisiológico, combinando-o com o uso de intervenções. Eu chamo isto de "a melhor prática", ou de obstetrícia "humanizada", e acredito que é o caminho para o Brasil.

Os hormônios do "amor"

Hoje, sabemos que o trabalho de parto e o parto são postos em ação e regulados por uma complexa interação de hormônios produzidos pela mãe, pela placenta e pelo bebê.

Para simplificar, podemos dizer que há quatro hormônios principais que interagem entre si para estimular as respostas físicas e comportamentais durante o trabalho de parto e o parto. Eles estimulam a mãe a responder de modo maternal ao seu bebê, e o bebê a procurar pelas mamas e pelo calor e conforto do corpo da mãe, momentos após o nascimento.

Michel Odent enfatiza o papel duplo da ocitocina, hormônio bem conhecido como estimulante das ondas uterinas (contrações), mas pouco conhecido por seus efeitos comportamentais e de alívio da dor.

Michel Odent ressalta que a ocitocina é chamada de hormônio "altruísta", por ser responsável pelo comportamento de vinculação e de apego. Ele chama a nossa atenção para uma infinidade de estudos publicados nas décadas de 1970 e 1980, feitos por pesquisadores que exploravam os aspectos comportamentais da ocitocina (ver *Leituras recomendadas*, p.402).

A ocitocina, chamada de "hormônio do amor" por Niles Newton, está presente em todos os aspectos da sexualidade humana, incluindo o parto e a amamentação.

Por exemplo, na relação sexual, tanto o homem quanto a mulher secretam altos níveis de ocitocina, que ajudam a produzir sentimentos de afeição e vínculo. Durante o trabalho de parto e o parto, tanto a mãe quanto o bebê são inundados com enormes quantidades de ocitocina, que permanece no sistema após o nascimento, para que eles "se apaixonem" um pelo outro logo após o primeiro contato. Grandes quantidades de ocitocina, portanto, geram um forte vínculo que garante os cuidados e a proteção da mãe para com o seu bebê. Estes laços duram a vida toda.

A principal mensagem de Michel Odent em *A Cientificação do Amor* é que o amor maternal é o protótipo para todos os tipos de amor que experienciamos em nossas vidas. Ele acredita que é nos braços da nossa mãe, imediatamente após o parto, que primeiro aprendemos o que é amar e ser amado. Estas respostas hormonais, apesar de não serem mais tão altas quanto logo após um parto natural, continuam durante a amamentação, no primeiro ano de vida do bebê, e depois.

Os hormônios do amor também já foram chamados de "hormônios tímidos", pois são muito sensíveis a fatores ambientais. Um ambiente tranquilo, e com muita privacidade, é essencial para permitir que a mãe libere altos níveis dos hormônios que facilitam as ondas uterinas (contrações) eficientes e os efeitos comportamentais responsáveis pelo forte vínculo entre mãe e bebê. Após um parto com intervenções, deve ser prioridade retornar ao modelo fisiológico assim que possível. Não separar mãe e bebê, ou restringir a separação ao mínimo, ajudará ambos a construírem o vínculo, que continuará crescendo a cada dia ao longo do primeiro ano após o nascimento.

Somos mamíferos

Qualquer pessoa que já tenha observado uma gata, uma cadela ou outra fêmea de mamífero dando à luz, terá notado que ela escolhe um lugar seguro e protegido, onde pode vivenciar seu trabalho de parto sem ser perturbada ou observada.

Após o parto, ela descansará por dias, em reclusão com sua prole. Os filhotes permanecem junto ao calor de seu corpo e das mamas, dia e noite.

Este é um comportamento mamífero típico, conduzido por hormônios, que não é diferente das mães humanas, quando seguem seus instintos. Somos também, por definição, membros do reino mamífero, ou animais que amamentam desde o nascimento.

Os hormônios do parto

Ensinando Parto Ativo

activebirth
JANET BALASKAS

hormônios do parto

Oxitocina

* O hormônio do 'amor', da calma e da conexão
* Afasta a dor, diminui a dor ou torna-a suportável
* Gera contrações em músculos lisos e reflexos
* Orgasmo masculino e feminino - ejaculação e introjeção
* Contração uterina durante o trabalho de parto
* O reflexo do parto
* Ejeção do leite

Adrenalina Noradrenalina

* Luta ou fuga
* Hormônios da excitação e do estresse
* Inibe o trabalho se parto
* Aciona o reflexo do parto

Endorfinas

* Opiáceos naturais - hormônios do 'bem-estar'
* Transcendência
* Êxtase

Prolactina

* O hormônio da maternagem
* Produção de leite
* Relaxante

Ensinando Parto Ativo

Um coquetel de hormônios do amor

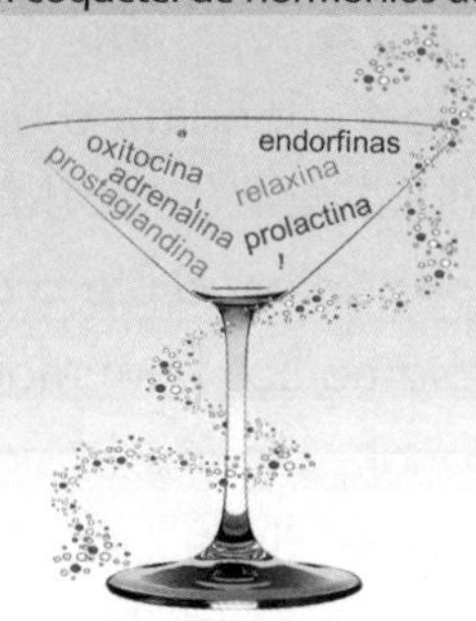

A parte do cérebro da mulher que secreta os hormônios do parto é chamada de hipotálamo. O hipotálamo fica localizado bem no interior do sistema límbico, o cérebro "emocional", atrás do neocórtex – ou novo cérebro racional – que está na frente. Enquanto o neocórtex está envolvido com o pensamento lógico e as atividades intelectuais, o hipotálamo tem mais a ver com as funções biológicas involuntárias, como aquelas que acontecem durante o trabalho de parto e o parto.

Ocitocina – o hormônio do amor

A ocitocina é o principal hormônio ligado ao parto. É produzida pelo hipotálamo, e estocada na parte posterior da glândula pituitária – também conhecida como hipófise. No final da gestação, antes do início do trabalho de parto, há um aumento gradual na liberação de ocitocina pela parte posterior da glândula pituitária. Dias antes do parto acontecer, uma descarga do hormônio estrogênio aumenta o número de "receptores" de ocitocina no útero – principalmente no topo, ou no fundo do útero. Isto o prepara para receber a ocitocina vinda da corrente sanguínea. Você pode – ou não – notar maior atividade uterina, e episódios de leve sensações de "pressão" ou "aperto" no útero, que somem após algum tempo.

Nos dias anteriores ao parto, chamados de "aquecimento", ou "pré trabalho de parto", há um aumento na frequência das ondas uterinas (contrações) leves, que apertam o útero e pressionam o bebê para baixo.

Tal evento coincide com o amaciamento e "amadurecimento" do colo ou entrada do útero por causa do aumento da pressão provocada pela cabeça do bebê. Isto gera a secreção do hormônio prostaglandina que amolece os tecidos. A prostaglandina é um hormônio produzido por glândulas especiais localizadas nos tecidos da parte mais baixa do útero. Você já pode ver como os hormônios, o útero e o bebê estão interagindo.

Se por um lado o hipotálamo fica bem mais ativo no final da gestação, o neocórtex – ou cérebro racional – diminui bastante sua atividade. Uma mulher grávida pode, por exemplo, sentir-se menos interessada em assuntos intelectuais nesta fase, e ficar bem mais focada no que acontece em seu corpo.

Especialmente no final da gestação, ela pode se perceber mais distraída ou esquecida. Este é o jeito da natureza de prepará-la para concentrar sua atenção em si, para o parto e para ser mãe. Desacelerar o ritmo de vida, e permanecer mais calma nas últimas seis semanas de gestação pode facilitar este processo e ajudar a garantir que seu trabalho de parto comece no momento certo.

Durante o trabalho de parto, o neocórtex entra em um estado mais ou menos adormecido, ou inativo. Já o hipotálamo, por outro lado, se torna muito ativo no trabalho de parto. A ocitocina é liberada na corrente sanguínea em pulsos pela glândula pituitária e transportada para o útero; cada pulso gera uma contração.

A liberação da ocitocina em pulsos leva ao ritmo intermitente das ondas uterinas (contrações), com intervalos de descanso entre elas – o que é típico de um trabalho de parto normal. Ao longo do trabalho de parto, os níveis de ocitocina vão aumentando gradativamente, de modo que as ondas uterinas (contrações) vão ficando cada vez mais fortes e mais próximas. Tal atividade vai gradualmente criando condições para que o colo do útero se abra e se eleve ao redor da cabeça do bebê, que vai descendo em preparação para o parto. Os níveis de ocitocina aumentam dramaticamente para o período expulsivo, ou parto, e atingem um pico com o nascimento da placenta.

Endorfinas – hormônios do prazer e do alívio da dor

Além da ocitocina, o hipotálamo também secreta, durante o trabalho de parto, hormônios do tipo morfina, chamados de beta-endorfinas. Eles são reguladores do humor e anestésicos naturais do corpo. São estocados na parte anterior da glândula pituitária. Cada vez que há um pulso de ocitocina, este é acompanhado por uma descarga de endorfinas na corrente sanguínea. Os níveis de endorfinas aumentam muito ao longo do trabalho de parto, e são compartilhados pela mãe e pelo bebê. São chamados de hormônios do prazer e da recompensa. O papel das endorfinas foi registrado, pela primeira vez, cientificamente, em 1979; e nos anos oitenta, aprendemos que o bebê também libera suas próprias endorfinas durante o processo de parto/nascimento.

Esta é a resposta da natureza para a dor. À medida que as ondas uterinas (contrações) se intensificam durante o trabalho de parto, o nível de endorfinas aumenta, junto com a dor. O pico é no parto, para que tanto a mãe quanto o bebê tenham altos níveis de hormônios do tipo opiáceo (ver *Leituras recomendadas*, p.402).

Se por um lado as ondas uterinas (contrações) do início do trabalho de parto são sentidas como cólicas (lembrando a cólica menstrual), quando os altos níveis de endorfinas começam a fazer efeito a natureza destas sensações muda, e isto permite que a mãe possa transcender – ou ir para além da dor que ela sentia antes. A intensidade aumenta e o processo se aprofunda. A mãe sente que tem tudo o que precisa dentro de si mesma, movimentando-se nos momentos em que o útero se contrai, e descansando nos intervalos, quase adormecida em um estado de transe natural. Ao mesmo tempo, está concentrada e pronta para se mover durante a próxima contração. Algumas mulheres chamam isto de "partolândia"*. É muito importante não tirar a mulher deste estado, trazendo-a de volta para o mundo cotidiano, conversar com ela ou fazendo perguntas desnecessárias. Manter o silêncio e ser uma presença discreta é a consideração mais importante para qualquer pessoa que atende um parto. Quando a mulher quiser sair da "partolândia", ela o fará espontaneamente, de tempos em tempos.

Ao longo do trabalho de parto, o cérebro produz pulsos cada vez mais fortes de ocitocina – o que resulta em ondas uterinas (contrações) cada vez mais fortes e poderosas. O aumento combinado do fluxo de endorfinas na corrente sanguínea da mulher promove um alívio natural para a dor e ajuda a gerar um estado de consciência alterado. Às vezes, as mulheres se recolhem e permanecem em silêncio; outras vezes, emitem muitos sons, tais como gemidos, sussurros, ou sons mais "animalescos". Depois que tudo termina, elas comentam muito sobre fazer movimentos em espiral com o corpo, para ajudar o bebê a descer, aliviar as sensações, e ser "como um animal". Apenas num ambiente verdadeiramente privado, onde a mulher não se sinta observada, ela pode se soltar e expressar este tipo de comportamento instintivo.

Este processo dá à mulher em trabalho de parto condições para esquecer tudo ao seu redor e focar sua atenção e consciência para dentro de si mesma, entregando-se para o que ela experiencia em seu corpo. Algumas mulheres têm sensações de orgasmo e êxtase. Elas aparentam – e se sentem assim – estar em estado de transe, "em outro planeta", "nas galáxias", quando atingem estes níveis hormonais tão altos.

* *"In the zone"* no original. Tradução literal "na zona". (N.T.)

Ao longo do trabalho de parto, os hormônios do parto atravessam a corrente sanguínea da mãe e chegam na corrente sanguínea do bebê através da placenta, para que o bebê também esteja repleto de altos níveis hormonais durante o trabalho de parto e na hora do nascimento. Estes hormônios ajudam a mãe e o bebê ao longo de todo o processo.

Bem no finalzinho do trabalho de parto, acontece um momento altamente sensível, chamado de "completude" ou "transição". O colo do útero se abre completamente (10 cm, ou dedos de dilatação, ou dilatação completa), e a cabeça do bebê emerge do útero, e desce ainda mais para o interior da pélvis, em prontidão para o parto em si. À medida que a abertura, ou o franco trabalho de parto, termina, acontecem mudanças hormonais que estimulam a vontade de fazer força. Além disso, a cabeça do bebê, se movendo para baixo na vagina, estimula "receptores de distenção", que também atuam como gatilhos que disparam o reflexo do parto.

Adrenalina – o hormônio da excitação

A partir da observação de mulheres em trabalho de parto, e das conclusões advindas da pesquisa de Niles Newton, Michel Odent acredita que o corpo da mulher, neste estágio, produz uma grande descarga de adrenalina (ver *Leituras recomendadas*, p.402). A adrenalina inibiria as ondas uterinas (contrações) durante o curso do trabalho de parto. Mas, neste ponto, ela age como um gatilho que dispara o reflexo expulsivo do bebê. Uma forte descarga de adrenalina pode gerar um parto bem rápido. Este também é conhecido como o hormônio da "luta e fuga", e pode provocar aceleração dos batimentos cardíacos, boca seca e pupilas dilatadas na mãe, porque seus níveis de adrenalina sobem rapidamente. Ela também pode sentir pânico, ter suor frio nas mãos ou sentir náuseas (reações típicas da adrenalina). O sangue vai para os grandes grupos musculares enquanto ela se prepara para a parte mais ativa do processo de parto. A mulher pode sentir necessidade de mudar de posição, ou de se segurar em alguma coisa. A adrenalina também desperta o bebê, e o prepara para o nascimento e para os ajustes para respirar através dos próprios pulmões, quando estiver fora do útero.

Com o reflexo do parto, primeiro a cabeça coroa e nasce, depois os ombros emergem, e, finalmente, o resto do corpo escorrega para fora.

Michel Odent denomina esta resposta involuntária do útero, no período expulsivo, de "reflexo de ejeção do feto". A necessidade de privacidade é especialmente delicada neste momento. Michel enfatiza que o reflexo expulsivo é mais eficiente e muito mais rápido se a mulher não for perturbada nem excessivamente tranquilizada ou sofrer distrações de qualquer natureza durante a transição. Uma mulher que vive a transição para o parto e a descarga de adrenalina, pode expressar algum medo ou estresse, talvez até pedir uma anestesia peridural. E pode ser muito benéfico para ela, e difícil para os profissionais que a atendem no parto assim como para o companheiro, se evitarmos tentar "salvá-la". Michel define isto como "medo fisiológico". Algumas mulheres, especialmente aquelas que praticaram muito relaxamento profundo anteriormente, podem permanecer completamente recolhidas e em silêncio durante esta fase. Outras mulheres podem ser mais expressivas em relação a como se sentem. A descarga de adrenalina estimulará uma onda de ocitocina, e o reflexo do parto vem em seguida.

Se nós, que assistimos ao parto de uma mulher, pudermos resistir à tentação de "ajudar", e conseguirmos manter a filosofia do "não perturbe" nestes momentos, a mãe pode ser agraciada com um parto rápido e fácil.

Michel reforça que um trabalho de parto e uma transição vividos verdadeiramente sem perturbações, com níveis hormonais ótimos, normalmente resulta em um período expulsivo bem curto, durando aproximadamente menos de 10 minutos. Isto realmente aconteceu quando ele atendeu o parto domiciliar planejado do meu quarto bebê (pesando 5 kg). Eu o amaldiçoava num momento, e dizia que "morreria" se aquilo continuasse por muito mais tempo. Alguns minutos depois eu estava cheia de gratidão por ele não ter roubado de mim aqueles breves momentos de estresse. Quando eu vi, tinha meu "meninão" – como ele o chamava – em meus braços, sem qualquer laceração ou problema. Michel diz que, quando uma mulher menciona, em qualquer forma, a palavra "morte", ele sabe que o bebê virá logo.

Prolactina – o hormônio da maternagem carinhosa

Imediatamente antes do parto, e logo após, há uma descarga de prolactina – também chamada de hormônio da maternagem carinhosa.

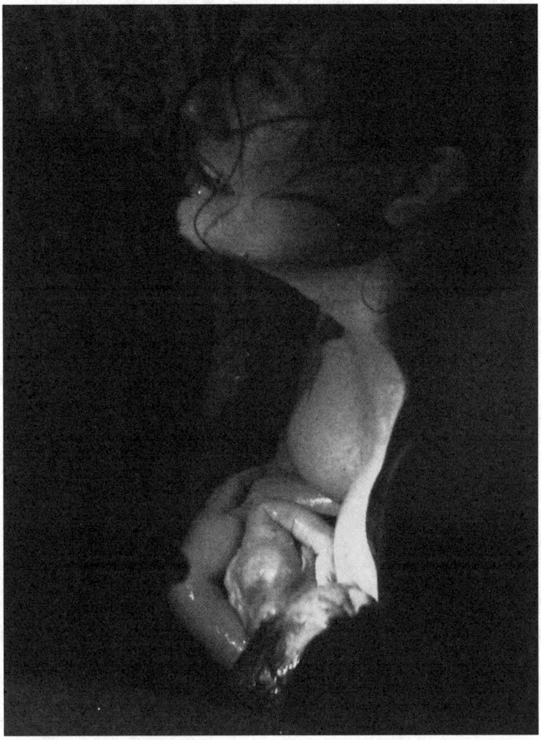

Este hormônio é essencial para a produção do leite materno e para os instintos maternos protetores. Os níveis de prolactina permanecerão altos enquanto a amamentação continuar.

Assim que o bebê nasce, o terceiro estágio, ou "vinculação", começa com o primeiro contato entre mãe e bebê, e termina com o nascimento da placenta. Em seguida, com o corte (e às vezes sem o corte) do cordão umbilical.

Quando a mãe segura seu bebê recém-nascido nos braços – pele-com-pele imediatamente após o parto – uma grande descarga de ocitocina faz o útero se contrair com muita força, para expelir a placenta. Este processo é estimulado pelo primeiro contato entre a mãe e o bebê, particularmente quando o bebê é colocado sobre a mãe e, sozinho, faz a pega na mama e começa a sugar. Geralmente, os níveis de adrenalina diminuem em 10 minutos, e então a mãe pode se reclinar (na posição vertical para o parto; na horizontal para amamentar!) ali mesmo onde ela está, num travesseiro ou almofada, por exemplo. Então, ela coloca o bebê sobre o seu corpo, barriga com barriga. O resto acontecerá naturalmente; o bebê "engatinha" até o peito e faz a pega sozinho. Não há pressa; isto irá acontecer na primeira hora após o parto.

É muito importante manter o ambiente calmo e privativo após o parto e mãe e bebê bem aquecidos enquanto a placenta nasce, para que o primeiro contato entre mãe e bebê, que é importantíssimo, não seja perturbado. Até mesmo um telefonema para parentes gera excitação e aumenta os níveis de adrenalina da mãe, e pode atrapalhar. Mãe e bebê não devem ser separados na primeira hora – nem para passar o bebê para o pai. Quando a mãe estiver pronta para cortar o cordão umbilical, o pai deverá ser o primeiro a segurar o bebê, e terá, então, a oportunidade para fazer sua própria "vinculação". O primeiro contato também pode ser "pele com pele".

Depois de um parto fisiológico, o cordão umbilical permanece intacto até o nascimento da placenta. Não há pressa para clampear e cortar o cordão. Isto pode acontecer quando ele parar de pulsar por completo – o que demora em torno de 10 a 20 minutos. Para algumas mães, este tempo é muito curto, e elas podem esperar o quanto desejarem – uma hora ou mais – enquanto descansam com o bebê sobre elas. O fluxo sanguíneo irá parar naturalmente, e o cordão se clampeará sozinho. Alguns pais preferem manter o cordão intacto até que ele se desprenda naturalmente, o que leva alguns dias. Se chama Parto Lótus (ver *Leituras recomendadas*, p.402).

Após o parto, mãe e bebê estão impregnados com "hormônios do amor". A mãe geralmente se sente em êxtase, e o bebê faz uma transição suave e ininterrupta, do útero para o mundo do corpo da sua mãe. Levará dias, até mesmo semanas, antes que os níveis hormonais gradualmente se equilibrem para o *status* de pós-parto. Continuarão assim se a mãe continuar amamentando e cada vez que ela tiver seu bebê nos braços.

E o pai – ele compartilha destes hormônios? Parece que a situação hormonal do pai também se altera durante o trabalho de parto e o parto, assim como quando ele pega o bebê nos braços. Seus hormônios não irão subir tanto quanto os níveis extremamente altos da mãe, mas serão suficientes para criar um vínculo íntimo, próximo e carinhoso com seu filho, e um forte instinto protetor para mãe e bebê.

Privacidade é fundamental

Por muitos anos, Michel Odent enfatizou a importância suprema de privacidade para a mulher em processo de parir, para garantir uma secreção hormonal eficaz. Ele recomendava que a mulher ficasse sozinha durante o trabalho de parto, com o(s) profissional(is) por perto, mas não necessariamente no mesmo cômodo.

Eu, pessoalmente, sinto que privacidade no trabalho de parto precisa de alguma definição. Não há dúvidas de que o que cada mulher vivencia ao longo de seu trabalho de parto é profundamente pessoal e íntimo.

Para algumas mulheres, privacidade significa ser deixada mais ou menos só em um quarto na penumbra, tendo a segurança de que um profissional qualificado, ou o seu companheiro, está por perto – e pode ser chamado a qualquer momento. Neste caso, a mulher pode achar que receber massagem tira a sua concentração, e não irá desejar que falem com ela ou que a atrapalhem, a não ser para o monitoramento mínimo essencial sobre o bem-estar dela mesma e de seu bebê.

Entretanto, estar sozinha assim representa isolamento para outras mulheres, o que pode parecer assustador em alguns casos. Medo e ansiedade produzem hormônios do tipo adrenalina, que são inibidores do trabalho de parto. Isto é claramente contraproducente. Algumas mulheres precisam, sem dúvida, de contato mais próximo durante o trabalho de parto, e de apoio. Contato este que pode ser emocional, físico, ou ambos. Nestes casos, a presença confortante de uma obstetriz maternal, uma doula, ou seu acompanhante, é essencial.

Este acompanhante pode ser outra mulher que já é mãe, e teve, ela própria, uma experiência de parto bem sucedida; ou o companheiro da mulher.

Michel Odent geralmente desaconselha os pais a estarem presentes no parto. Esta abordagem pode ser verdadeira quando o pai está muito ansioso, e prefere não estar lá. No entanto, eu conheço casos em que o pai estava bastante apreensivo em relação ao parto. Mas, quando o trabalho de parto começou, sua apreensão se foi, e sua presença no nascimento foi uma grande transformação para ele e para a família. Em minha experiência com centenas de casais, se o pai está preparado e não está ansioso, eu acredito que sua presença é muito importante para a mãe. Já testemunhei muitos pais sendo companhias maravilhosas no trabalho de parto. Muitos casais ficam bastante próximos, parecem muito íntimos juntos, como se estivessem fazendo amor durante o trabalho de parto. E por quê não? Este é, afinal, o fruto da relação sexual que concebeu o bebê. Às vezes, o contato íntimo e amoroso entre o casal, enquanto seu filho está vindo ao mundo, é maravilhoso para facilitar a liberação hormonal. É um momento especial no relacionamento, para ser lembrado com carinho no futuro.

No entanto, é bom considerar ter uma pessoa de cada vez no quarto com a mãe, durante o trabalho de parto. Desde que esta pessoa possa compartilhar de sua intimidade sem distraí-la, então não deve atrapalhar sua privacidade, ou inibi-la. As mulheres precisam sentir que não estão sendo observadas. Assim, podem se sentir totalmente desinibidas. Elas também precisam se sentir seguras e protegidas. Não há receita para privacidade que possa ser aplicada a todas as mulheres, e as necessidades individuais de cada mulher, quando se trata de sua(s) companhia(s) no trabalho de parto, podem variar. Algumas mulheres não se sentirão seguras sem seus companheiros presentes, se forem dar à luz num ambiente não familiar. A falta de privacidade de um hospital movimentado é, talvez, o maior fator inibidor para um parto fisiológico.

Esta é uma consideração importante a ser feita quando se escolhe o local de parto. É por isso que tantas mulheres se sentem mais confortáveis com a ideia de dar à luz em casa, ou em pequenos centros para parto normal ou em maternidades.

Mas, se a necessidade de privacidade for bem compreendida, a equipe do hospital pode ajudar muito mantendo a área silenciosa, e protegendo o ambiente imediato da mulher de intromissões desnecessárias. A equipe pode criar um espaço seguro e acolhedor para que a futura mãe possa viver o trabalho de parto sem ser incomodada. A decoração não é importante. O respeito e a sensibilidade às necessidades da mãe e para com a sua experiência é que fazem a diferença.

Outro erro comum é pensar que o parto acaba assim que o bebê nasce. Os hormônios ainda estão muito ativos até que a placenta seja dequitada, para prevenir perdas sanguíneas, e garantir a segurança da mãe e do bebê. É essencial manter um ambiente que favoreça a ação hormonal ao longo de toda a "vinculação" – ou terceiro estágio. Uma mulher que não pariu sua placenta continua em trabalho de parto. O parto do "bebê completo" inclui o bebê, o cordão umbilical e a placenta.

Durante o primeiríssimo contato, é importante permitir que mãe e bebê possam descobrir um ao outro de forma completamente tranquila, sem nenhuma perturbação. Sem empolgação ou conversas sobre qual é o sexo do bebê, ou sobre como ela foi ótima no parto. Desta forma, criam-se condições para que os níveis de ocitocina atinjam um pico e estimulem ondas uterinas (contrações) muito eficientes para expelir a placenta rapidamente, prevenir hemorragia e retrair o útero com segurança.

Este altíssimo nível de ocitocina também estimulará a vinculação profunda que acontece entre mãe e bebê neste momento. A obstetriz pode, discretamente, ficar de olho nas condições do bebê e no sangramento da mãe, e garantir que o quarto esteja bem aquecido e silencioso.

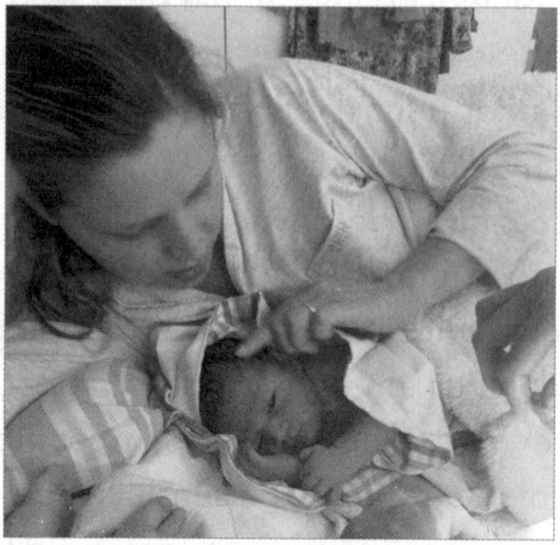

Assim, se dá aos pais a oportunidade de se abraçarem, de se vincularem com o bebê, tocar o bebê, olhar nos olhos do bebê, dar as boas-vindas ao bebê juntos, de forma espontânea e calorosa, e então avisar os parentes.

Um ambiente que seja sensível aos hormônios do parto – não perturbe!

O primeiro aspecto a ser compreendido quando se prepara um ambiente ótimo, que favoreça o bom progresso do trabalho de parto, é que é importante evitar a estimulação do neocórtex.

Quando esta estimulação acontece, leva à secreção de hormônios do tipo adrenalina, que agem como antagonistas e inibem a produção de ocitocina e endorfinas. Um alto nível destes hormônios durante o trabalho de parto geralmente leva a ondas uterinas (contrações) menos eficientes, à percepção mais elevada da dor e ao progresso do trabalho de parto mais lento.

Dentre as situações que estimulam o funcionamento do neocórtex durante o trabalho de parto estão: conversar, distrair ou atrapalhar a mulher em trabalho de parto, fazê-la sentir-se observada, fazer perguntas, sugerir o que ela deve fazer, acender luzes muito fortes, permitir muitas pessoas na sala, ou realizar exames e monitoramentos de rotina desnecessários.

Muitas vezes é difícil mudar hábitos antigos. Não é fácil para os profissionais que atendem partos entenderem como fazer para reverter estas atitudes e comportamentos que geram distrações ou incomodam a mulher em trabalho de parto, e ao mesmo tempo cuidarem dela de forma eficiente. Este é um assunto que precisa ser discutido com profundidade pelas obstetrizes, enfermeiras obstetras e médicos, para que novas diretrizes possam ser implementadas – e apoiem mais a necessidade das mulheres de conseguirem uma atmosfera sensível à secreção hormonal ótima.

É preciso explorar uma abordagem diferente, se o objetivo principal é encorajar o processo fisiológico, em vez de continuar – mesmo que sem querer – a atrapalhá-lo. A ênfase precisa ser dada à total privacidade da mulher, um ambiente calmo e tranquilo, com o mínimo possível de pessoas, e de perturbações ou distrações.

Ao longo das horas de trabalho de parto, a presença maternal de uma doula sensível, de uma obstetriz, um ambiente aquecido e familiar, e na penumbra, em vez de um local clínico e medicalizado, ajudará a mãe a se sentir livre para relaxar e prosseguir com o trabalho de parto. Isto irá favorecer uma secreção hormonal ótima, e o bom progresso do processo de nascimento.

Não é difícil criar um ambiente que apóie positivamente o trabalho do hipotálamo e reduza a estimulação neocortical. A resposta normal de uma mulher em trabalho de parto é de se fechar para a estimulação sensorial do mundo externo, e focar sua atenção para o que ela está vivenciando dentro de si mesma. Isto pode ser observado através de sua postura, e da tendência de se ajoelhar, com a cabeça para baixo, ou com o rosto virado para uma parede, enterrando o rosto nos braços. Tais posições aumentam a privacidade porque reduzem a consciência da mulher para o que acontece ao redor dela.

Como os "hormônios do amor" estão atuando durante o trabalho de parto, podemos facilmente imaginar – pensando de forma prática – como criar um ambiente maravilhoso para o parto. Uma área no chão, que pode ser um tipo de elevação ou uma área acolchoada. Pouca luz, aquecimento, um pufe confortável ou bola suíça para poder apoiar o corpo. Almofadas, e talvez uma banqueta para parto ou piscina para que a mãe possa usar durante a fase mais intensa do trabalho de parto.

Atualmente, o Parto Ativo é mais comum em todo o mundo, e este é o momento para ele ganhar força no Brasil. Sugiro que você se prepare para dar à luz ativamente, através de seus próprios hormônios, procurando uma educadora perinatal, uma doula ou uma instrutora de yoga para gestantes que ofereça aulas de yoga para gestantes, ou workshops de preparação para o parto. Além disso, procure profissionais na sua região, que apóiem o parto natural. Pode ser muito útil visitar o site: www.partoativobrasil.com.br, e pedir informações. Ter uma doula com você no processo de parto pode ser uma boa ideia. As doulas oferecem apoio e cuidados em qualquer ambiente de parto, e geralmente tem bons contatos com médicos, obstetrizes e enfermeiras obstetras de sua região. Provavelmente você se sentirá muito mais segura e relaxada na presença de uma doula, que também terá tempo para estar com você antes e depois do parto, assim como para proteger a sua privacidade no trabalho de parto. Os companheiros geralmente se sentem mais seguros com a presença de uma doula – que pode ajudá-los a se sentirem mais confiantes e tranquilos. É importante que todos aqueles que estiverem com você durante o trabalho de parto e o parto estejam calmos, e que o nível de ansiedade na sala de parto seja bem baixo. O apoio de um companheiro, principalmente se ele não estiver com muito medo ou ansioso, pode ser muito benéfico e contribuir para um processo bem sucedido. Entretanto, se seu companheiro está ansioso, e preferir não estar presente, uma doula, uma amiga, ou parente que já tenha tido um parto natural, e que acredite que você também consegue, podem ser boas alternativas (ver relato de parto de Júlia Alface, p.344-348).

- Um ambiente íntimo
- Sensação de segurança, de não se sentir observada, e não ser incomodada
- Privacidade, tranquilidade, silêncio, pouca luz
- Reduzir a estimulação sensorial
- Tapetes no chão, bola suíça, piscina ou banheira para parto, banqueta de parto
- Calma, relaxamento, concentração, foco
- Confiar na mãe, no processo de parto e no bebê
- Apoio amoroso e discreto
- Baixo nível de ansiedade

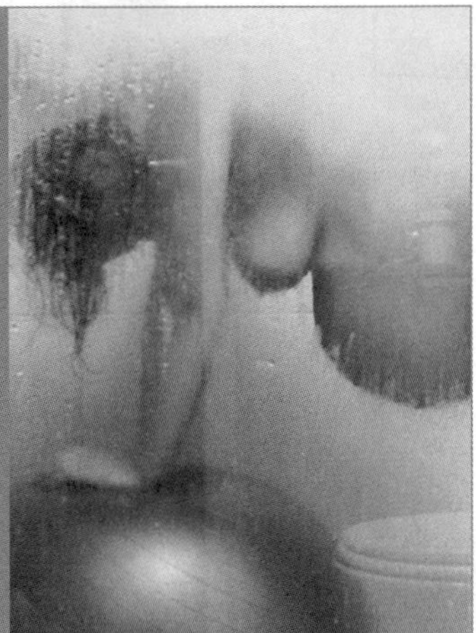

O Ambiente

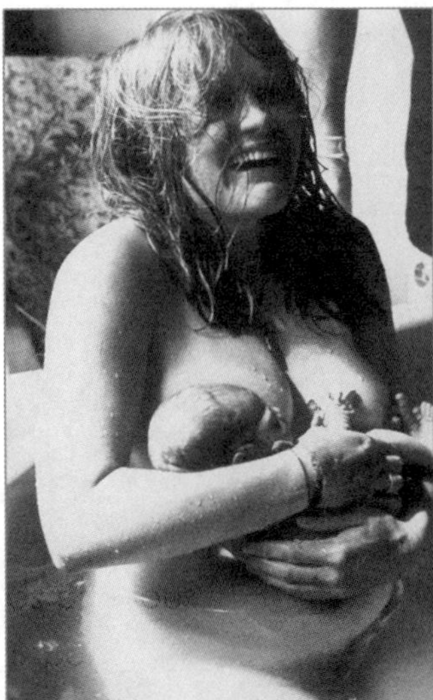

Ocitocina

O Hormônio do Amor

- Faz o músculo se contrair; por exemplo, o útero durante o trabalho de parto e o parto, e as células de produção de leite na amamentação
- Reduz a ansiedade
- Produz um estado calmo e adormecido
- Ajuda na concentração e no foco
- Diminui a sensação de dor
- Dispara a liberação de endorfinas
- Promove amor, calma e conexão

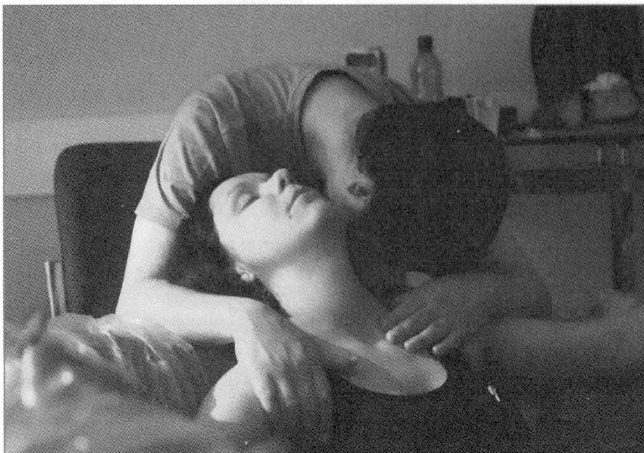

Ela está se entregando, abrindo todo o seu ser para a energia, ou força da vida, que irá – como um vórtex descendo através de seu corpo – trazer seu bebê para o parto.

Aprofundando

Ocitocina e endorfinas, o "coquetel de hormônios do amor", levam a mãe para um lugar mais profundo, para além da dor e para o êxtase. Profundamente relaxada, na "partolândia", ela se conecta com seu bebê e com as forças universais que ajudam seu bebê a nascer.

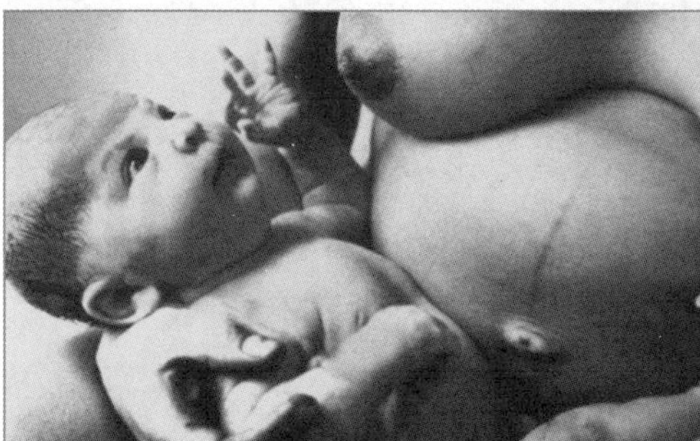

Adrenalina

Uma descarga de adrenalina dispara o reflexo do parto, e prepara a mãe e o bebê para estarem alertas logo em seguida, para que tenham o primeiro contato e formem o "vínculo".

- Expressar medo ou ansiedade
- Energia muscular enorme
- Necessidade de se agarrar a alguma coisa
- Os joelhos se dobram
- Boca seca – sede repentina
- Pupilas dilatadas
- Euforia ou raiva
- Parto rápido

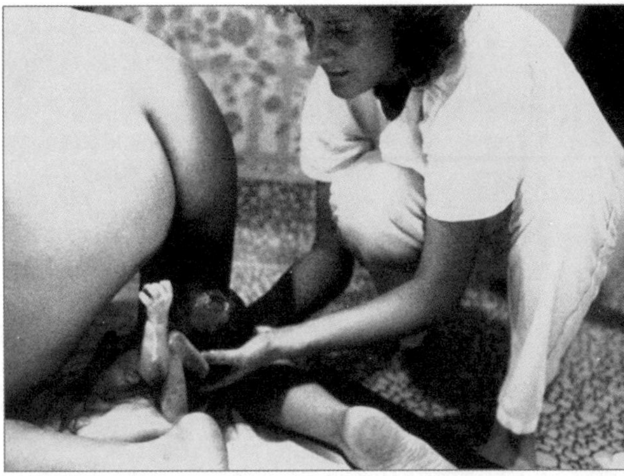

O Reflexo do Parto

Seja em pé, ou ajoelhada com o tronco inclinado para a frente, o parto é involuntário. O útero se retrai para parir o bebê e a força da gravidade ajuda na resposta fisiológica.

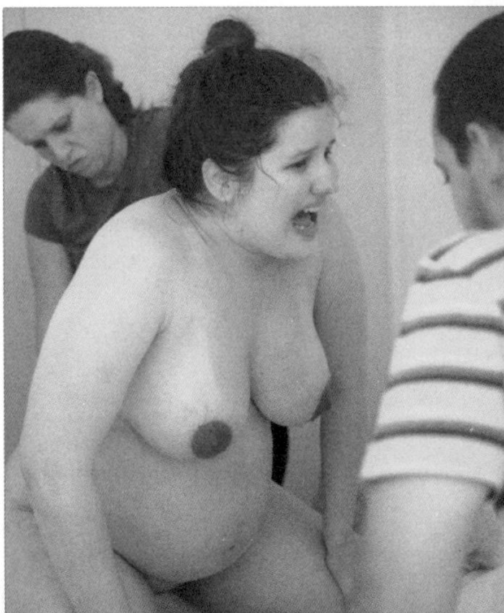

Sons Primais

Quando a mulher tem liberdade para se expressar livremente, uma expiração enorme abre o caminho do nascimento:

- O diafragma se eleva
- O músculo psoas se alonga e a pélvis instintivamente se inclina para a frente
- O assoalho pélvico se eleva e fica mais plano, enquanto o caminho do nascimento se abre para liberar o bebê

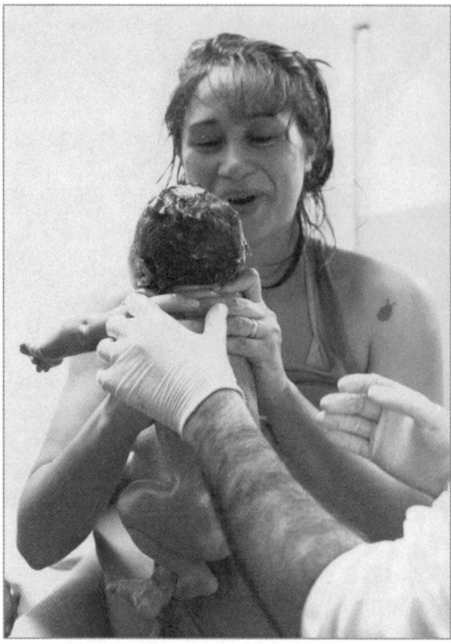

Parto Espontâneo

"É como se um tipo de reflexo fosse ativado... após algumas fortes contrações o bebê nasce rapidamente, em apenas alguns minutos. Este é, então, um verdadeiro reflexo de ejeção do feto."

Michel Odent – The Nature of Birth and Breastfeeding

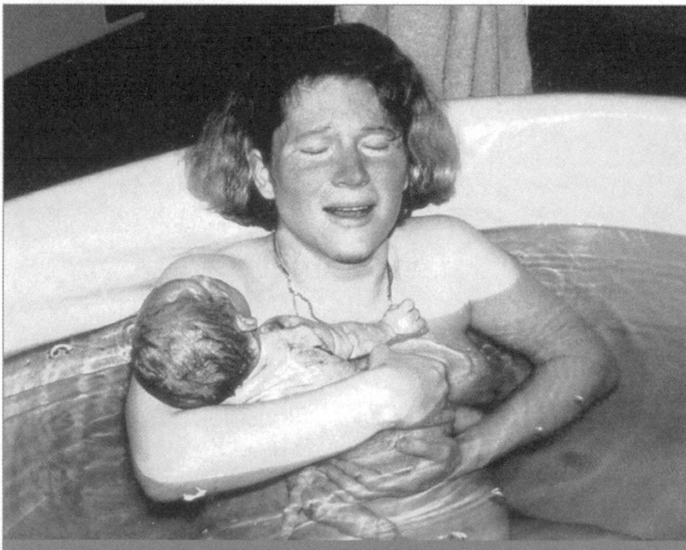

Momentos após o parto, mãe e bebê são impregnados com hormônios de êxtase, e uma profunda vinculação começa, desde os primeiros momentos de vida.

Êxtase

"A sensação de êxtase que eu tive ao segurar meu bebê e tirá-lo da água e depois abraçá-lo junto ao meu coração, foi maravilhosa. Aquele momento ficará gravado na minha memória para sempre."

Patrícia

Referências

Sobre a fisiologia hormonal do parto:

BUCKLEY, Sarah. *Gentle Birth Gentle Mothering. A Doctor´s Guide to Natural Childbirth* (Nascimento pacífico, maternagem pacífica. Guia médico para o parto natural). Celestial Arts, 2009.

________. *Ecstatic Birth – Nature´s Hormonal Blueprint for Labor*. Free download from www.sarahbuckley.com (Parto com êxtase: o projeto hormonal da natureza para o trabalho de parto. Baixe o arquivo gratuitamente do website.)

ODENT, Michel. *The Scientification of Love* (A Cientificação do Amor), Free Association Books Ltd., Editora Saint Germain, 1999.

UVNAS-MOBERG, Kirsten and ODENT, Michel. *The Oxytocin Factor: Tapping the Hormone of Love, Calm and Connection* (O Fator Ocitocina: tocando o hormônio do amor, calma e conexão). Pinter and Martin Ltd., 2011.

Sobre parto lótus e a placenta:

LIM, Robin. *Placenta – The Forgotten Chakra* (Placenta – o chacra esquecido). Bali, Indonésia, Half Angel Press, 2010.

RACHANA, Shivam. *Lotus Birth – Leaving the Umbilical Cord Intact* (Parto Lótus – mantendo o cordão umbilical intacto). Good Creation Publications, 2011.

3. O seu corpo na gravidez

Os órgãos pélvicos

O útero está localizado bem no fundo da cavidade abdominal, entre a bexiga (na frente) e o reto (atrás). Esse conjunto forma os órgãos pélvicos. A cavidade abdominal vai desde o diafragma, abaixo dos pulmões, até os músculos que constituem o assoalho da pelve.

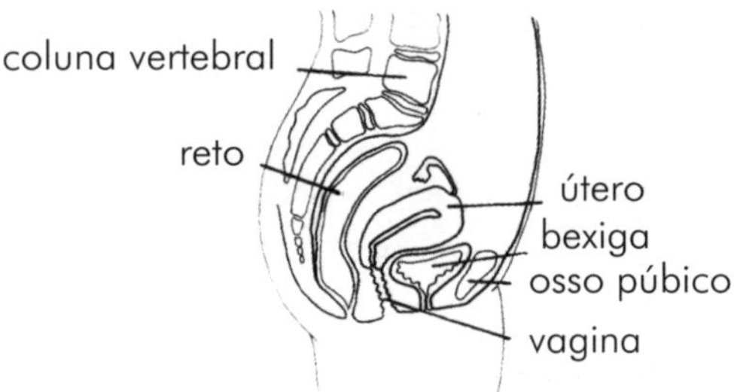

Os órgãos pélvicos

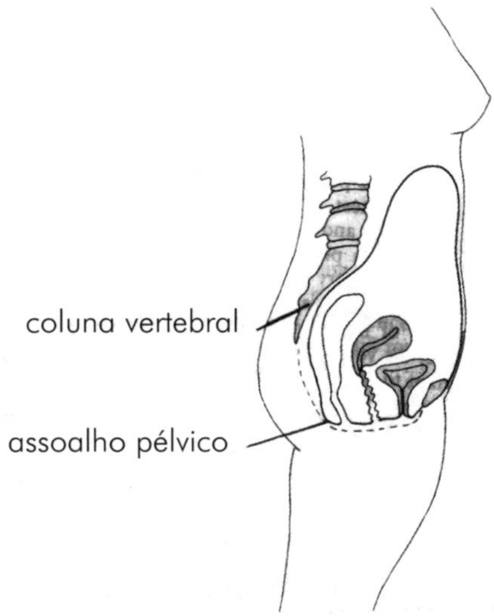

A cavidade abdominal

O útero não gravídico é um órgão muscular pequeno, oco, piriforme (com a forma de uma pera invertida), medindo aproximadamente 7,0 cm x 5,0 cm x 3,0 cm. Partindo de cada lado no topo do útero, ou fundo, saem dois canalículos, as tubas de falópio ou trompas, que terminam em projeções parecidas com dedos, chamadas fímbrias, que envolvem os dois ovários e vão captar o óvulo maduro após a ovulação. A parte inferior, ou ósteo do útero, conhecida como cérvix ou colo, projeta-se dentro da vagina e dilata durante o trabalho de parto para permitir a passagem do bebê. Durante a gravidez o colo permanece fechado e é selado com uma rolha de muco, o tampão. O colo mede de 3 a 4 cm de comprimento.

O útero é o principal órgão envolvido na gravidez e no parto. A fecundação ocorre em uma de suas trompas, implanta-se na cavidade uterina e, no momento oportuno, o bebê é expelido através da vagina para o mundo exterior.

O útero, durante as 40 semanas de gestação, atinge aproximadamente 30 cm x 23 cm x 23 cm. Seu peso vai de 100 gramas para 1.000 gramas no final da gestação e a quantidade de líquido que contém aumenta de 1/4 de colher de chá para quase um litro.

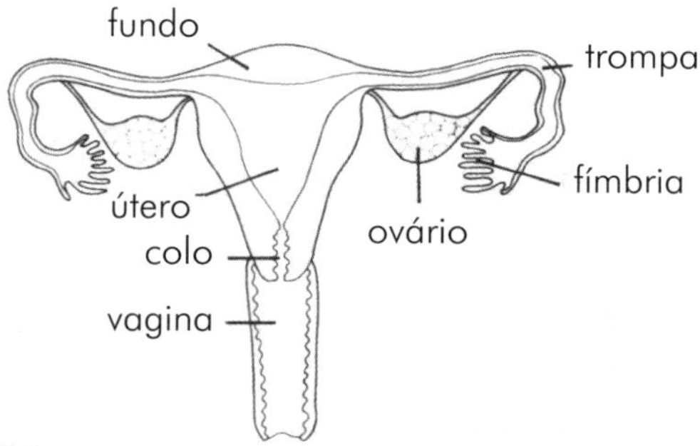

Os órgãos maternos

Durante as primeiras 16 semanas de gravidez, a expansão do útero acontece quase inteiramente pelo crescimento dos seus próprios tecidos respondendo ao estímulo hormonal. O útero assume uma forma circular, as paredes se espessam e o bebê fica protegido, como em um ninho, pelos ossos da pelve. Nessa ocasião você vai começar a sentir os movimentos de seu bebê dentro do útero (no início são difíceis de perceber).

A partir da vigésima semana o crescimento é interrompido e o útero se expande basicamente porque as fibras são distendidas, no crescimento do bebê. No finalzinho da gestação, o segmento inferior do útero distende-se vagarosamente. As paredes uterinas tornam-se mais delgadas e na segunda metade da gestação você pode sentir o corpo do bebê apenas colocando a mão na barriga. Seu útero fica mais oval e vai subindo no abdome à medida que o bebê cresce.

Conforme o útero cresce sua posição varia. Com 12 semanas o fundo do útero está praticamente no nível do estreito superior da pelve. Com 16 semanas, a parte superior atinge a metade do caminho até o umbigo, que é atingido dentro de 2 ou 3 semanas. Com 36 semanas a parte mais alta do útero praticamente toca o diafragma, na parte inferior do osso esterno. Durante as últimas semanas o ventre abaixa conforme o bebê se coloca em posição para nascer.

O útero é um órgão muscular com uma cavidade e consiste de uma rede de fibras e feixes musculares que se dispõem em todas as direções: longitudinal, oblíqua e circular.

Durante a gravidez seu bebê se aloja dentro do útero conectado à placenta pelo cordão umbilical; a placenta está grudada à parede do útero e drena nutrição da corrente sanguínea para seu bebê e, simultaneamente, transfere os produtos de degradação para você. Normalmente a placenta se implanta na porção superior e posterior do útero, porém, podem ocorrer variações. O cordão umbilical é constituído de três vasos sanguíneos; duas artérias que levam sangue pobre em oxigênio do feto para a placenta, e uma veia umbilical que leva o sangue oxigenado para o feto.

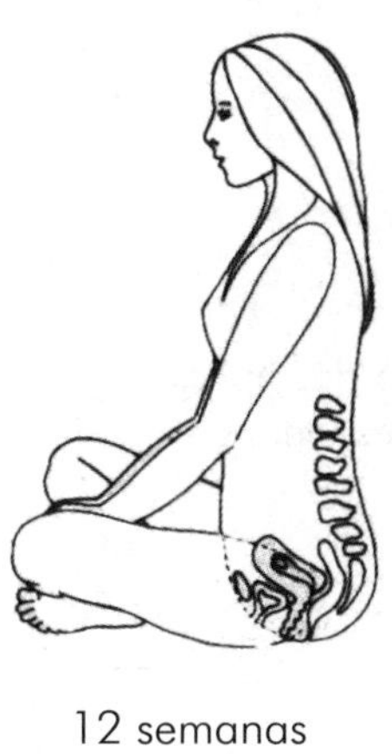

12 semanas

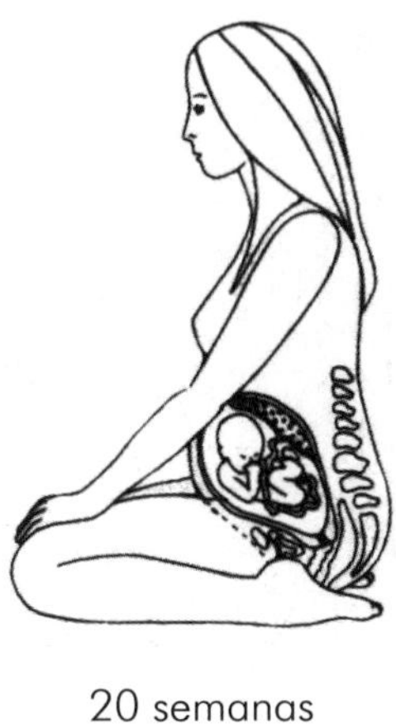

20 semanas

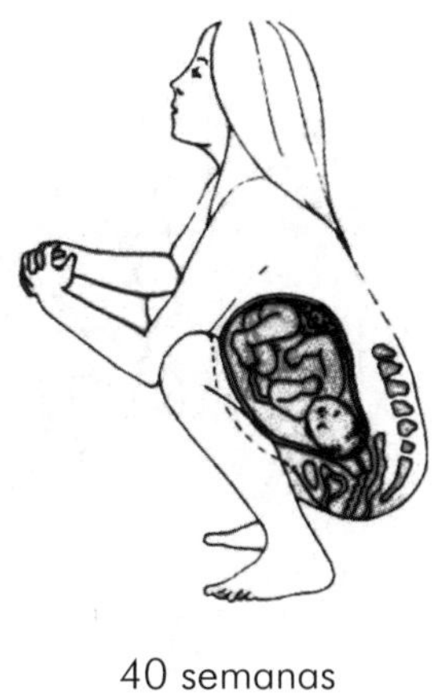

40 semanas

O bebê tem um sistema circulatório sanguíneo independente que irriga todo o organismo, atinge a placenta através do cordão umbilical e volta por ele mesmo. Depois do parto, quando seu bebê estiver respirando independentemente, a placenta não é mais necessária e vai se separar da parede do útero e sair através do colo. A placenta do seu bebê tem mais ou menos 1/3 do tamanho do seu corpinho e é envolta pelas membranas. Ela se parece com um grande pedaço de fígado. Se for examinada sobre uma superfície, podemos ver que é uma rede de vasos, semelhante às raízes de uma árvore.

Uma bolsa de membranas envolve o bebê, a placenta e o cordão e também contém aproximadamente um litro de líquido amniótico (a "água" dentro da qual o bebê repousa). Essa "água" protege seu bebê de traumas ou infecções e é constantemente renovada pelo seu organismo.

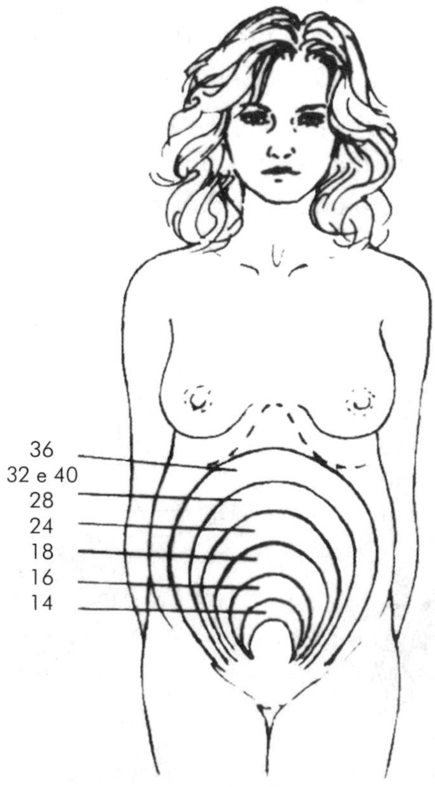

Variação da altura uterina

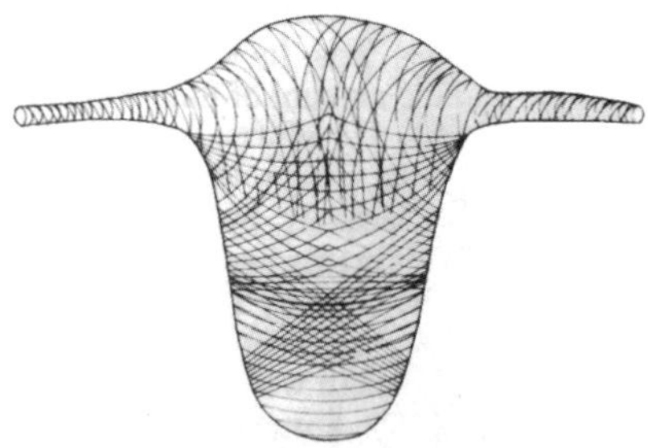
Disposição das fibras musculares uterinas

Na gestação a termo, no final da gravidez, a principal função do útero é eliminar o seu conteúdo. Durante o trabalho de parto, o útero se contrai em intervalos regulares e gradualmente dilata sua base (colo) para permitir a passagem do bebê. Quando atinge a abertura total, contrai-se intensamente para expelir o bebê e a placenta, as membranas e todo seu conteúdo. (Placenta e membranas fazem parte do "pós-parto".) Nas horas e semanas que se seguem ao parto o útero continuará a se contrair ritmicamente, estimulado pelos hormônios. A sucção do bebê no seio vai estimular a liberação desses hormônios que levam à contração. O útero vai lentamente retornando à sua forma e tamanho originais e eliminar todo o precioso sangue que o preenche e que foi usado para nutrir seu bebê. Ao fim da sexta semana pós-parto, seu útero vai estar como era antes e terá completado sua missão.

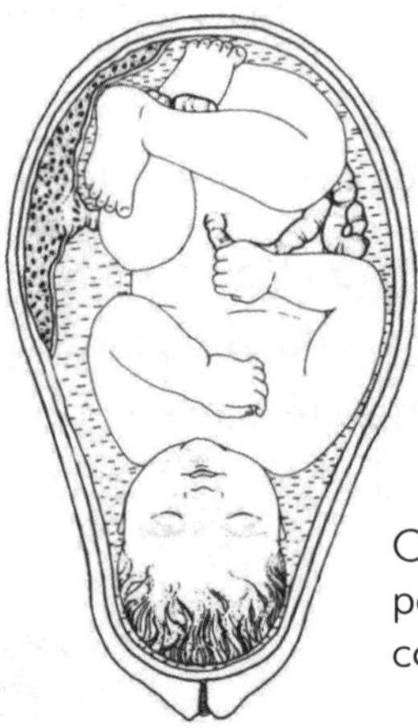

O bebê a termo do útero envolto pelo líquido e pelas membranas, com o cordão e a placenta.

Os ossos pélvicos

A pelve é a parte do seu corpo mais diretamente envolvida com o parto. É o canal ósseo através do qual seu bebê passará para nascer. Durante a gravidez seu corpo produz hormônios que "amolecem" as articulações a fim de aumentar sua flexibilidade e cooperar no parto do seu bebê. Com a prática regular dos exercícios recomendados no próximo capítulo, você poderá atingir o máximo dessa flexibilidade natural e estar na melhor forma física por ocasião do parto.

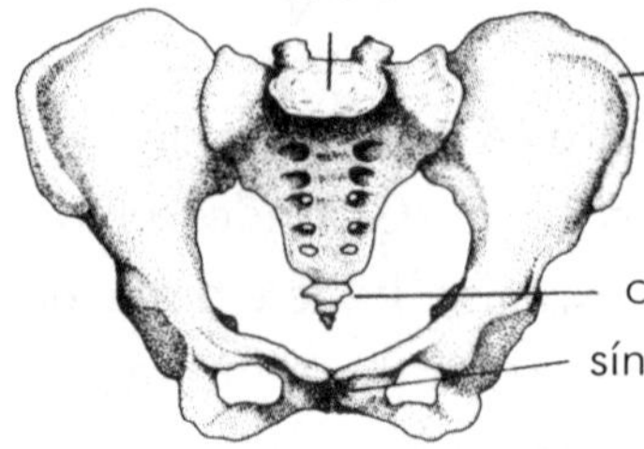

A pelve da mulher

Experimente fazer o seguinte:

a. Ajoelhe-se no chão e tateie sua pelve pela superfície do corpo. Coloque as mãos no quadril, localize as cristas ilíacas (as duas protuberâncias nas laterais) e siga sua curvatura para trás com os polegares. Perceba o sacro e o cóccix mais para baixo, e o osso púbico na frente.

b. Sente-se sobre as mãos e perceba seus dois ossos do bumbum.

c. Ajoelhe-se, e então levante um pé de modo a ficar meio ajoelhada e meio de cócoras. Faça uma exploração da sua sínfise púbica. Sinta sua curva que vai dos ossos da nádega até o osso púbico. A cabeça do seu bebê vai passar sob esse arco durante o nascimento.

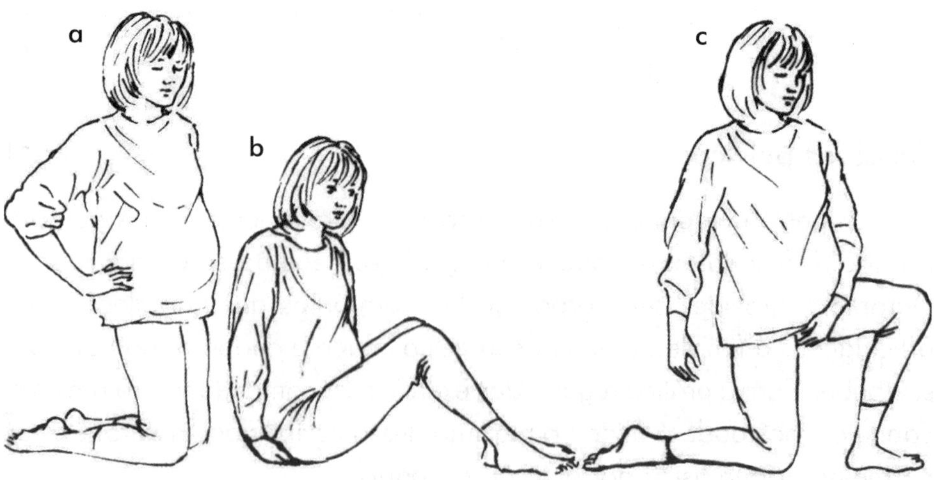

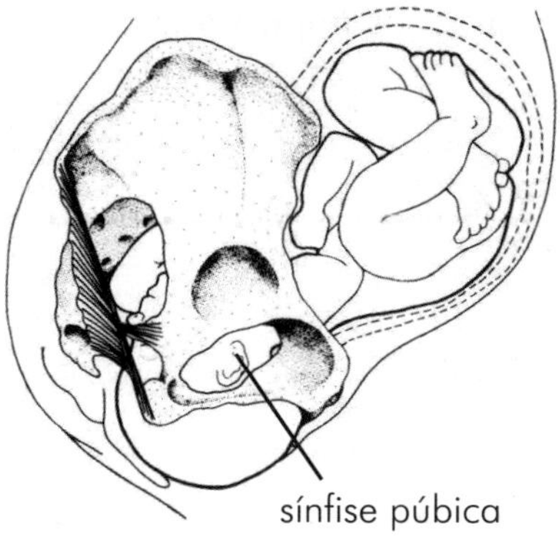

A pelve possui internamente um oco que forma um túnel encurvado, talhado de modo a se acomodar à cabeça do bebê, quando esta passar durante o trabalho de parto. Olhando a pelve de cima, você verá o estreito superior, onde o bebê vai se encaixar, pronto para nascer; e por baixo o estreito inferior, através do qual passará segundos antes de nascer.

O canal pélvico

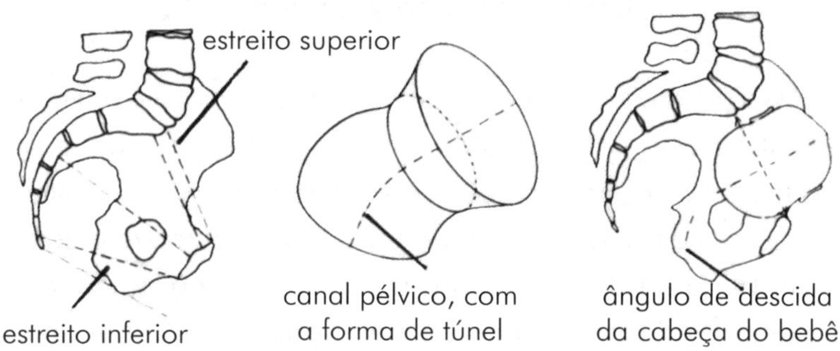

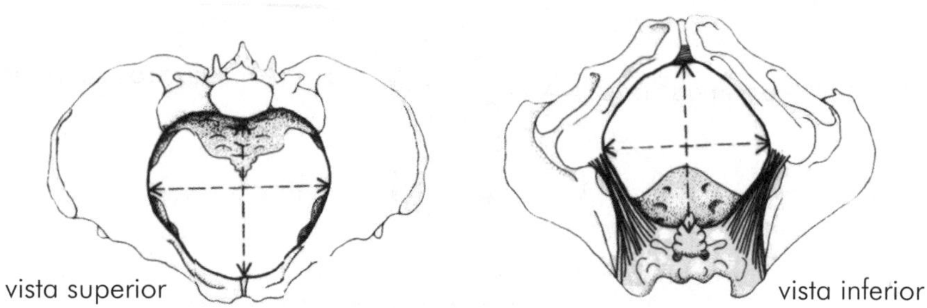

estreito superior e inferior

A pelve tem quatro articulações importantes:

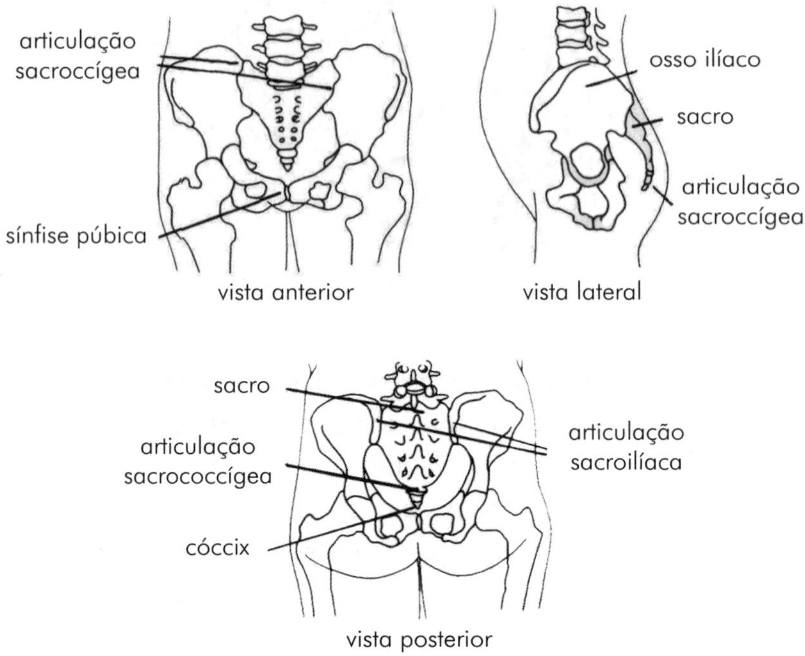

Ossos e articulações pélvicas

A sínfise púbica, na parte da frente, pode se abrir até um centímetro durante o trabalho de parto para abrir caminho para a cabeça do bebê.

As duas articulações sacroilíacas encontram-se nas costas. Essas articulações expandem-se de um lado para o outro e movem-se como se girassem em torno de um eixo* para aumentar a área do canal pélvico e se adaptar à forma da cabeça do bebê que desce, enquanto passa através dos ossos pélvicos.

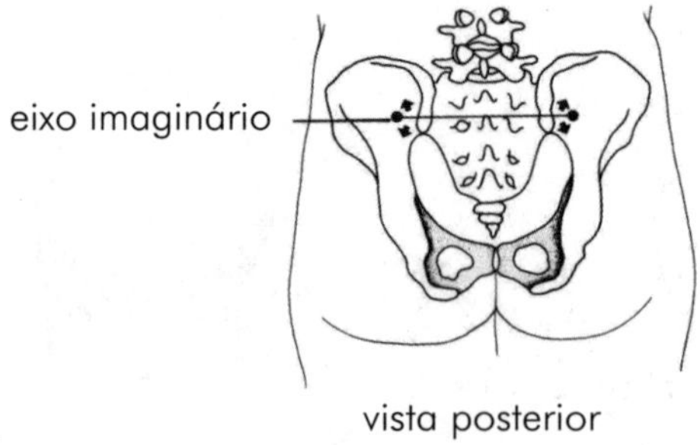

Articulações sacroilíacas

* *Pivot-like*, no original. (N.T.)

Quando você se dobra para a frente, o que ocorre quando você fica de cócoras ou de joelhos, o sacro e o cóccix levantam, determinando a abertura e a expansão do estreito inferior. Inclinando-se para trás ou recostando-se, temos o efeito de constrição do estreito inferior e o espaço reduz em até 30%. Essa é uma das razões por que a pior posição para dar à luz é a recumbente.

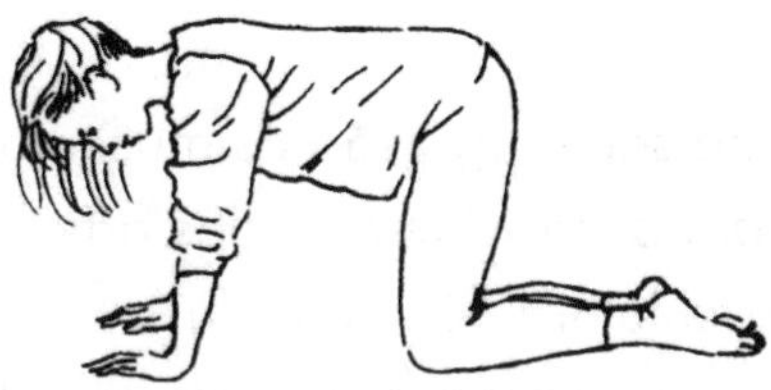

Ajoelhando-se em quatro apoios, o sacro levanta e o estreito inferior alarga.

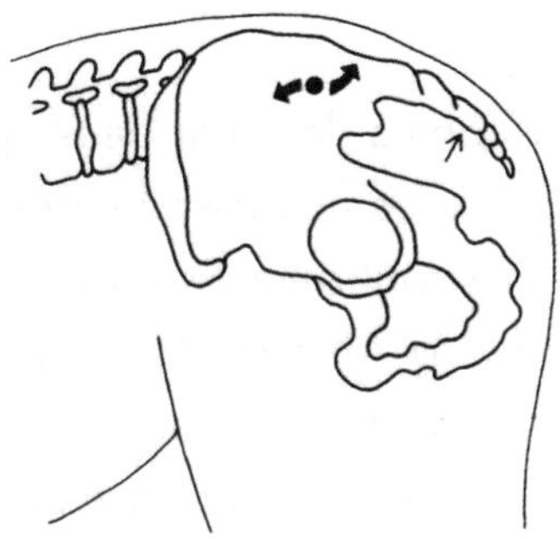

A articulação sacrococcígea fica entre o cóccix e o sacro. Essa articulação alarga durante a gravidez para que o cóccix se articule, abrindo caminho para a passagem do bebê.

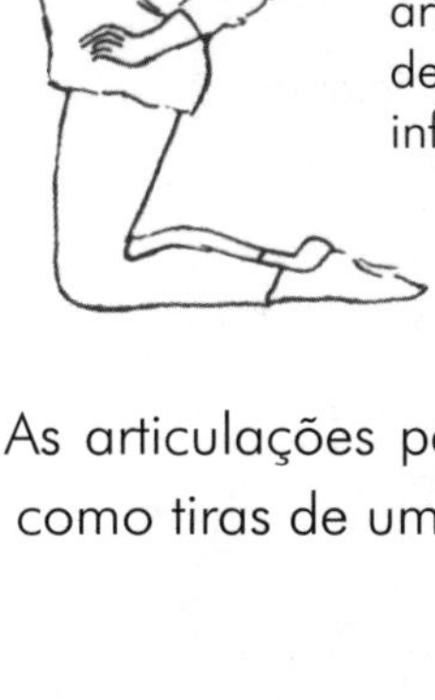

Inclinando-se para trás o sacro articula-se para dentro e o estreito inferior diminui.

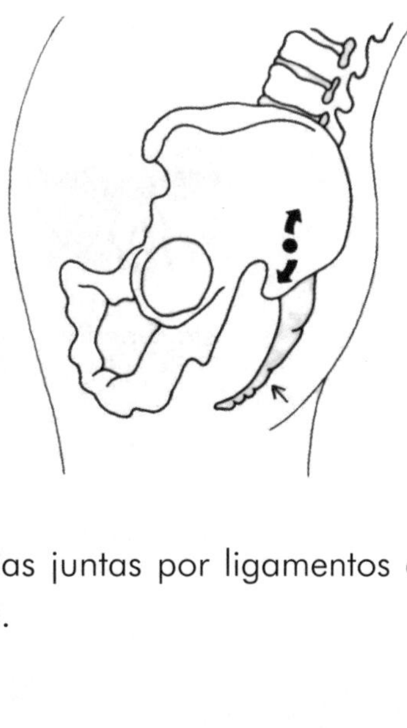

As articulações pélvicas são mantidas juntas por ligamentos que agem como tiras de um fortíssimo elástico.

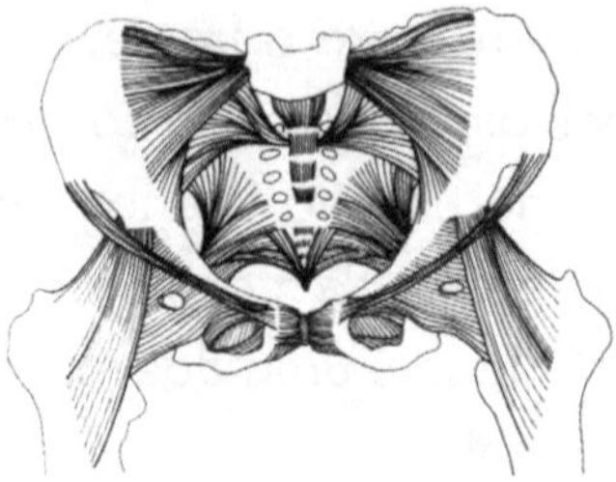

Os ligamentos pélvicos

As fontes de força dessa parte do seu corpo são os músculos, que estão inseridos nos ossos e determinam os movimentos das articulações quando se contraem e relaxam. A musculatura pélvica inclui os músculos das nádegas, dos quais provêm vigor e sustentação para a coluna e para a metade superior do corpo, e são particularmente importantes durante a gravidez. Na base da pelve, em torno do estreito inferior, temos um feixe de músculos parecido a um diafragma que forma o assoalho pélvico. Esses músculos contornam e formam a base do ânus, da vagina e da uretra. Seguram todo o conteúdo abdominal e seu bebê vai atravessá-los durante o parto.

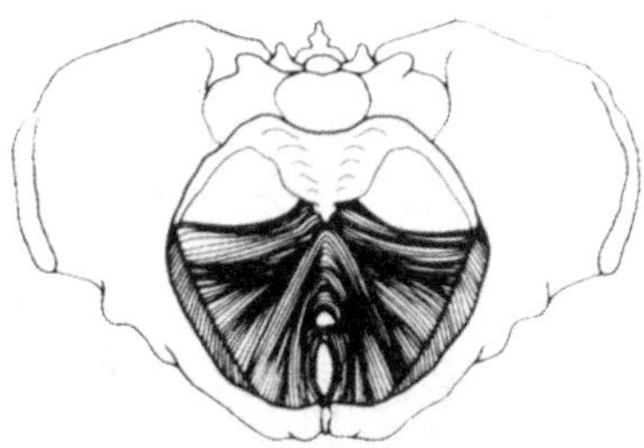

vista superior

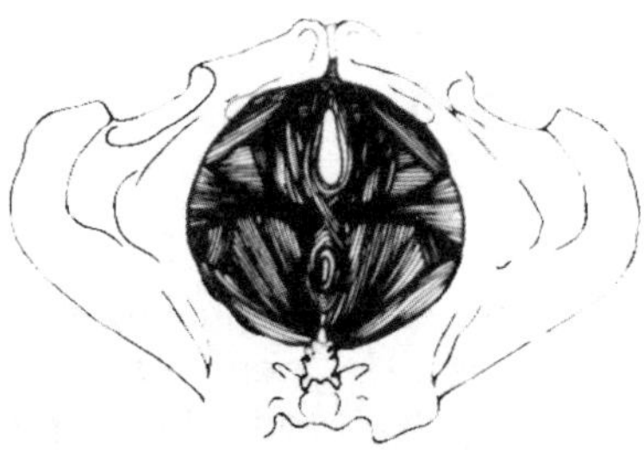

vista inferior

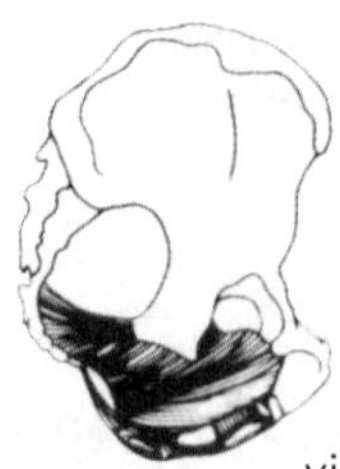

vista lateral

O assoalho pélvico

O útero é um músculo potente, disposto como uma sacola, dentro do qual seu bebê vai se desenvolver. Está ligado aos ossos pélvicos por fortes ligamentos.

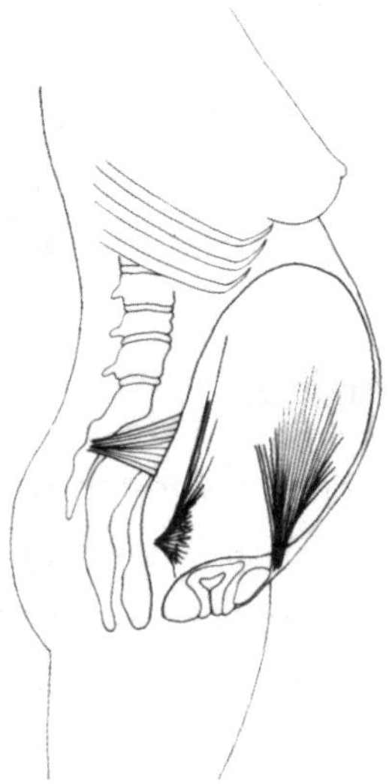

O útero a termo – fortes ligamentos o prendem à bacia

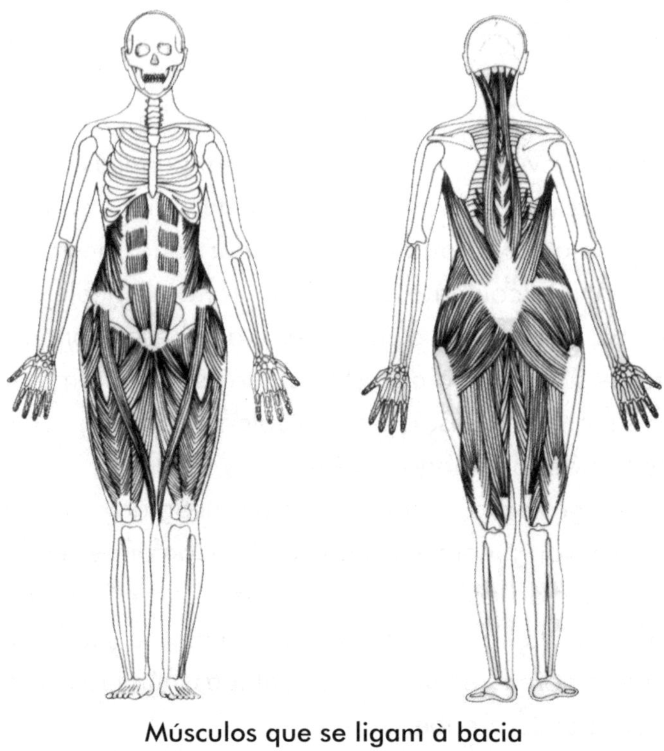

Músculos que se ligam à bacia

Outros músculos que estão ligados à bacia são os músculos abdominais, os das costas e os das pernas. Sua pelve sustenta e distribui o peso da metade superior do seu corpo, e protege e mantém seu útero e seu bebê.

A correta flexão da bacia durante a gravidez é crucial para uma boa postura e para carregar de forma segura o seu bebê, e ajudará a assegurar um bom parto. Os exercícios para a gravidez baseiam-se na pelve e incluem as grandes articulações do organismo.

A coluna vertebral durante a gravidez

A coluna é constituída de uma pilha de vértebras que se estendem desde o cóccix ou cauda, na ponta, e inclui as vértebras fundidas que formam o sacro (parede posterior da pelve), subindo para a coluna vertebral, que começa com a primeira vértebra lombar na porção inferior da coluna, e continua para cima até as vértebras menores, que formam o pescoço. Entre as vértebras existe um disco esponjoso que atua absorvendo os choques e permite os movimentos saudáveis da coluna.

A coluna tem uma curvatura natural e é capaz de executar uma ampla gama de movimentos. Uma coluna em perfeitas condições pode inclinar-se para trás ou dobrar-se para a frente, contorcer-se ou pendular de um lado para o outro, ou ainda combinar vários desses movimentos ao mesmo tempo. A coluna é a haste central do esqueleto, sustenta os órgãos internos, as costelas, os pulmões e a cabeça. Abriga a medula e é a estrutura de sustentação do sistema nervoso autônomo. Controla os movimentos e mantém o peso do corpo balanceado. Sua coluna funciona o tempo todo, mesmo quando você está dormindo.

Durante a gestação, a coluna tem a função adicional de sustentar o útero em desenvolvimento e seu conteúdo. Conforme seu bebê cresce, as curvas naturais da coluna vão se ajustando ao peso adicional na parte anterior do seu corpo. Após o nascimento de seu bebê, a coluna volta à curvatura normal e terá que sustentar as inúmeras horas que você irá passar carregando o bebê.

Uma coluna saudável deveria se adaptar facilmente às demandas da gravidez e da maternidade.

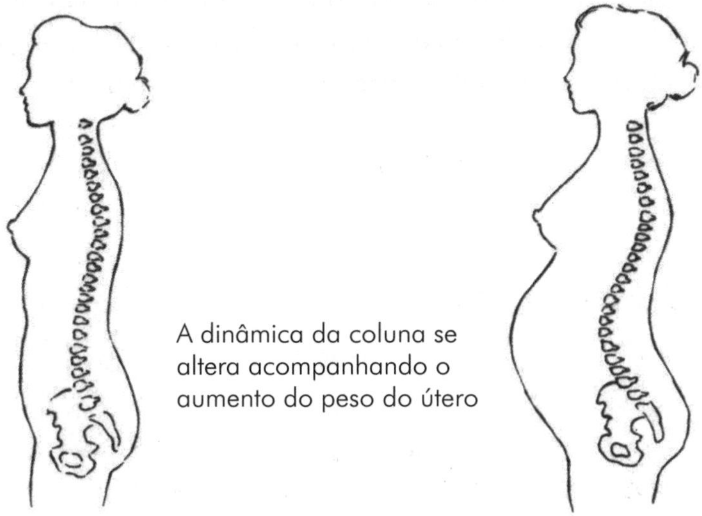

A dinâmica da coluna se altera acompanhando o aumento do peso do útero

Não-grávida **Grávida**

No entanto, é frequente não nos conscientizarmos de desequilíbrios latentes ou rigidez na coluna e o esforço adicional da gravidez pode resultar em má postura e dor nas costas. A prática regular dos exercícios apresentados no próximo capítulo vai ajudar a aliviar ou diminuir suas dores lombares e a fortalecer sua coluna, além de ajudar a manter a flexibilidade.

Coração e pulmões

Durante a gestação há um aumento considerável do volume dos fluidos orgânicos e de sangue para garantir que a irrigação uterina e a placentária sejam suficientes, assim como para o resto do seu organismo. Seu coração vai trabalhar mais e sua respiração também vai se alterar. A fim de alimentar e manter bem seu bebê, todo seu corpo vai ser mais exigido do que o habitual.

Com o progredir da gestação, o peso sobressalente que você carrega pode complicar a prática de exercícios e treinamento da maneira usual. Por isso, mesmo com o parto e a maternidade pela frente, é importante manter-se ou melhorar sua forma corretamente. Exercícios não desgastantes e apropriados vão ajudá-la a manter seu sistema cardiovascular em boa forma e garantir que você respire adequadamente e que o sangue que vai para o bebê seja bem oxigenado.

4. Exercícios de yoga na gravidez

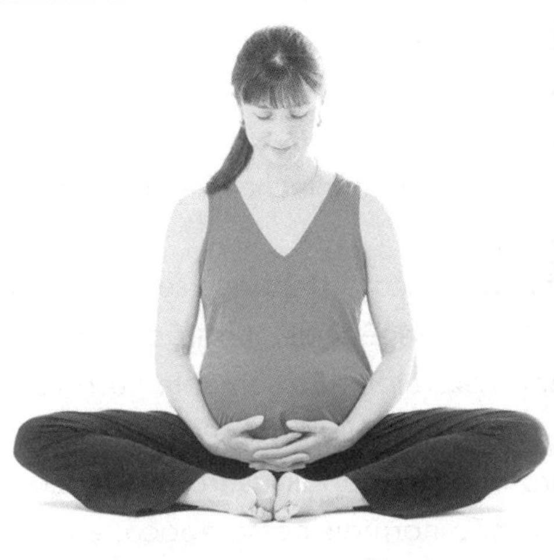

Yoga e Parto Ativo

- Relaxamento
- Respiração abdominal profunda
- Consciência da força da gravidade
- Resposta de produção de endorfinas
- Foco no mundo interior
- Visualização
- Vínculo entre mãe e bebê

Respiração

O que dizem as obstetrizes:

"Quando uma mulher participou de aulas de yoga e Parto Ativo para gestantes, eu sei que ela sabe como respirar. Durante qualquer momento estressante do trabalho de parto, eu sugiro que ela respire como aprendeu a fazer nas aulas de yoga... e fico encantada em perceber como ela consegue ficar no controle. Ela consegue usar sua própria mente e seu corpo para lidar com o processo de parto."

"Yoga e Parto Ativo somam mais do que algo físico, mais do que levar as mulheres a entrar em contato com seus corpos e a se abrirem para o parto. Elas têm mais chances de ter partos normais porque confiam no processo do parto e, mais do que nunca, confiam nelas mesmas e em sua habilidade de se deixarem levar com o fluxo do processo."

Empoderamento

"Você percebe quando a mulher pratica yoga. Ela demonstra calma interior e uma aceitação do processo, trabalha com seu corpo e seu bebê. Para mim, é fácil oferecer apoio a essas mulheres, já que elas precisam de muito pouco; apenas uma intenção positiva, e a satisfação que se segue, quando pegam seus bebês recém-nascidos no colo, e reconhecem que foram elas que fizeram aquilo... É mágico!!!"

Anna Hinchcliffe, obstetriz

Durante os nove meses da gestação seu corpo terá que se acomodar a grandes mudanças fisiológicas. Novas exigências surgirão nos seus sistemas quando você respirar, digerir e excretar, não somente para você mesma, mas também para o bebê que se desenvolve.

No início da gravidez você terá que se adaptar às transformações hormonais, físicas e psicológicas, que são normais nessa época, e pode precisar conviver com cansaço ou náuseas incômodas. Mais tarde, na metade da gravidez, vai se sentir provavelmente mais confiante e desfrutar de uma sensação de vitalidade, saúde e bem-estar. Nessa altura você vai querer se exercitar e usar seu corpo de uma maneira que tire o máximo do seu potencial de transformação e que seja apropriado à gravidez. No final do embaraço, à medida que seu corpo se adapta ao peso que você carrega e que aumenta progressivamente, você poderá usufruir dos exercícios que protegem e fortalecem a coluna vertebral e exercitam o corpo inteiro sem sobrecargas. É o momento também de se preparar para o desafio das ondas uterinas (contrações), parto e maternidade.

A maior parte dos exercícios deste capítulo é derivada do hatha yoga e são particularmente indicados para a gravidez. Poucos são adaptados da fisioterapia para fortalecer o corpo apropriadamente e prevenir estresses.

O yoga é um antigo sistema de exercícios originário da Índia e atualmente é praticado em todo o mundo. É uma maneira de relaxar o corpo e também aquietar a mente e de encontrar o equilíbrio interior. O mais importante é que o yoga, quando corretamente praticado, educa seu corpo a viver em harmonia com a força da gravidade. Sem usar força ou sobrecarga de qualquer tipo, você pode aprender, com a ajuda da respiração, a retirar a tensão e a rigidez desnecessárias das articulações e músculos. Gradualmente, à medida que sua postura melhora, você vai se sentir mais assentada e conectada com a terra, e o corpo e a mente encontrarão equilíbrio, unidade e estabilidade. Como uma árvore que possui raízes bem fundadas na terra, um tronco estável e ramos que estão livres para balançar ao vento, seu corpo se tornará mais bem enraizado na base, onde contata a terra, permitindo leveza e liberdade na parte superior e um crescente senso de calma e segurança interiores. Isso vai ajudá-la não somente durante a gravidez, mas se estenderá naturalmente para o trabalho de parto, sem necessidade de aprender complicadas técnicas ou recordar mentalmente de algo.

Nos capítulos anteriores vimos como a fisiologia normal do processo de parto pode ocorrer em melhores condições quando a posição do corpo está em harmonia com a gravidade. Cada vez que praticar os exercícios recomendados neste capítulo você estará aumentando seu senso corporal instintivo, que continuará a ser seu guia durante o trabalho de parto, tornando-a segura e confiante em seu potencial e capacidade interiores.

Dentro de uma perspectiva hormonal, a prática do yoga durante a gestação é uma maneira de abaixar os níveis de hormônios de estresse na sua vida cotidiana, e aumentar a secreção de endorfinas antes do parto. Isto ensina o seu corpo a ter uma "resposta de produção de endorfinas", preparando-o para um bom fluxo de hormônios de alívio da dor e de prazer natural durante o trabalho de parto. A prática do yoga também libera hormônios do "amor", que ajudarão você a se conectar com seu bebê num nível mais profundo bem antes do parto em si, e reduzirão a fadiga que vem depois. Além de "desestressar", você encontrará um tempo para estar em estado meditativo, lento e silencioso, que toda mulher grávida precisa. O "foco interior" voltará instintivamente durante seu trabalho de parto, e aumentará a secreção dos "hormônios do amor", para levá-la com mais facilidade, para altos níveis que ajudarão você a transcender a dor. E podem, ainda, resultar num parto mais rápido e mais fácil.

Ficará mais fácil estar em contato com seus instintos primitivos e se livrar do medo e das tensões que podem inibir o processo involuntário do parto. Você saberá como se concentrar e aceitar tanto a dor quanto a alteração do nível de consciência que ocorrem quando seu corpo se abre para dar à luz.

O yoga pode ajudá-la a transpor os desafios e as transformações da gravidez e do parto desde o início, proporcionando maior percepção de si mesma e maior consciência da presença do seu bebê dentro do seu corpo. Você descobrirá, no silêncio da paz interior, que é possível se comunicar com o bebê dentro do útero e tomar consciência da forte ligação psíquica e emocional que existe entre vocês desde os primórdios da prenhez. O yoga é uma maneira de passar um tempo com seu eu mais profundo e de vivenciar a energia única e criativa do universo. Ajudará você a se conscientizar do milagre da criação que está ocorrendo dentro e através do seu corpo, de maneira que possa prover e receber seu bebê em um espírito de amor e comemoração.

Como funciona o yoga?

O yoga oferece um sistema de exercícios que vai ajudar a recuperar uma série natural de movimentos perdidos que seu corpo foi capacitado para fazer, em harmonia com a força da gravidade e a manter a forma (ver *Leituras recomendadas*, p.402).

Em nossa sociedade tecnológica moderna, muitas mulheres são vítimas de uma epidemia oculta de rigidez muscular que inibe o potencial de movimentação das articulações e desequilibra a postura em um grau maior ou menor, e nossos corpos acabam lutando contra a gravidade mais do que coexistindo em harmonia com ela. Isso resulta na combinação de desequilíbrios estruturais, tais como ombros tensos, protrusão da cabeça e do pescoço, acentuação das curvaturas da coluna, pelve presa, rigidez das pernas etc., e as inevitáveis cefaleias, dores lombares e outros tipos de dores e algias que as acompanham.

Esse estado calamitoso é consequência dos estresses e sobrecargas da vida moderna, estilos de vida sedentários, perda de contato com a natureza, deficiência de hábitos posturais e atividade física, e a interiorização das emoções que tão comumente acontece nos dias de hoje. Muitas mulheres, mesmo sem estarem conscientes disso, acabam carregando uma carga de tensão desnecessária, na verdade inserida nos músculos e articulações. Sem nos apercebermos, isso limita os potenciais físicos e mentais e nos separa do nosso eu instintivo. O yoga chega às raízes da tensão no corpo e nos dá a possibilidade de respirá-la, desfazê-la e liberá-la. É uma maneira fundamental de se intencionar o relaxamento, apresentando uma capacidade e um potencial de transformação incríveis em qualquer situação, mas é particularmente adequada à gravidez.

Enquanto algumas posturas de yoga envolvem uma combinação complexa de movimentos que atuam em diferentes partes do organismo simultaneamente, uma simples flexão do corpo para a frente nos ajudará a compreender como funciona o princípio mecânico fundamental dos exercícios de yoga.

Soltar o corpo para a frente é um exercício posicional que propicia relaxamento passivo dos músculos tendinosos na parte posterior das pernas, enquanto o corpo está posicionado para permitir a máxima movimentação da articulação coxofemoral em relação à gravidade.

Experimente fazer o seguinte:

Fique em posição ereta, com os pés paralelos separados aproximadamente 20 cm um do outro. Deposite o peso do seu corpo sobre os calcanhares enquanto expira, até sentir os pés bem assentes no chão. Agora, sem fletir os joelhos, dobre o tronco para a frente, articulando ao nível da bacia, sem dobrar a coluna.

Permaneça assim por alguns segundos, respirando profundamente, e depois levante o corpo lentamente.

Com certeza você sentiu uma sensação de estiramento nos músculos posteriores das pernas enquanto o exercício os fez alongar e relaxar. Você pode estar se perguntando por que isso foi dolorido já que os músculos estavam relaxados. A resposta é que faz tanto tempo que você não fazia esse movimento por completo que os músculos tendinosos da parte posterior das pernas haviam encurtado e perdido a elasticidade, limitando sua capacidade de flexão.

A natureza planejou seu corpo de modo que fosse possível dobrá-lo como um canivete, com o estômago e o peito encostando nas coxas e as palmas das mãos tocando o chão em frente a você. É claro que no final da gravidez isso só será possível com as pernas separadas para abrir espaço para sua barriga! (ver p.147). Nessa posição seus pés estão firmemente assentados no chão e a gravidade puxa seu tronco para baixo; a articulação coxofemoral funciona como uma dobradiça. Sua coluna deve ficar completamente passiva e relaxada enquanto a frente do corpo se contrai e os músculos tendinosos se alongam e se estendem.

A respiração diafragmática, enquanto você permanecer nessa posição, possibilita a eliminação da "dureza" que você sente até que consiga realizar o exercício com maior facilidade.

Provavelmente você vai descobrir, à medida que experimentar outros exercícios, que esse estado de tensão crônica está por todo o seu corpo em variados graus, afetando algumas partes mais do que outras. A melhor maneira de ficar mais relaxada e elástica é começar a fazer os movimentos negligentes planejados pela própria natureza. É simplesmente uma questão de despender algum tempo por dia para praticá-los. Gradualmente os músculos rígidos vão se alongar e recuperar a elasticidade, e as articulações se tornarão mais livres conforme a tensão for liberada.

O programa de exercícios baseados no yoga, apresentado a seguir, vai cultivar o relaxamento e a flexibilidade de maneira segura, passiva e sem sobrecargas, que contará com a ajuda da força da gravidade e do seu potencial natural para esses movimentos. A gestação é uma oportunidade única e maravilhosa para se livrar das tensões habituais e permitir que seu corpo se torne mais flexível e relaxado.

> *"Nunca me tinha exercitado antes e achei algumas posições bem difíceis no começo; mas, aos poucos, com a prática, tirei a ferrugem. Concentrei-me principalmente em seis ou sete exercícios, que praticava todos os dias."*

As vantagens dos exercícios

- À medida que seus músculos se tornam mais elásticos e as articulações mais livres, há uma melhora do equilíbrio do tônus muscular que sustenta e movimenta seu corpo. Os músculos trabalham em grupos – enquanto um grupo relaxa e se estende, o outro encurta e se contrai. Equilibrando os grupos de ação antagônica, suas juntas se articulam melhor e a postura melhora automaticamente. Isso garante que você carregue seu bebê corretamente e ajudará a prevenir dores lombares.

  "Cheguei à conclusão de que as maneiras mais confortáveis para descansar, assistir televisão ou para ler eram: sentar no chão na Posição da Borboleta ou ficar de joelhos com o tronco inclinado para a frente e apoiado sobre almofadas. Essa última era muito boa, especialmente quando estava com dor nas costas."

- A boa respiração depende da boa postura. Quando a bacia e a coluna vertebral estão em equilíbrio e os ombros relaxados, seu tórax pode se expandir facilmente, sem dificultar a respiração. Isso garante uma boa oxigenação sanguínea durante a gestação, tanto para você como para o bebê.

- À medida que for se familiarizando com os exercícios, você encontrará movimentos que vão aliviar os pequenos desconfortos da gravidez, como asia, dor nas cadeiras ou nas costelas, cãibras nas pernas ou cefaleias.

- Sua circulação depende dos seus músculos. Os vasos sanguíneos percorrem os músculos, que funcionam como bombas e trazem o sangue dos pés de volta para o coração. Quando um músculo está tenso, o vaso sanguíneo que o atravessa fica apertado e a circulação (e certamente, de maneira indireta, a circulação para seu bebê no útero) fica reduzida. Os exercícios ajudam a assegurar que o bebê esteja recebendo tudo o que precisa para crescer forte e sadio. Os problemas decorrentes de uma circulação deficitária – varizes, hemorroidas, ou retenção de líquidos (edema) – serão prevenidos ou melhorados. O yoga tende a diminuir a pressão arterial e frequentemente pode ajudar a prevenir problemas associados com elevação da pressão (ver Glossário, p.374).

- O yoga ajuda a combater a fadiga. Se os músculos estão rígidos e os movimentos são limitados, o fluxo de energia fica bloqueado. Após uma sessão de exercícios você vai se sentir revigorada, reabastecida e mais disposta. Com o tempo essa sensação vai aumentar e a gravidez pode ser um período durante o qual você se sentirá mais saudável e energética do que nunca.
- As posições mais confortáveis durante a gravidez serão naturalmente assumidas durante o trabalho de parto. Portanto, sem precisar pensar muito sobre o assunto, você terá cultivado calma e bem-estar nas posições naturais de parto usadas por milhares de mulheres há séculos. Estará capacitada a se movimentar livre e instintivamente como a mulher primitiva fazia – seu corpo saberá o que fazer. O yoga a ajudará a estar mais profundamente em contato com seu eu interior. Será mais fácil agir involuntariamente e deixar-se levar pelas poderosas forças corporais interiores durante o trabalho de parto.

  "Quando as contrações ficaram muito fortes, ajoelhei-me na cama onde estava e me debruçei sobre uma almofada grande e firme – pareceu-me ser uma posição natural pois eu a pratiquei diversas vezes no final da gestação."

  "O yoga capacitou-me a relaxar o máximo que podia entre as contrações, a ficar de cócoras e a dar à luz em uma posição onde pude deixar acontecer."

- À medida que a rigidez diminui, você estará ajudando seu corpo a se tornar livre da dor. Você aprenderá a conviver com os desconfortos e até mesmo com a dor que ultrapassar seus limites normais. Se seu trabalho de parto e seu parto ultrapassarem seus limites normais, o fato de você ter exercitado seu corpo a fazer isso fisicamente durante a gravidez prepara-a gradualmente para uma situação como essa; assim, quando as ondas uterinas (contrações) chegarem, você estará acostumada com esse tipo de esforço. O yoga ensina a se deixar conduzir pelas forças corporais interiores. Essa é a melhor maneira de se exercitar para o trabalho de parto e a ajudará a lidar com a intensidade das sensações que emanarem do seu útero contrátil.

> *"Ao me exercitar aprendi como estar física e emocionalmente em harmonia com as mudanças que levariam inevitavelmente ao nascimento do meu bebê. Os ensinamentos aprendidos me capacitaram a alcançar uma harmonia com meu corpo, mesmo quando as dores eram um fardo. Estava preparada física e intelectualmente para qualquer coisa que pudesse me acontecer e aguardei os acontecimentos finais com excitação e confiança em mim mesma."*

- Independente do que venha a acontecer durante o trabalho de parto e o nascimento, mesmo se houver complicações, a prática do yoga durante toda a gravidez é o melhor caminho para se preparar para uma recuperação e retorno rápidos à normalidade.

OS EXERCÍCIOS

Introdução

Escolha um período do dia em que você possa ter uma hora só para você – logo no início da manhã ou antes de dormir. É melhor não comer demais antes do período escolhido.

Serão necessários um espaço acarpetado com uma parede livre, duas almofadas e uma banquetinha ou uma pilha de livros grandes.

Os exercícios estão dispostos em oito sequências que incluem seis exercícios básicos que devem ser praticados diariamente (estão marcados com uma ☆ e são chamados "Básicos" de I a VI). O programa todo leva cerca de uma hora e meia para ser completado, mas você pode fazer seu próprio programa, concentrando-se nos exercícios básicos e acrescentando outros, de acordo com sua preferência ou necessidade.

Para melhores resultados durante a gravidez, inicie os exercícios o mais cedo possível – logo depois da décima segunda semana, a menos que seu médico sugira começar mais cedo. No entanto, nunca é tarde para poder aproveitar.

Inicie de uma maneira tranquila, permanecendo nas posições apenas enquanto não houver desconforto; aumente gradualmente a duração, à medida que você se acostumar aos movimentos. Comece com poucos exercícios e vá aumentando gradativamente até ser capaz de fazer o programa por inteiro. A primeira coisa que vai perceber no início é sua própria rigidez; então, passe duas ou três semanas travando conhecimento com os exercícios. À medida que você se soltar, os movimentos vão se tornar mais agradáveis.

Provavelmente você vai concluir que alguns movimentos podem ser adaptados a suas atividades diárias, podem ser praticados diante da televisão, enquanto você lê ou conversa com amigos, mas que outros necessitam de mais concentração. Nenhum dos exercícios é prejudicial à gravidez, e quando estiver acostumada, poderá com segurança, permancer períodos cada vez maiores em cada posição. Se algum exercício for desconfortável após tê-lo realizado, deixe-o de lado e atenha-se aos outros.

Primeiramente você vai descobrir que, se fizer os exercícios da maneira recomendada, o movimento pode ser realizado até certo ponto e que, a partir daí, você vai sentir que não dá mais para avançar. Atinja esse ponto em cada posição e permaneça nele, respirando profundamente, até que a sensação de tensão passe. Gradualmente sua amplitude de movimentos vai aumentar e seu corpo vai se tornar mais flexível e relaxado.

"Os exercícios que fiz durante a gravidez foram de inestimável valor e acabaram trazendo uma ajuda tanto para o parto como para a recuperação. Senti-me mais segura e no controle do meu corpo e, escrevendo agora, percebo o quanto eles foram importantes para retornar à forma."

Tenha cautela!

Qualquer pessoa pode se beneficiar do yoga, mesmo que nunca o tenha praticado antes. No entanto, se você sofrer de dor lombar crônica ou tiver uma gravidez mais complicada, por exemplo, com antecedente de abortamento ou cerclagem* discuta o assunto com seu médico primeiro e siga com cuidado as recomendações sobre precaução.

A osteopatia** é um complemento ideal para esse tipo de exercícios e é aconselhável consultar um osteopata especializado em gestantes se você tem algum problema nas costas, dores nas articulações sacroilíacas, cefaleias tensionais, sinusite ou uma dor articular qualquer.

A prática desses exercícios vai ajudar a diminuir a ocorrência de cãibras nas panturrilhas (barriga das pernas), dor lombar, varizes, hemorroidas, pressão alta, sonolência, cansaço, náuseas e outras perturbações comuns da gravidez, mas leia as instruções cuidadosamente antes de começar cada exercício.

Algumas mulheres acham desconfortável deitar de costas durante a gravidez, particularmente no final. Isso ocorre devido ao peso do útero que comprime os grandes vasos abdominais, levando a uma diminuição da circulação que pode causar tontura. Se isso acontecer com você, fique de lado, depois ajoelhe-se de quatro no chão e não faça mais os exercícios que necessitarem do decúbito dorsal. No entanto, para muitas gestantes isso não é problema e deitar de costas por um período curto, com os joelhos dobrados ou as pernas levantadas, é muito relaxante.

Da mesma maneira, algumas mulheres acham que as posições em pé ou com o tronco inclinado para a frente não devem ser mantidas por muito tempo, enquanto outras gostam de permanecer nessas posições durante minutos. Deixe seu corpo ser sempre seu próprio guia e descanse quando sentir que está começando a forçar.

Conselhos úteis

- É tão importante para o seu bem-estar e para o bem-estar do bebê que você compareça regularmente às consultas de pré-natal com seu médico, obstetriz, clínica ou hospital, quanto realizar os exercícios.

---

* "Amarração" cirúrgica do colo do útero gravídico realizada quando este começa a se abrir bem antes do tempo desejado (Incompetência Istmo-Cervical). (N.T.)

** Ciência de manipulação sutil da coluna e da cabeça. (N.T.)

- Durante a gravidez use sapatos sem salto e utilize uma banquetinha ou pilha de livros para ficar de cócoras, ou sente-se no chão com as pernas cruzadas, sempre que possível, em vez de usar cadeiras.
- É uma ótima ideia conviver com uma amiga grávida, ou talvez um grupinho, e se exercitarem juntas, já que alguns exercícios precisam de auxílio. São também indicados para os homens, no caso de o seu companheiro querer participar.
- Pode ser muito agradável tomar uma ducha quente ou um banho de banheira após as sessões de alongamento, ou até mesmo nadar.

Sequência de exercícios I

CONCENTRAÇÃO

1. Sentar básico

(Até você se acostumar ao exercício, seria muito bom se alguém pudesse ler as instruções em voz alta, pausadamente.)

Sente-se encostada em uma parede.

Coloque um pé na frente do seu corpo e depois o outro, confortavelmente virado para o primeiro, ou se preferir, pode ficar com as pernas cruzadas. Certifique-se de que o sacro esteja encostando na parede.

Agora feche os olhos e relaxe a porção posterior do pescoço e ombros, deixando o queixo cair um pouco em direção ao tórax. Concentre-se na respiração. Sem alterar o ritmo respiratório normal, simplesmente observe a respiração por alguns momentos. Preste atenção especial nas expirações.

Sinta o modo como os ossos das nádegas entram em contato com o chão. A cada expiração, procure soltar sua pelve mais para baixo, no sentido da gravidade, relaxando e deixando que seus joelhos, bacia e pernas fiquem pesados no chão. Solte o sacro para baixo de modo que toda a parte inferior do seu corpo esteja bem "assentada"* e suas

* *Grounded*, no original (N.T.).

costas relaxadas. Tome consciência de sua coluna vertebral, firmemente sustentada desde o cóccix até em cima, passando pela região lombar, por entre os ombros e subindo até o pescoço.

Relaxe toda vez que colocar o ar para fora, libere qualquer tensão dos olhos, mandíbula, pescoço e ombros, ventre e períneo. Coloque as palmas das mãos suavemente no baixo ventre, logo acima da sínfise púbica.

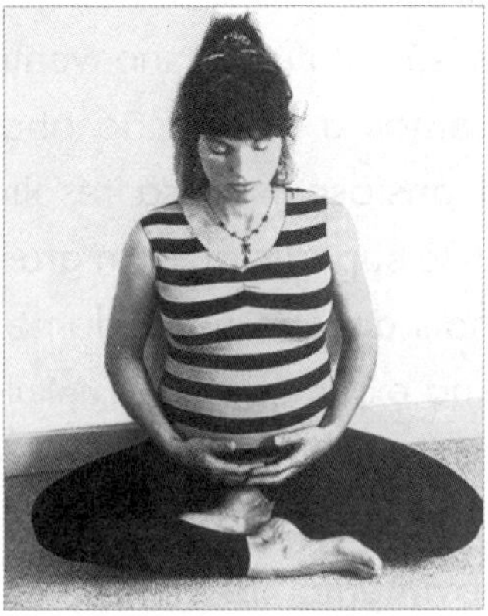

Sequência de exercícios I: Sentar básico

2. Respiração (Básico I) ☆

Na posição sentada com as pernas cruzadas, prestando atenção ainda na respiração, dispense atenção especial à expiração. Normalmente inspiramos e expiramos através das narinas mas, por alguns momentos, permita-se expirar bem lentamente pela boca. Após toda a saída do ar, dê uma pausa por alguns momentos. Então, inspire através do nariz para suavemente preencher o espaço criado pela expiração.

Continue respirando assim por alguns momentos, procurando deixar o corpo completamente relaxado. Deixe a respiração simplesmente fluir no seu próprio ritmo. O tempo da expiração deve ter aproximadamente duas vezes o tempo de duração da inspiração.

Continuando a respirar profundamente, com o ar entrando pelas narinas e saindo pela boca, dirija sua atenção para o baixo ventre. Veja se consegue sentir o suave movimento do seu ventre com as respirações. Conforme você expira, a pressão no ventre diminui e ele se afasta de suas mãos, aproximando-se da coluna. Pausa. Depois, conforme o ar entrar, a pressão no abdome aumenta e seu ventre deve se aproximar das mãos.

Continue respirando dessa maneira, percebendo o ventre se afastando de suas mãos em cada expiração e se aproximando suavemente durante as inspirações.

O resto do corpo deve permanecer relaxado e ainda com muito pouca movimentação no tórax e nos ombros.

Quando você respira profundamente, utiliza principalmente o músculo diafragma que se move para cima com a expiração e para baixo com a inspiração, criando uma pressão flutuante no ventre. Quando estamos relaxados, naturalmente fazemos a respiração abdominal. No entanto, quando ficamos tensos ou ansiosos, nossa respiração geralmente aumenta de frequência e torna-se superficial, com grande parte do movimento acontecendo no tórax, mais do que no abdome, e a ênfase acontece mais na inspiração do que na expiração (ver Capítulo 5, p.173).

Muitas gestantes, sem ter consciência, utilizam mais a respiração torácica do que a abdominal. Se for esse o caso, mantenha a atenção na expiração e tente exagerar o movimento do ventre um pouco, na verdade, afastando os músculos abdominais de suas mãos enquanto solta o ar, depois solte-os em direção às mãos quando inspirar. Com um pouco de prática, esse movimento deve se tornar automático e muito natural quando respirar profundamente.

Fazer ruídos ou emitir sons na respiração ajudará a prolongar e aprofundar sua expiração. Após certo tempo, a respiração diafragmática não exigirá esforço e poderá ser usada quando você praticar seus exercícios, ou durante as ondas uterinas (contrações) do trabalho de parto. Quando as ondas uterinas (contrações) se intensificarem, soltar um som junto com a expiração ajudará a aliviar a dor.

Experimente praticar as respirações profundas com seu companheiro. Ele pode ajudar sentando ao seu lado e colocando uma mão no seu baixo ventre e a outra repousando suavemente na região lombar. À medida que você expirar, uma suave pressão de suas mãos na frente pode fazer você se lembrar de "esvaziar" seu ventre. Ao inspirar, dirija o ar em direção às suas mãos.

Emita alguns sons durante a expiração. Comece com o som "uuu" (como o uivo de um lobo). Sinta o som vindo lá da parte inferior da pelve e continue até o fim da expiração. Dê um tempo e deixe o ar entrar como vinha fazendo. Repita o som "uuu".

Então tente o som "oohh" (como em só), sentindo o "oohh" vindo do abdome e repita duas vezes.

Agora tente o som "aah" (como em vá), vindo do coração ou tórax.

Encerre fazendo uma expiração forçada.

Agora coloque as palmas de suas mãos sobre os joelhos e, com os olhos fechados, mantenha a atenção na respiração, retornando a respirar (inspiração e expiração) pelo nariz.

Emitir sons quando se solta o ar ajuda a prolongar e aprofundar a expiração e também a superar inibições sobre fazer sons durante o trabalho de parto e o parto.

3. Meditação e consciência do bebê

Sente-se tranquilamente por alguns momentos. Sua atenção, dirigida para o ritmo das respirações, conduzirá você cada vez mais para perto do seu eu interior. Se ocorrerem pensamentos ou distrações, simplesmente tome conhecimento deles e depois traga sua concentração de volta à respiração.

Dirija sua atenção para a presença do seu bebê, aninhado dentro de você. Tente imaginar o que deve significar para ele estar dentro do seu útero. Imagine a sensação do líquido amniótico na pele dele, os sons que ele pode ouvir – seu coração batendo noite e dia, os alimentos fluindo pelo sistema digestivo, o ar ressoando nos seus pulmões e o sangue pulsando através da placenta e do cordão umbilical.

Desde o início da gestação, e particularmente nos últimos meses, seu bebê pode ouvir o som da sua voz e outros sons do mundo exterior, como música ou vozes de outras pessoas da família. O bebê pode ser sensível aos seus pensamentos, sonhos e sensações, como também ao seu toque. Quando você mexe ou massageia o ventre todos os dias, permita-se tomar consciência da habilidade que você tem de se comunicar com seu bebê e permaneçam mais alguns momentos juntos, em silêncio, antes de lentamente abrir os olhos.

Agora você está preparada para iniciar o programa de exercícios.

Sequência de exercícios II

RELAXAMENTO PÉLVICO

1. Postura da Borboleta (Básico II) ✰

Sente-se encostada em uma parede, com a parte inferior da coluna tocando a parede.

Dobre seus joelhos e coloque as plantas dos pés uma contra a outra, com a borda lateral tocando o chão e as plantas se abrindo como as páginas de um livro.

Segure seus pés por um momento com as mãos e espreguice-se estirando a coluna. Agora solte seus pés e relaxe os joelhos, aproximando-os do chão.

Respire profunda e confortavelmente. Sinta como seus ossos de baixo entram em contato com o chão a cada expiração e solte a região lombar e pélvica para baixo, em direção ao centro da Terra. Com a inspiração, sinta sua coluna se tornar maior e mais leve, não se esquecendo de manter os ombros, a cabeça e o pescoço relaxados e a pelve assentada.

Sinta o quadril relaxar, se soltar, com as tensões se dissipando em direção ao chão, permitindo que sua pelve esteja mais e mais assentada, enquanto a metade superior do corpo fica mais leve. Permaneça assim por alguns momentos, soltando-se e relaxando dentro da postura através das respirações.

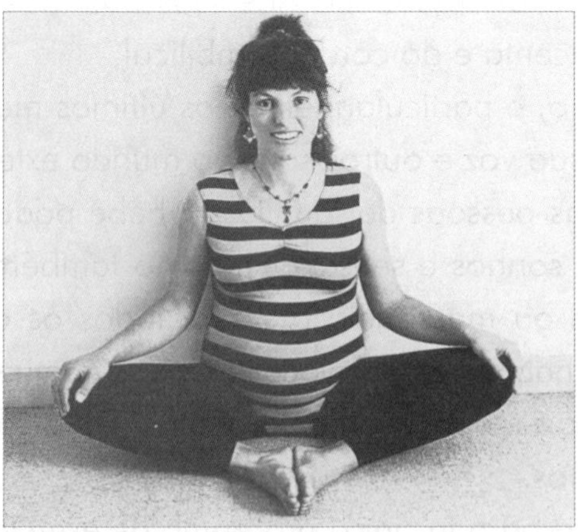

Sequência de exercícios II n.1: Postura da Borboleta

Postura avançada

Com as pernas encostando no chão, segure os pés e, sem dobrar a coluna, flexione o tronco para a frente, mantendo sua pelve bem assentada. Continue somente até quando puder manter a coluna sem dobrar. Se for tranquilo realizar esse movimento, coloque as palmas das mãos no chão à sua frente e siga para a frente tanto quanto seu ventre confortavelmente permitir.

Benefícios

Esse exercício relaxa tensões no quadril, virilha, joelhos e tornozelos, e ajuda a alargar a pelve e a corrigir a postura. Relaxa o assoalho pélvico e melhora a circulação em toda essa região. Deve ser praticado todos os dias e pode ser usado por curtos períodos, como uma opção para se sentar.

Conhecida como "a postura da mulher", diz-se que sua prática regular promove a saúde ginecológica e o bom funcionamento dos órgãos pélvicos.

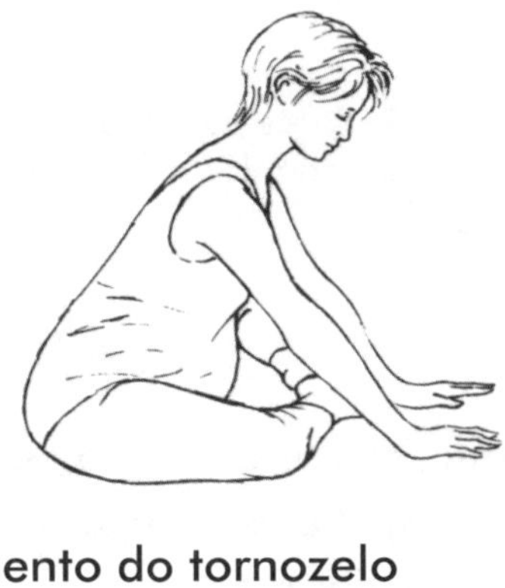

Postura da Borboleta (avançada)

2. Relaxamento do tornozelo

Partindo da Postura da Borboleta, estique suas pernas para a frente e alongue o calcanhar. Perceba o estiramento na parte posterior da perna e a seguir levante os dedos dos pés. Repita vinte vezes, alternando calcanhar e os dedos dos pés, encostando a parte posterior do joelho no chão. Separe as pernas um pouco e gire os tornozelos, fazendo círculos, primeiro para dentro e depois para fora. Faça 20 vezes em cada direção.

Esses exercícios liberam o tornozelo e melhoram os movimentos das articulações.

3. Joelho dobrado

Dobre o joelho direito e coloque seu pé direito na coxa esquerda, trazendo-o o mais perto possível da virilha, sem forçar e sem desconforto.

Estique sua perna esquerda para a frente e flexione o pé, sentindo a parte posterior da perna encostar no chão. Coloque a mão direita sobre o joelho direito e respire profundamente, soltando-se em direção ao chão a cada expiração, percebendo os ossos que entram em contato com o chão. Mantenha a posição por alguns momentos e repita o exercício com a outra perna, estirando a perna direita e dobrando a esquerda. Mantenha a posição por alguns instantes.

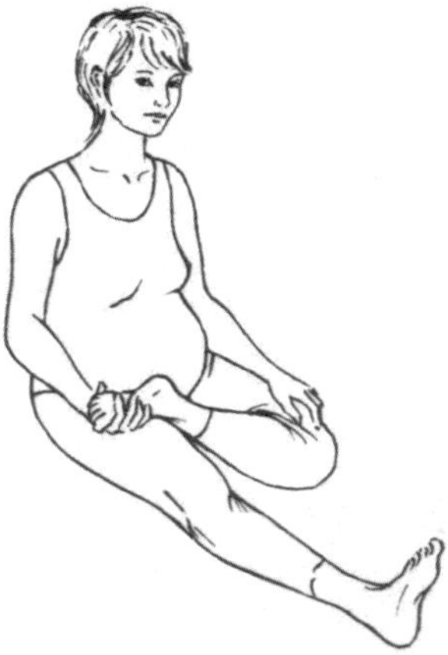

Sequência de exercícios II, n.3:
Joelho dobrado

Depois solte a perna esquerda, dobre os joelhos e coloque um pé contra o outro na posição da borboleta. Esse exercício vai ajudar a diminuir a rigidez dos joelhos, quadril e bacia.

4. Pernas abertas

Certifique-se de que a região lombar ainda está em contato com a parede e abra as pernas o máximo que puder. Primeiramente deixe suas pernas ficarem pesadas e relaxadas e respire fundo, direcionando sua pelve para baixo, conforme expirar.

Sentindo o peso das coxas no chão, flexione os pés para cima e lentamente estenda seus calcanhares de modo que a parte de trás dos joelhos se aproxime do chão.

Trabalhe com a respiração, expirando no sentido da gravidade e assentando a pelve e a parte posterior das pernas. Deixe que sua coluna e parte superior do corpo cresçam e se aliviem com a inspiração, mantendo o pescoço e os ombros relaxados.

Sequência de exercícios II, n.4: Pernas abertas

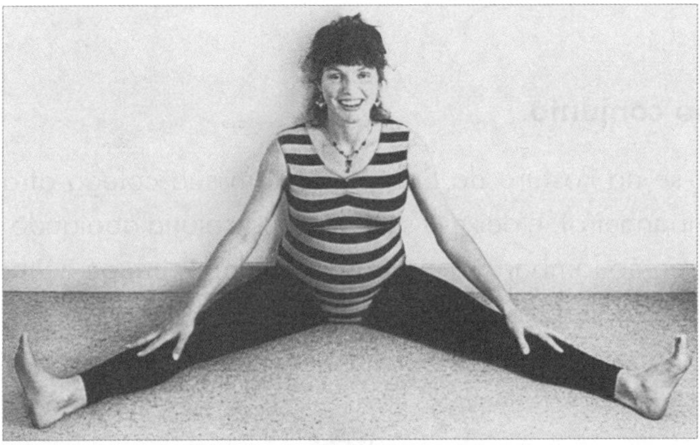

Postura avançada

Se você conseguir, flexione o corpo lentamente para a frente, tendo como base a articulação coxofemoral, e mantenha a coluna absolutamente ereta, pelve assentada, pescoço e ombros relaxados. Apenas enquanto não precisar forçar, sem dobrar as costas, com as palmas das mãos ou mesmo os cotovelos (ou segure nos tornozelos) apoiados no chão.

Termine dobrando os joelhos e retornando à Postura da Borboleta.

Benefícios

Esse exercício alarga a pelve, relaxando a tensão nos músculos tendinosos da porção posterior da perna. Relaxa os músculos do períneo, assenta a metade inferior do corpo, promove o relaxamento da coluna, pescoço e ombros. Também aumenta a mobilidade das articulações coxofemorais.

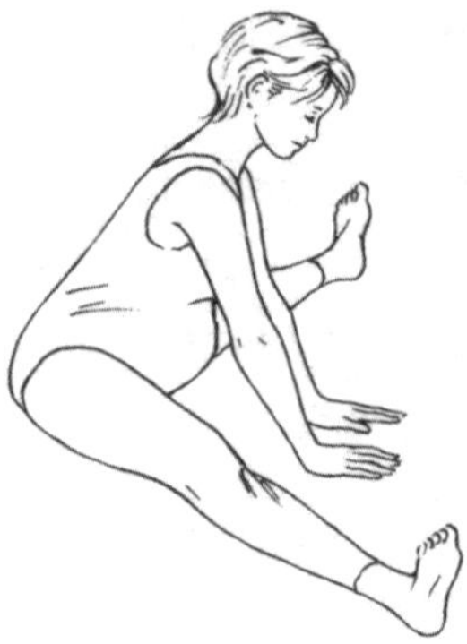

Sentada com as pernas abertas – postura avançada

5. Exercício conjunto

Sente-se na Postura da Borboleta, com sua colega atrás de você (ou seu companheiro), e deixe-a sustentar sua coluna apoiando as plantas dos pés na região lombar ou, outra possibilidade, um pé acima do outro na extensão da coluna. Isso vai evitar que sua pelve se incline para trás e que sua coluna "desmorone"!

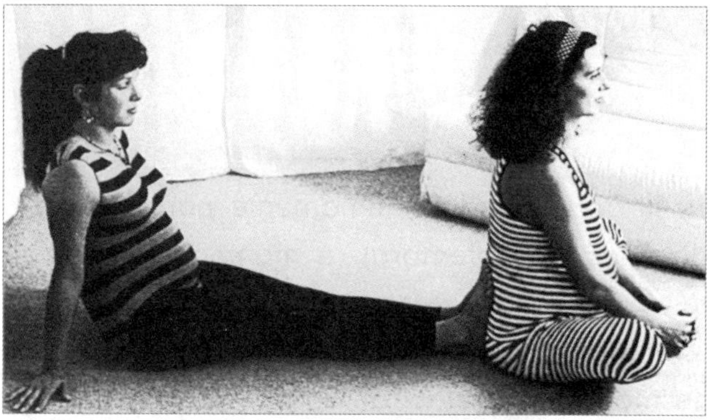

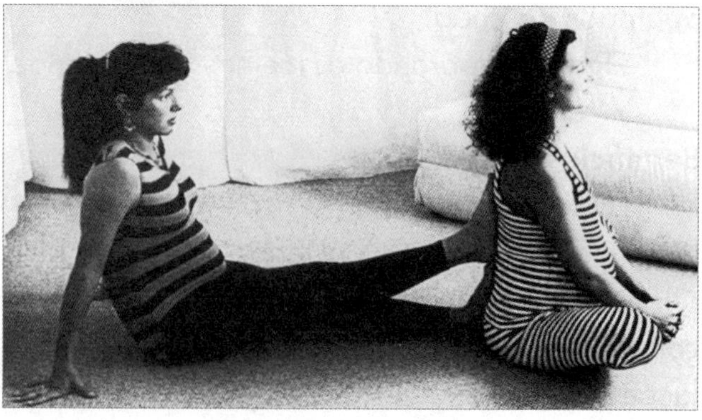

Sequência de exercícios II, n.5: Postura da Borboleta (acompanhada)

Permaneça assim por algum tempo e depois sente-se com as pernas separadas, alternando como preferir.

Sequência de exercícios III

POSIÇÕES AJOELHADAS

1. Ajoelhada com os joelhos bem separados (Básico III) ☆

a. Ajoelhe-se com a pelve descansando sobre os calcanhares, com os joelhos o mais separados possível e os dedos de um pé apontando em direção aos do outro.

Concentre sua atenção na respiração, expire e solte sua região lombar para baixo, pesando em direção aos pés, de modo que sua pelve afunde sobre os calcanhares.

Sequência de exercícios III, n.1: Ajoelhada com os joelhos bem separados

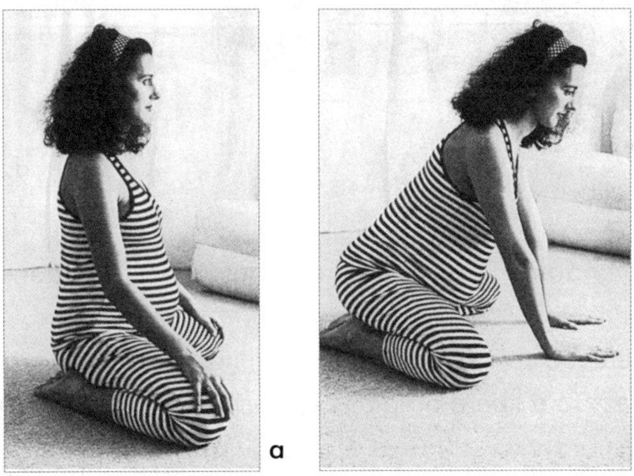

a b

b. Mantendo a coluna, o pescoço e os ombros relaxados, a pelve assentada e a coluna ereta, mova-se para a frente articulando a coxofemoral e coloque as palmas das mãos no chão, à sua frente.

Mantenha sua atenção no relaxamento da região lombar e afunde o peso do corpo sobre o quadril.

c. Com a pelve sobre os calcanhares, abaixe-se até os cotovelos encostarem no chão, mantendo a coluna absolutamente reta. Se encontrar dificuldade siga somente até o passo "b".

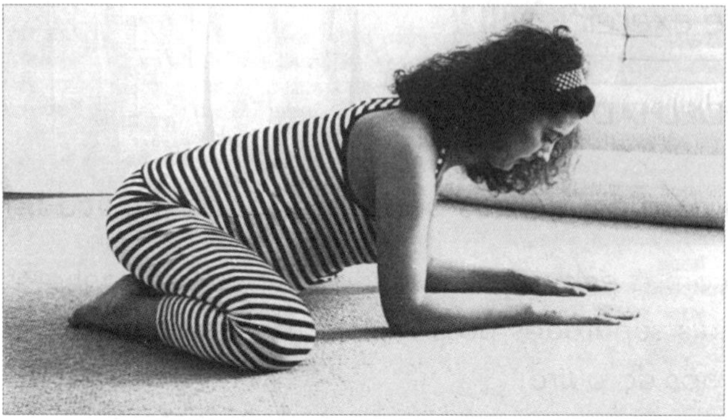

c

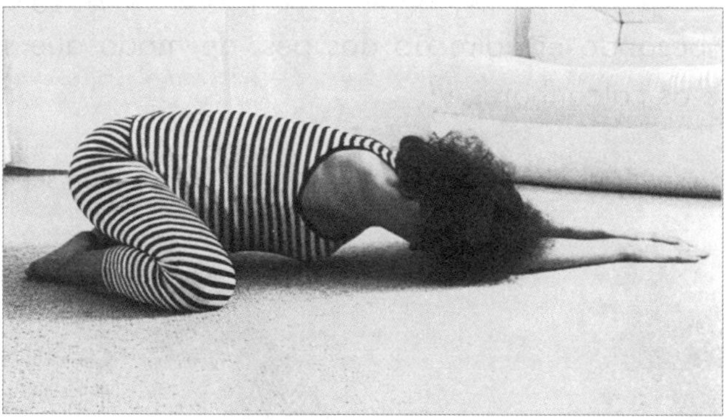

d

Respire profundamente e permaneça nessa posição por alguns instantes.

Você vai perceber o estiramento na virilha. Direcione o ar inspirado para essa região e libere a rigidez e a tensão a cada expiração.

d. Se "c" foi possível, procure estirar ainda mais, mantendo a pelve bem assentada sobre os calcanhares, a testa no chão e os braços esticados para a frente. Permaneça assim por algum tempo, respirando profundamente, e depois retorne à posição de partida, lentamente.

2. Exercício conjunto

Seu companheiro(a) pode ajudar colocando uma mão sobre o sacro e apoiando suavemente o peso do corpo para baixo para ancorar sua pelve.

Benefícios

Esse exercício abre e relaxa a pelve e fortalece os órgãos pélvicos, assim como o assoalho pélvico. Libera tensões na porção interior das coxas e das virilhas, e melhora a circulação do útero e da região pélvica.

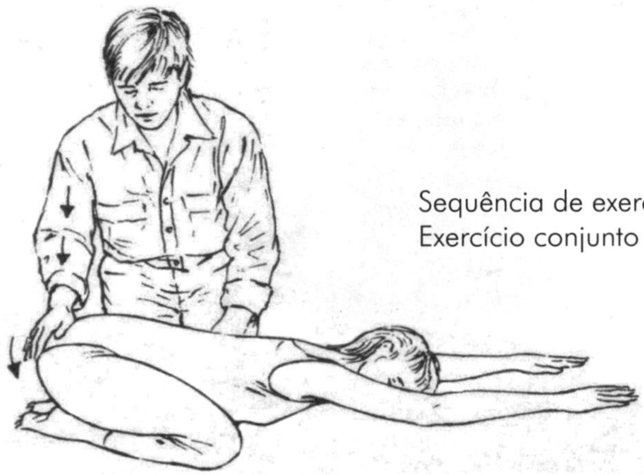

Sequência de exercícios III, n.2:
Exercício conjunto

Também relaxa a região lombar, sendo particularmente confortável no final da gravidez, retirando o peso extra de cima da coluna. Aumenta a flexibilidade dos joelhos e pode ser usado durante o trabalho de parto.

3. Rotação da coluna

Colocando os joelhos e tornozelos juntos, sente-se sobre os calcanhares. Deposite o peso da região lombar sobre eles a cada expiração.

Começando no quadril, gire a coluna suavemente para o lado direito enquanto for soltando o ar. Direcione sua mão esquerda para a coxa direita e acomode-a ali, sobre a perna, enquanto realiza a torção.

Sem se inclinar para trás, permaneça com o corpo ereto e continue a rotação da coluna, direcionando os olhos para o ombro direito para incluir as vértebras do pescoço. Relaxe os olhos.

Permaneça assim por algum tempo, respirando profundamente e direcionando o cóccix para baixo; depois, retorne ao "centro" por alguns instantes e repita o movimento para o outro lado.

Retorne ao centro.

Sequência de exercícios III, n.3: Rotação da coluna

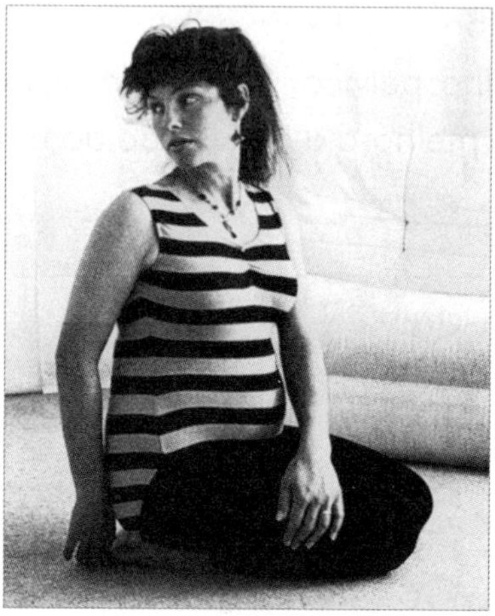

Benefícios

A rotação estimula a lubrificação das articulações vertebrais e favorece a flexibilidade e o fortalecimento da coluna. Melhora a irrigação e nutrição da medula espinhal. Também libera tensões nos músculos oblíquos do tronco e assegura a tonificação dos ligamentos que sustentam o útero.

4. Levantamento pélvico

Comece sentando sobre os calcanhares, com os joelhos e os tornozelos juntos. Aproxime o queixo do tórax e incline o corpo para trás, apoiando-se nas mãos. Mantendo a cabeça firme e os joelhos juntos, inspire e arremeta o sacro para dentro do corpo, levantando sua pelve para a frente de modo que possa sentir o alongamento da musculatura anterior da coxa. Mantenha a posição por alguns segundos e depois relaxe com a expiração, trazendo a pelve novamente sobre os calcanhares.

Repita quatro ou cinco vezes, trabalhando com a respiração.

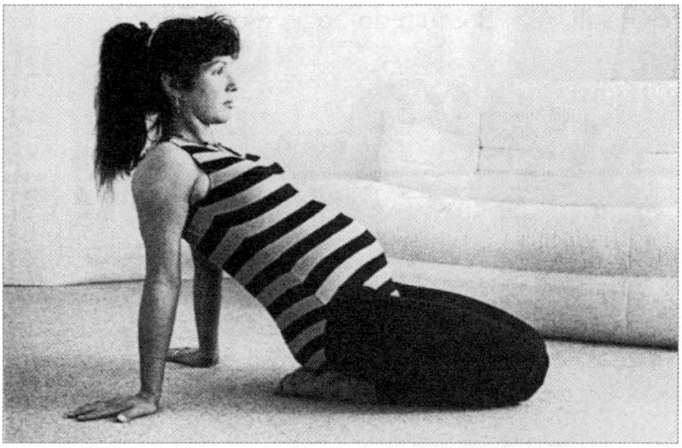

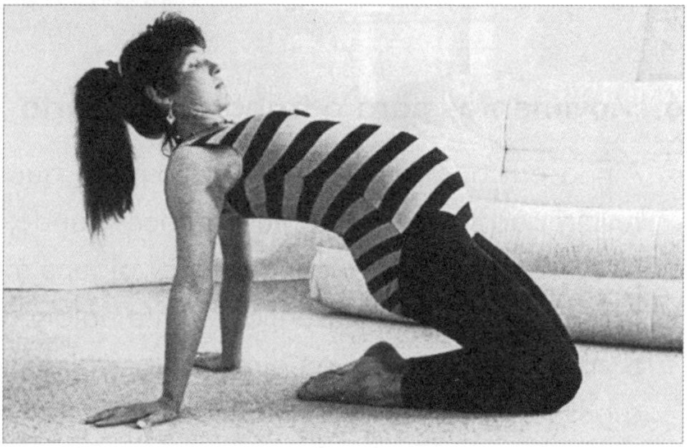

Sequência de exercícios III, n.4: Levantamento pélvico

Benefícios

Esse exercício fortalece a região lombar e alonga os músculos anteriores da coxa. Pode reduzir ou prevenir dor lombar ou dor nas articulações sacroilíacas.

5. Báscula da bacia ajoelhada

Fique em quatro apoios, com as mãos e os joelhos separados (aproximadamente 30 centímetros).

Contraia os músculos das nádegas, direcione o cóccix para os calcanhares, afundando sua pelve para baixo, arqueando as costas como um gato, e retorne suavemente à posição original. Repita várias vezes.

Isso vai fortalecer a região lombar e aliviar a dor nessa região.

Sequência de exercícios III, n.5: Báscula da bacia ajoelhada

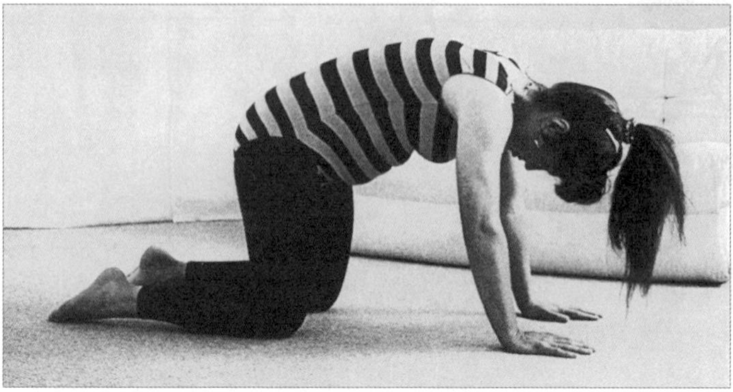

6. Movimentos para o trabalho de parto

a. Ainda em quatro apoios, tente girar o quadril em grandes círculos, respirando profundamente e concentrando-se na expiração. Solte o ar deixando-se levar, continue por alguns momentos e então mude a rotação para o outro sentido. Tente balançar o corpo para a frente e para trás – expirando na direção dos calcanhares e inspirando quando o peso do corpo vier apoiar sobre as mãos.

b. Tente essa rotação de quadril ainda ajoelhada, mas com o tronco levantado.

c. Agora experimente, meio ajoelhada e meio acocorada, trazer um joelho para cima e balance para a frente e para trás conforme respirar.

Sequência de exercícios III, n.6: Movimentos para o trabalho de parto

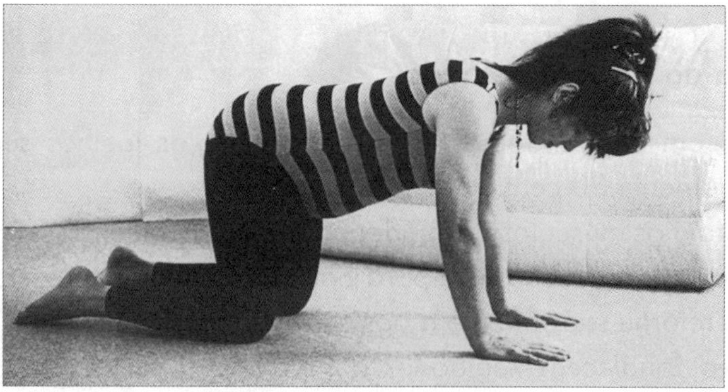

a

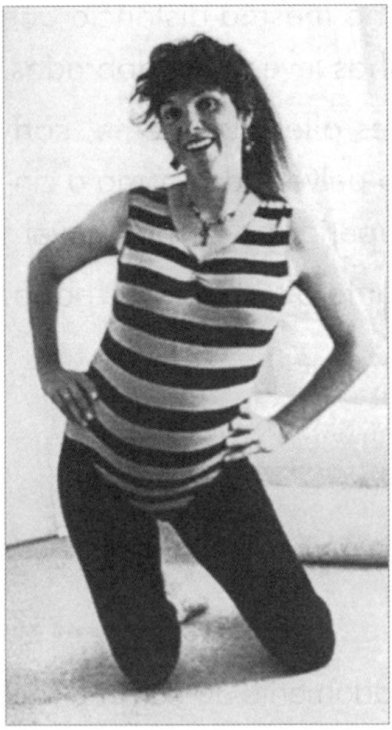

b

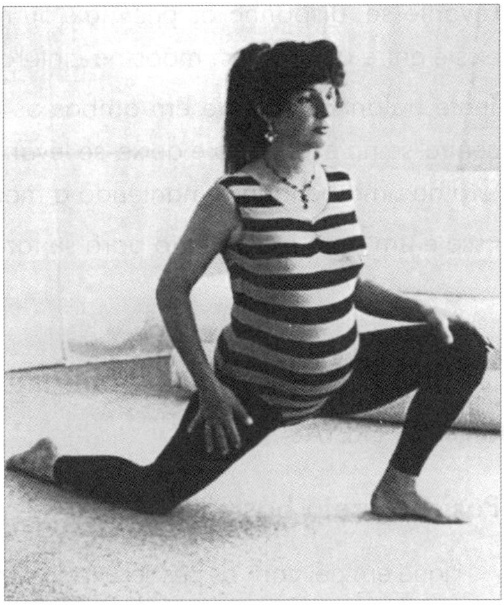

c

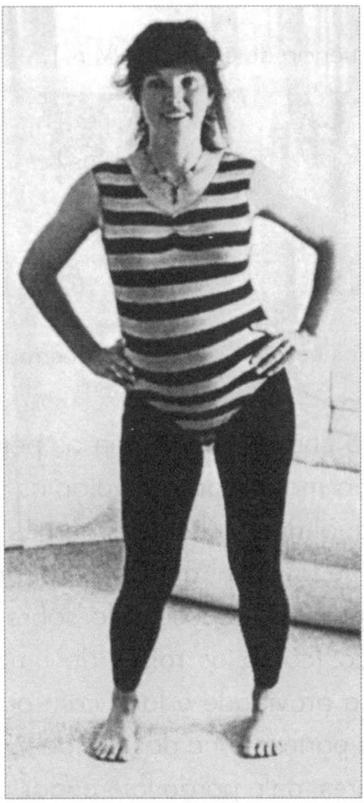

d

d. Levante-se, disponha os pés mais ou menos na mesma distância que existe entre os ombros, mãos na cintura e joelhos levemente dobrados. Tente balançar a pelve em ambas as direções alternadamente, concentre-se na expiração e deixe-se levar. Faça a pelve rodar como a cintura de uma bailarina, mantendo a metade superior do corpo imóvel. Esse é um bom movimento para se fazer durante o trabalho de parto.

Sequência de exercícios IV

POSIÇÕES ERETAS

1. Posição ereta básica

Fique em pé, com os pés separados aproximadamente 30 centímetros. Gire um pouco os calcanhares de modo que as bordas laterais dos pés fiquem paralelas.

Sequência de exercícios IV, n.1:

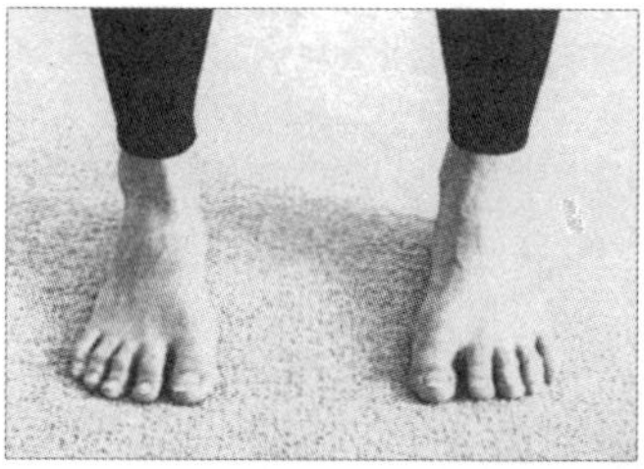

Posição certa dos pés

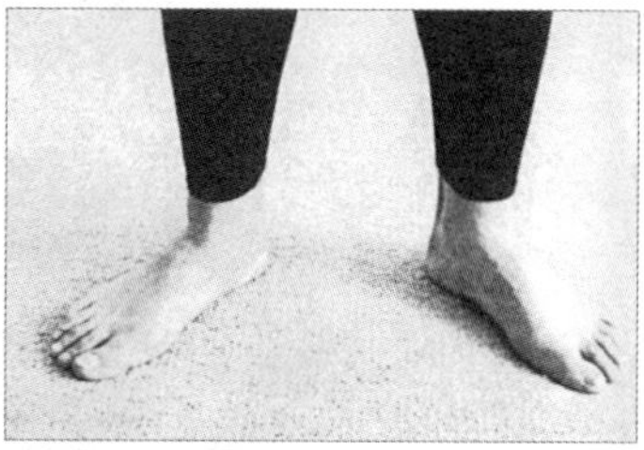

Posição errada dos pés

Pressione o hálux no chão e esparrame os pés, estirando e separando os dedos. Perceba o modo como as plantas dos pés apóiam no chão e distribua o peso igualmente nas duas pernas.

Respire do mesmo jeito, inspirando e expirando pelas narinas. Enquanto expira sinta o peso se depositando sobre os calcanhares de modo que cada expiração (como as raízes de uma árvore indo para baixo) conecte você com a gravidade e faça com que se sinta cada vez mais "aterrada". Levante a parte interna dos pés de modo que o peso seja sustentado pelos calcanhares, pela borda lateral dos pés e pelos artelhos.

Com o pé firmemente "aterrado", relaxe e solte os joelhos direcionando o sacro e o cóccix em direção aos calcanhares de modo que a pelve bascule por baixo, suavemente, para sustentar a parte superior do corpo. Relaxe soltando os ombros e o pescoço, e certifique-se de que a cabeça está centrada igualmente no topo das vértebras do pescoço.

Essa é a posição ereta básica e traz as bases para uma boa postura enquanto estiver grávida. Assegure-se de que seus pés estão paralelos, calcanhares bem pesados e o cóccix direcionado para os calcanhares quando estiver em pé ou caminhando: assim você só terá lucros.

Aviso: Algumas mulheres sentem tontura quando ficam em pé durante a gravidez, mesmo que seja por intervalos curtos. Se esse for o seu caso, deixe essa sequência de lado ou faça-a bem suavemente, mantendo cada posição somente por intervalos curtos e descansando entre os exercícios, ficando ajoelhada em quatro apoios.

2. Aquecimento

Antes de começar essas posições, permaneça na posição ereta básica e experimente rodar a cabeça como se fosse uma bola grande e pesada, para liberar as tensões do pescoço.

Respire pausada e tranquilamente, movimentando somente a cabeça e o pescoço, para perfazer um círculo completo e relaxe a mandíbula.

Faça várias voltas em um sentido e depois gire na outra direção.

Retorne ao centro.

Sequência de exercícios IV, n.2: Rotação da cabeça

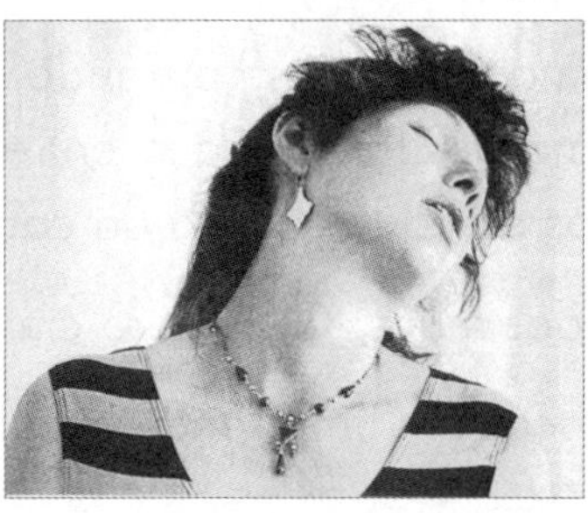

Agora tente movimentar apenas os ombros, primeiramente fazendo círculos para a frente e depois, alterando o sentido, para trás.

3. Saudação da grávida ao sol

a. Assuma a posição ereta básica. Coloque a palma de uma mão contra a palma da outra mão na altura do peito, com os pulsos e os cotovelos no mesmo plano, mantendo uma distância de 2 a 5 centímetros do esterno. Tranquilize-se e concentre sua atenção na respiração, direcionando o peso da região lombar para os calcanhares.

   Inspire.

b. Expire e abaixe as mãos, como se tocasse a parte inferior de um círculo imaginário.

c. Inspire, levantando os braços lentamente como se estivesse desenhando um grande círculo, até que as mãos se aproximem e as unhas toquem o limite superior do círculo. Olhe para suas mãos.

d. Expire, dobrando o tronco para a frente lenta e suavemente, soltando completamente o tronco, permitindo que os braços, a cabeça e o pescoço caiam pesadamente.

e. Permaneça com o tronco dobrado para a frente por mais uma inspiração seguida de uma longa expiração, depositando o peso sobre os calcanhares; preste atenção no alongamento da parte de trás das pernas.

f. Inspire e se levante sem pressa, "desenrolando" a coluna de baixo para cima.

g. Levante os braços como se estivesse puxando um pedaço imaginário de barbante para cima desde o espaço entre os pés até o topo do círculo, com os braços esticados acima da cabeça.

h. Aproxime as palmas das mãos. Olhe para cima.

i. Expire e abaixe os braços em um grande círculo.

j. Retorne à posição inicial com as palmas das mãos uma contra a outra durante uma inspiração.

Expire e solte suas costas e os calcanhares para baixo. Na próxima inspiração, comece o círculo de novo, repetindo-o quatro vezes, exercitando junto com a respiração; pare assim que sentir que já fez o suficiente.

Benefícios

Esse exercício acalma e centra a pessoa, revigora o sistema por inteiro abrindo o tórax e estimulando a respiração e a circulação, além de liberar as tensões dos músculos posteriores das pernas.

É um ótimo exercício para começar o dia ou para ser feito durante os períodos em que você precisar permanecer sentada por muito tempo.

Sequência de exercícios IV, n.3: Saudação da grávida ao sol

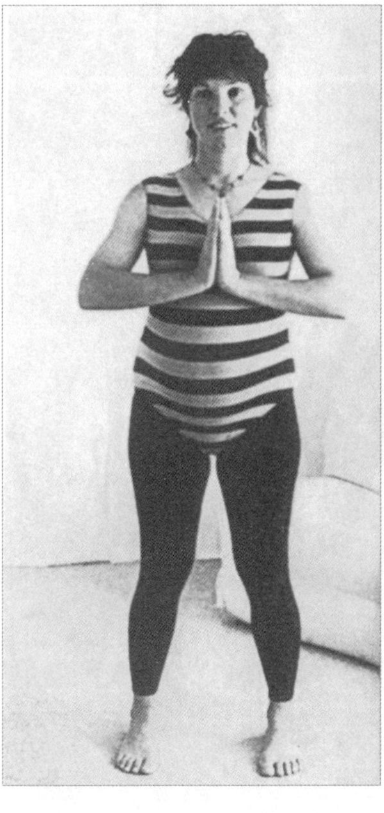

a

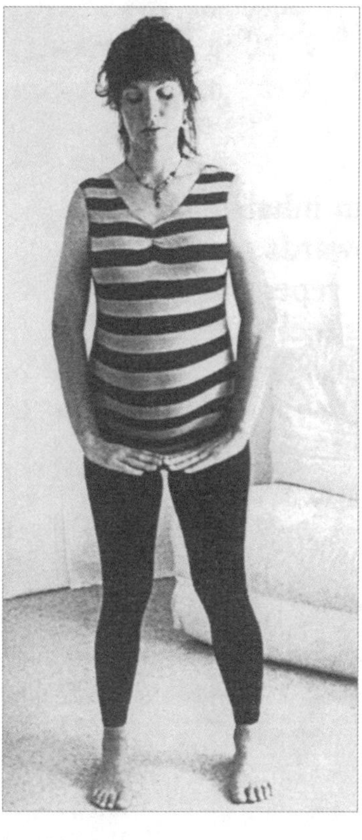

b

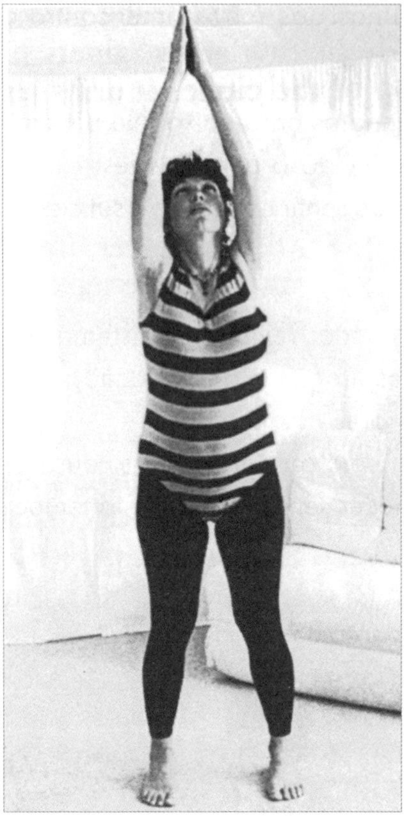

c

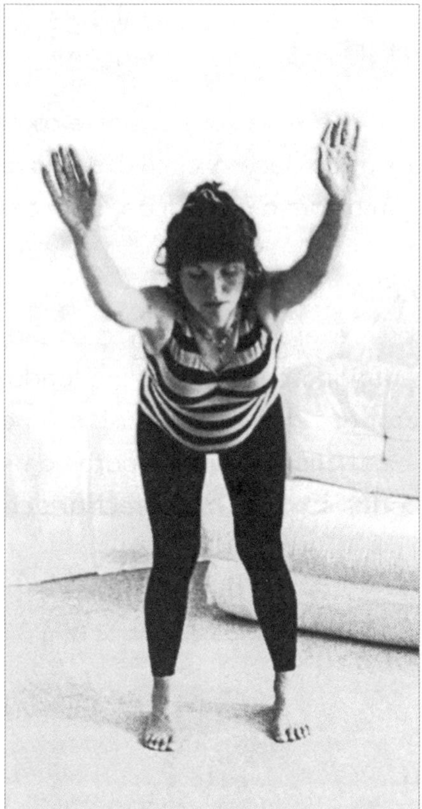

d

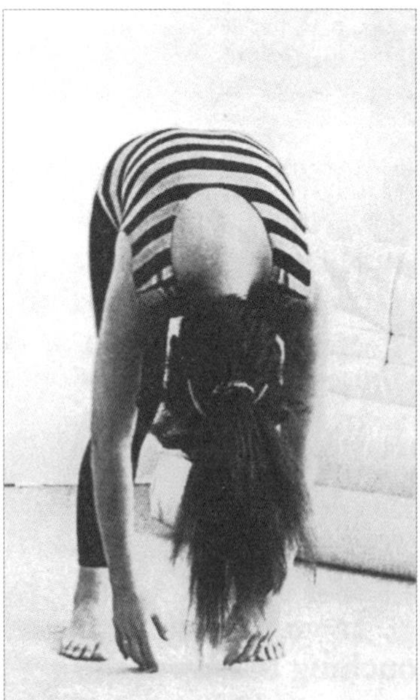

e

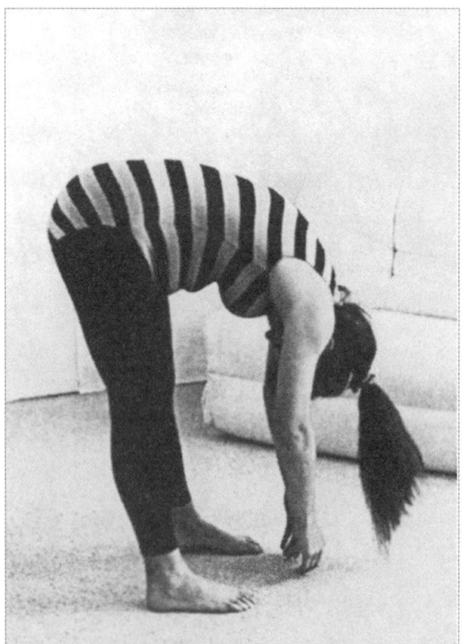

f

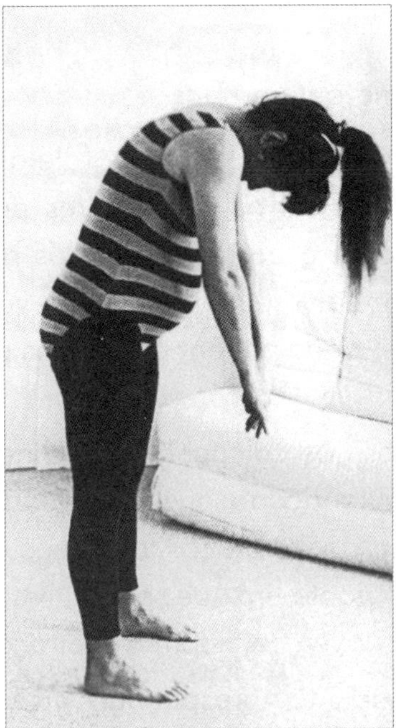

g

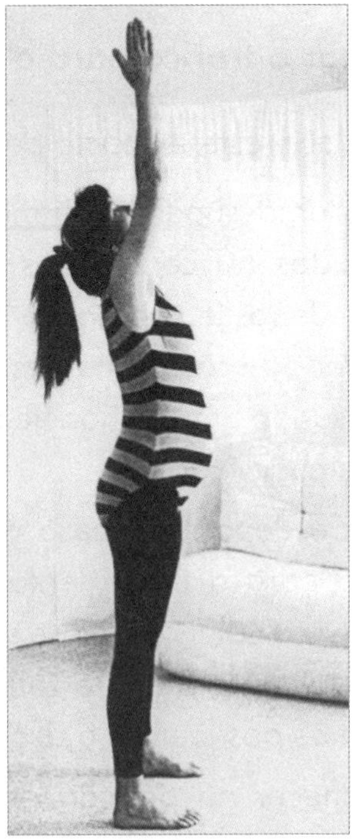

h

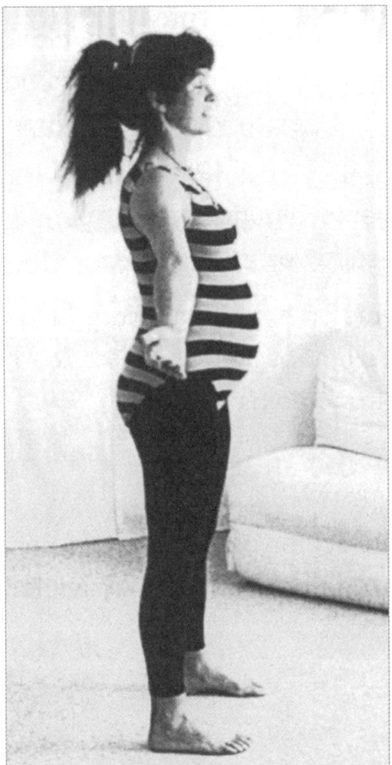

i

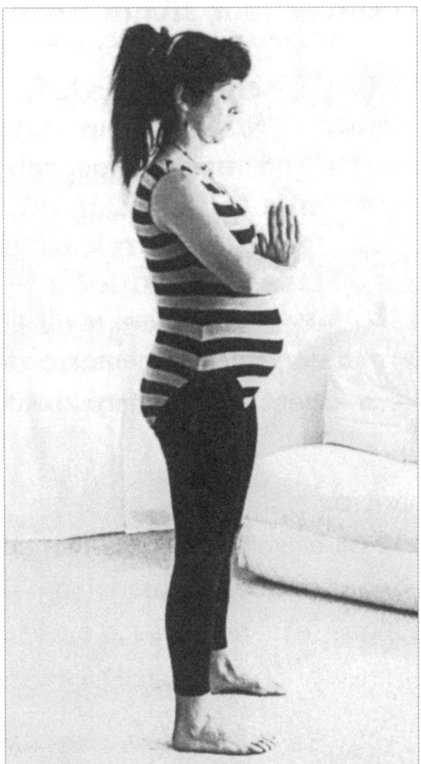

j

4. Inclinar o tronco para a frente

(**Aviso:** *Deixe este exercício de lado se sentir tontura.*)

a. Sobre uma superfície firme, fique em pé com os pés paralelos e separados 50 centímetros um do outro. Gire os calcanhares para fora e deposite o peso do seu corpo sobre a borda lateral dos pés, levantando o arco dos pés. Fixe-se bem com seus artelhos. Se você está usando um colchonete de exercícios, pode preferir colocar os pés um de cada lado dele.

   Expire e deposite o peso do corpo sobre os calcanhares, incline o tronco para a frente lentamente, articulando ao nível do quadril, soltando a coluna, a parte superior do corpo, os braços, a cabeça e o pescoço em direção ao chão. Siga até o ponto em que sentir a limitação atrás dos joelhos e depois solte-se suavemente com a expiração.

   Permanecer na posição por alguns momentos, respirando profundamente.

   Mantenha as solas dos pés totalmente em contato com o chão, alongue e abra a parte posterior dos joelhos direcionando o cóccix para baixo e deposite seu peso sobre os dedos dos pés. Levante-se lentamente durante uma inspiração quando sentir que já esticou o bastante.

   Você pode também repetir o movimento algumas vezes, permanecendo somente poucos segundos de cada vez.

b. Se o passo "a" for difícil, particularmente no final da gravidez (quando o peso do ventre aumenta), apóie suas mãos sobre uma cadeira ou mesa, fazendo um retângulo entre o tronco e as pernas.

Benefícios

Esse exercício relaxa e alonga os músculos posteriores das pernas e libera as tensões do assoalho pélvico. Ajuda a melhorar a circulação do sangue, elimina cansaço e alivia a coluna.

Sequência de exercícios IV, n.4: Inclinar o tronco para a frente

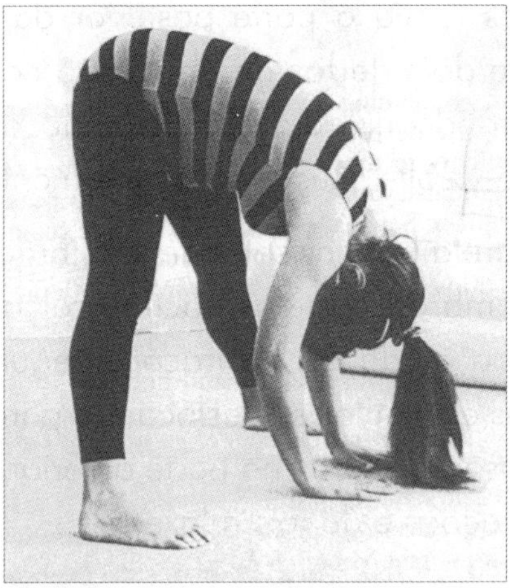

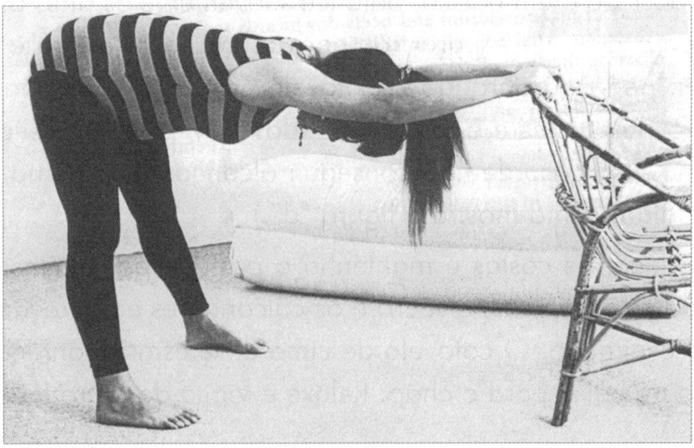

Sequência de exercícios V

LIBERAÇÃO DOS OMBROS

1. Alongamento dos ombros

a. Inicie com a posição ereta básica, com os calcanhares e a região lombar pesando para baixo. Respire profundamente algumas vezes e, em cada expiração, permita que seus ombros se soltem em direção ao chão. Mantenha os calcanhares e a pelve pesadamente relaxados.

Levante os braços suavemente acima da cabeça, sem tensionar ou levantar os ombros. Sinta a parte posterior da caixa torácica indo para baixo. Aperte dois dedos de uma mão com a outra e respire calmamente, expirando em direção ao chão através das costelas, sacro e calcanhares. Solte seus braços lentamente.

b. Ainda na posição ereta básica, coloque seus braços suavemente para trás mantendo os ombros, costelas, sacro e calcanhares direcionados para o chão com a ajuda da expiração. Segure uma mão com a outra. Perceba suas escápulas se deslocando para trás, assim como a abertura e a expansão do tórax na parte anterior. Mantenha-se assim por algumas respirações e depois relaxe.

c e d. Na posição ereta básica, balance suavemente os ombros algumas vezes para a frente e para trás para relaxá-los. Respire e relaxe os ombros; depois, dobrando o cotovelo esquerdo, leve sua mão até o centro das costas e encaixe os dedos com a mão direita que virá por cima. (No caso de não conseguir alcançar, utilize uma cinta não muito rígida, como mostra a figura "d".)

Evite arquear as costas e mantenha a posição por alguns instantes, soltando as escápulas, o sacro e os calcanhares em direção ao chão a cada expiração. O cotovelo de cima deve estar apontando para o teto e o de baixo para o chão. Relaxe e repita do outro lado.

e. Ajoelhe-se com os joelhos separados e a pelve apoiada sobre os calcanhares, de frente para uma parede. Respire profundamente e, na expiração, solte a pelve e as coxas em direção ao chão e depois estique os braços suavemente para cima de sua cabeça e apóie as palmas das mãos na parede, separadas na largura dos ombros, com os dedos separados. Bascule sua pelve para a frente de modo que o sacro mergulhe em direção aos calcanhares e a região lombar permaneça relaxada. Mantenha as mãos o mais alto que puder e os cotovelos sem dobrar. A cada expiração, solte o tórax em direção à terra sem mover as mãos. Mantenha-se assim por algumas respirações e depois levante-se lentamente. Você deve perceber esse estiramento nos membros superiores e ombros. Repita mais uma ou duas vezes.

Sequência de exercícios V, n.1: Liberação dos ombros

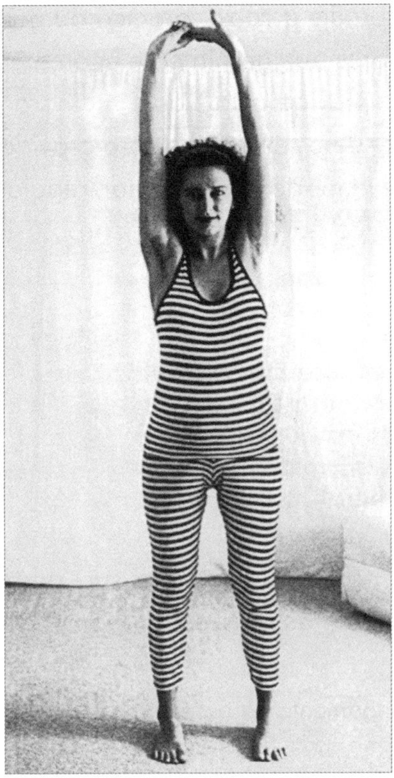

a

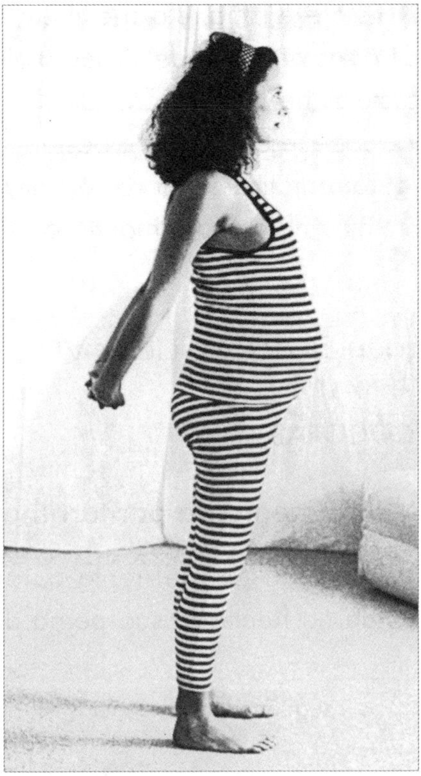

b

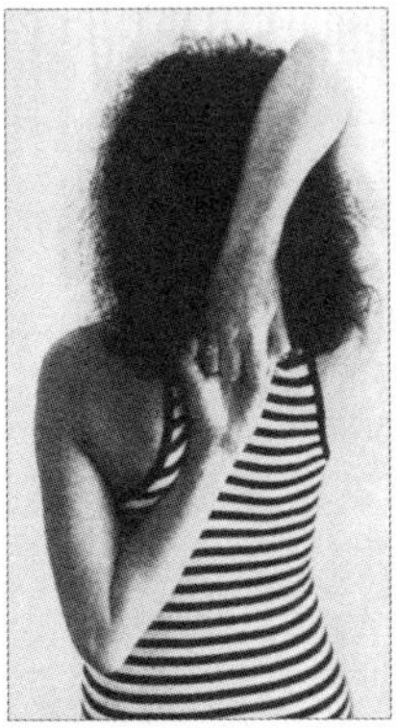

c

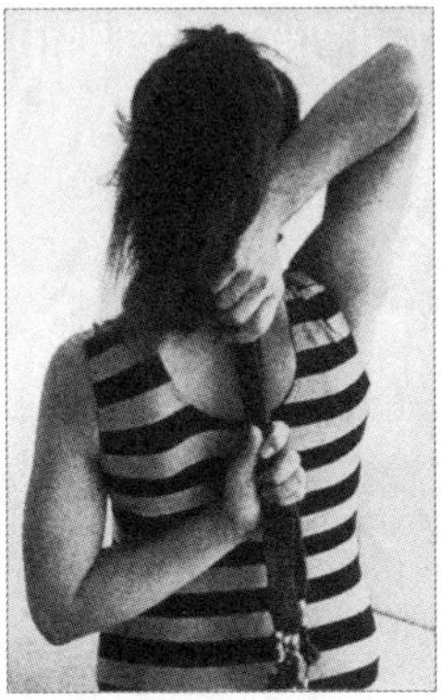

d

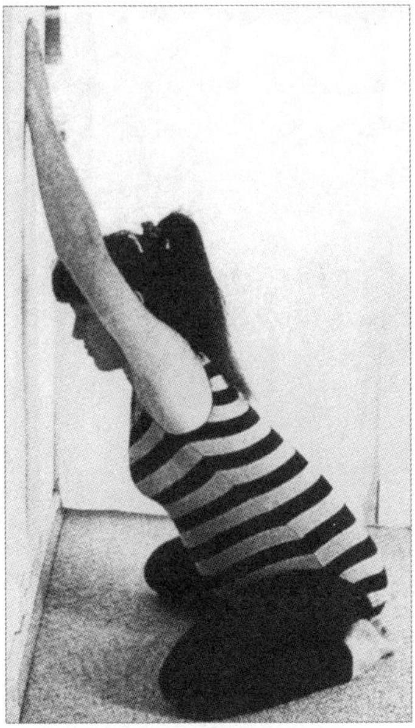

e

Benefícios

Esse exercício relaxa e libera os ombros e a caixa torácica aumentando a sua capacidade. Ajuda a aliviar dores que geralmente acometem as costelas no final da gravidez, alivia ou previne cefaleias e melhora a capacidade respiratória e a postura. Apesar de os exercícios para grávidas em geral enfatizarem a região pélvica, é importante trabalhar regularmente os ombros para manter o relaxamento equilibrado no corpo.

Sequência de exercícios VI

DE CÓCORAS

1. Alongamento da panturrilha

Fique em pé, de frente para uma parede, e coloque sua perna esquerda na frente da sua perna direita, com os dois pés direcionados

Sequência de exercícios VI, n.1: Alongamento da panturrilha

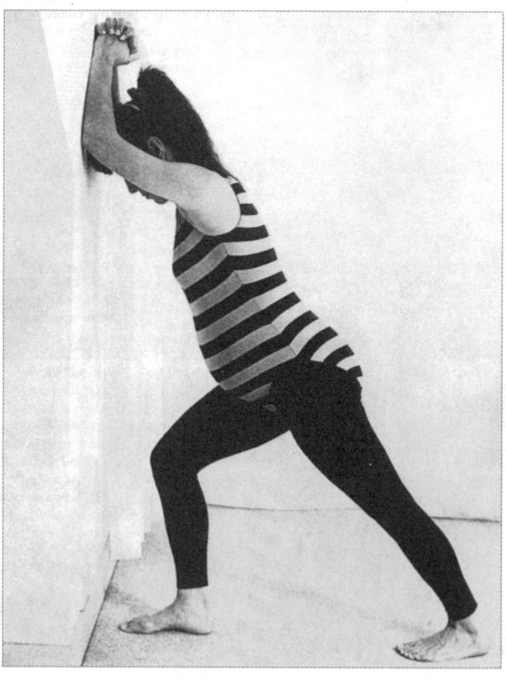

para a parede. Flexione seu joelho esquerdo e mantenha o joelho direito sem dobrar, encaixe uma mão na outra e incline o corpo para a frente, apoiando cotovelos e antebraços na parede.

Leve sua perna direita para trás o máximo que puder sem levantar o calcanhar do chão. Respirando profundamente, afunde seu calcanhar direito na direção do chão a cada expiração, relaxando e abrindo a região atrás do joelho direito. Você vai perceber o estiramento na barriga da perna e no tendão de aquiles. Permaneça na posição por algumas respirações e depois inverta as pernas.

Faça duas vezes com cada perna.

2. Postura do cachorro

a. Ajoelhe-se em quatro apoios com as mãos e os joelhos separados uns trinta centímetros, e as pontas dos dedos tocando a parede.

b. Respire algumas vezes e relaxe o pescoço e os ombros. Vire os dedos dos pés para o chão, para servir de apoio. Levante a pelve, ficando na ponta dos pés (ver p.152).

c. A seguir, durante uma expiração, arremeta a pelve para trás e abaixe os calcanhares até o chão, se você conseguir. Tente abrir a parte de trás dos joelhos o máximo que puder e mantenha os ombros e braços relaxados, com o peso do corpo passando através da pelve e indo ao chão pela parte posterior das pernas e calcanhares.

   Respire algumas vezes, expirando em direção aos calcanhares, mantendo o cóccix na direção dos calcanhares e soltando a parte posterior dos joelhos.

   Retorne à posição de quatro apoios, relaxe e repita mais duas vezes, segurando a posição por curtos períodos, se assim o desejar.

No início esse exercício pode ser um pouco difícil, mas com a prática, a parte posterior das pernas vai se tornando mais solta e fica mais fácil perceber o relaxamento nos ombros quando os calcanhares retornam ao chão.

Benefícios

Essas posturas relaxam a tensão dos músculos posteriores das pernas e panturrilhas, reduzem o cansaço e melhoram a circulação nas pernas.

Melhoram a flexão do tornozelo, ficando mais fácil ficar de cócoras. Vão eliminar ou melhorar cãibras nas panturrilhas, particularmente se forem praticadas na hora de ir dormir.

Assim que você conseguir fazer o exercício número 2 com facilidade, poderá utilizá-lo para relaxar o pescoço e os ombros.

Sequência de exercícios VI, n.2: Postura do cachorro

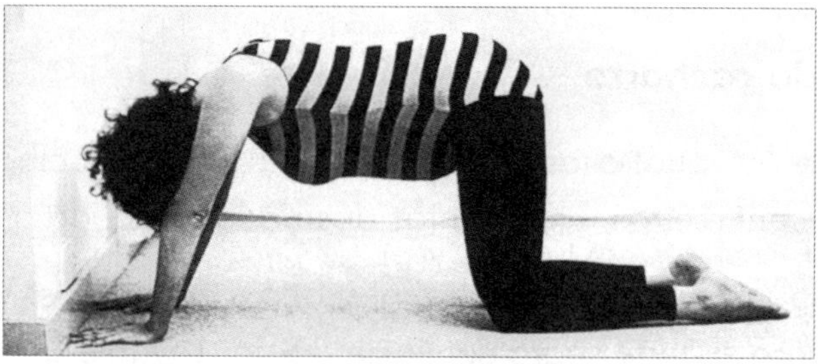

a

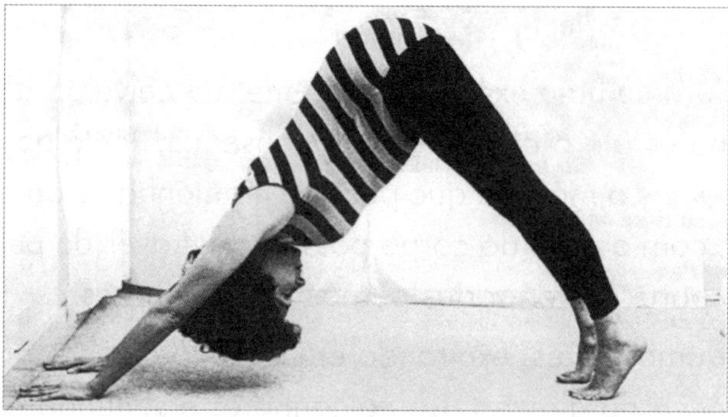

b

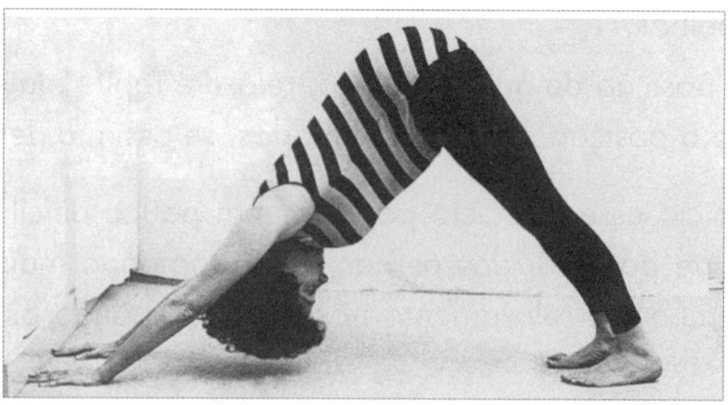

c

3. Cócoras (Básico IV)

a. Se você tiver hemorroidas, varizes vulvares ou cerclagem, ou dificuldade para ficar de cócoras, use um banquinho bem baixinho ou uma pilha de livros. Não faça as posições "b", "c" e "d".

b. Comece ficando de cócoras com a ajuda de outra pessoa ou apoiando-se em um objeto firme, como uma janela ou o braço de uma poltrona.

Uma grávida pode segurar a outra pelos punhos, mantendo a distância de um braço entre as duas, sem dobrar os cotovelos. A pessoa que está em pé deve colocar um pé na frente do outro, com os calcanhares firmemente apoiados e jogar o corpo um pouco para trás para suportar você sem muito esforço e sem dobrar as costas.

A distância entre os pés deve ser de mais ou menos 50 centímetros, com os pés levemente abertos lateralmente. Durante uma expiração, assente os calcanhares, flexione os joelhos e coloque a pelve entre os

Sequência de exercícios VI, n.3: Cócoras

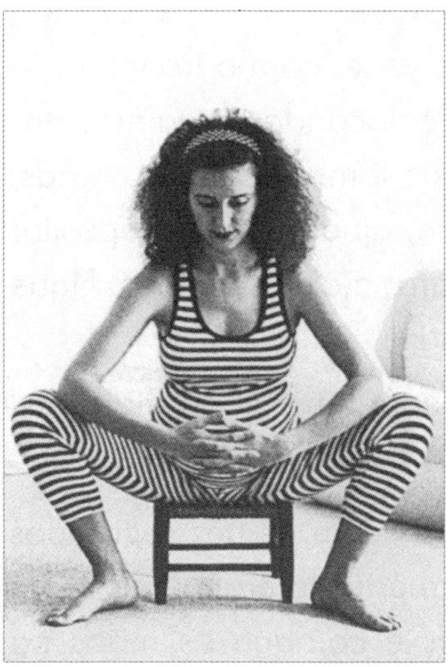

a

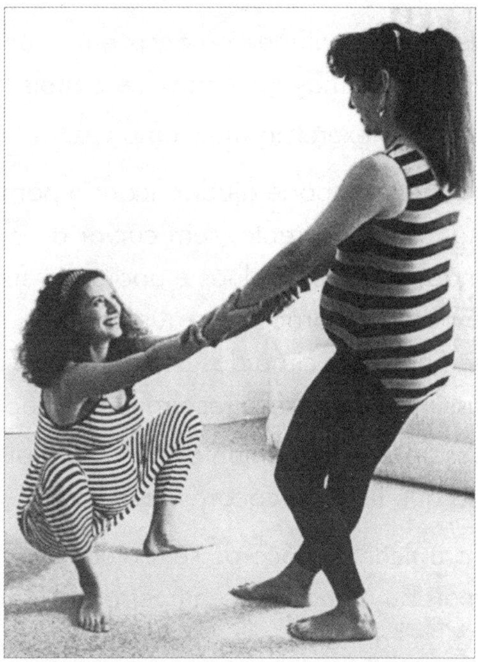

b

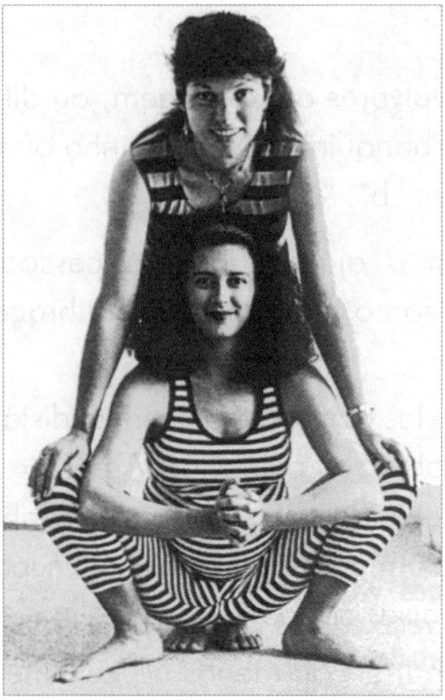
c

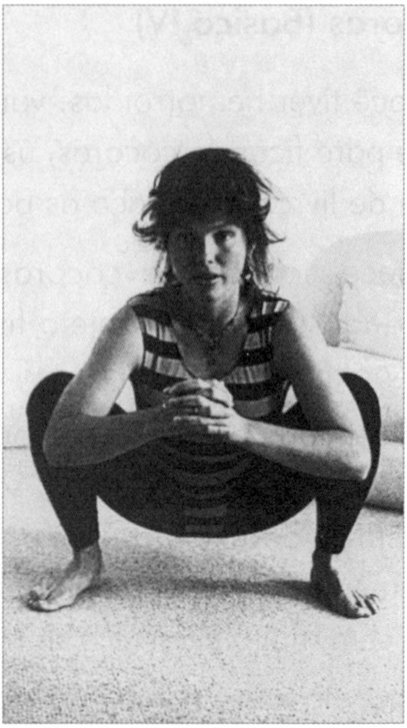
d

joelhos, apoiando-se na outra pessoa. Levante o arco plantar, depositando o peso do corpo na lateral dos pés e separe os joelhos o máximo que puder. A cada expiração relaxe e solte os ombros e a coluna vertebral, e afunde o cóccix em direção aos calcanhares. Permaneça assim algumas respirações e depois levante-se lentamente.

Repita o exercício mais uma vez.

c. Sua colega pode ajudar ficando por trás de você, com o tronco inclinado para a frente (sem curvar a coluna), colocando as palmas das mãos nos seus joelhos e apoiando sua região lombar com as pernas; o peso do corpo dela, que cai para a frente, ajuda você a depositar seu peso em cima dos calcanhares e a separar mais os joelhos. Fique assim por algumas respirações e depois relaxe.

   Esse exercício conjunto, quando realizado corretamente, é mais fácil do que ficar de cócoras sozinha.

d. Para ficar de cócoras sem ajuda, fique em pé com os pés separados mais ou menos 50 centímetros, levemente abertos lateralmente. Com os calcanhares no chão, dobre os joelhos e coloque as mãos no chão; a seguir, arremeta sua pelve em direção ao chão por entre as pernas e entrelace uma mão na outra. Separe os joelhos com os cotovelos e levante os tornozelos. Mantenha os ombros e a coluna relaxados e o cóccix basculado para a frente, afundando o sacro em direção aos calcanhares.

Mantenha a posição por alguns minutos. Uma outra possibilidade que você pode achar muito boa é ficar de cócoras quase encostada em uma parede, apenas o sacro tocando-a, como um tipo de apoio.

Benefícios

Essa posição abre sua pelve ao extremo e ajuda a posicionar o bebê corretamente, determinando um grande aumento na flexibilidade e a diminuição na tensão dos ligamentos pélvicos durante a gravidez. Determina um aumento na circulação da região pélvica, previne ou melhora a constipação intestinal e relaxa o assoalho pélvico. A prática regular dessa posição faz com que seja mais fácil lançar mão dela durante o trabalho de parto e o parto, quando você poderá usar um banquinho ou ser amparada por trás.

4. Exercício do assoalho pélvico (Básico V) ☆

Assuma a posição de cócoras facilitada, nas pontas dos pés (ver página seguinte), a menos que você tenha hemorroidas, varizes vulvares ou cerclagem; nesses casos, a posição genupeitoral ou desacelerante é mais confortável.

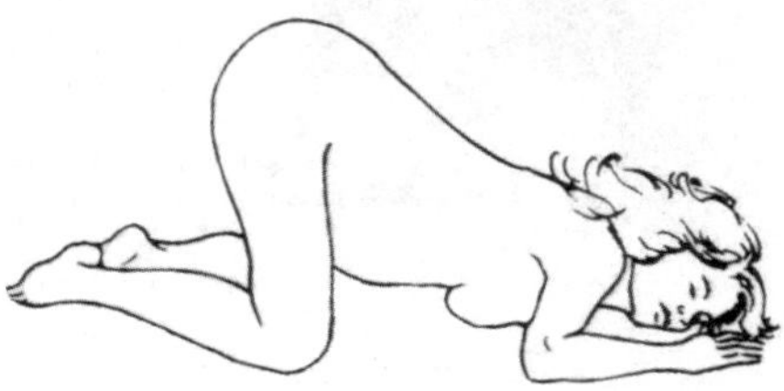

Feche os olhos e desvie a atenção para o seu assoalho pélvico – a faixa de músculos que envolve a vagina e o ânus e que constitui a base da sua pelve. É através dessa camada muscular que o bebê vai passar quando for nascer.

Durante uma expiração, contraia os músculos do assoalho pélvico, levante-os em direção ao útero, segure por algum tempo e depois inspire e relaxe-os. Repita o exercício várias vezes.

Agora expire e contraia o assoalho pélvico. Mantenha os músculos contraídos enquanto inspira. Depois, inspire de novo, ainda mantendo-os contraídos. Finalmente solte o ar e a contração muscular em quatro pequenos estágios, sendo o último uma liberação maior.

Faça duas vezes mais. Vai ficar mais fácil com o tempo.

Experimente contrair e relaxar rapidamente cerca de 10 vezes enquanto respira normalmente. (Se você tem algum dos problemas anteriormente citados, tente fazer cinquenta desses exercícios todos os dias, pela manhã e ao entardecer, para melhorar o tônus muscular e reduzir as varizes.)

Vai ajudar bastante no parto se você visualizar a cabeça do bebê descendo e saindo do corpo enquanto estiver relaxando a musculatura pélvica de cócoras.

Sequência de exercícios VI, n.4: Exercício do assoalho pélvico

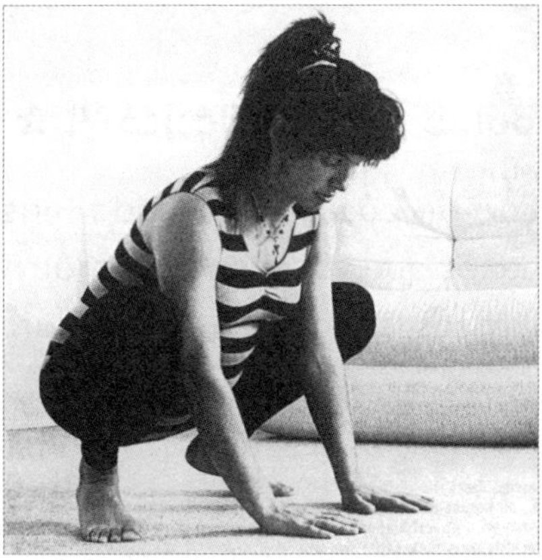

Benefícios

A manutenção de um bom tônus muscular no assoalho pélvico é essencial para a saúde e o bem-estar, especialmente durante a gravidez e no puerpério. Esse exercício melhora a circulação, previne o prolapso das vísceras e varizes, e vai garantir uma boa recuperação dos tecidos vaginais e perineais após o parto. O aprendizado do relaxamento e soltura do assoalho pélvico será útil no momento do parto para diminuir a possibilidade de roturas*, lacerações naturais dos tecidos do períneo, que podem ocorrer durante o parto.

Os exercícios do assoalho pélvico devem ser praticados com regularidade.

Sequência de exercícios VII

POSIÇÕES HORIZONTAIS

1. Exercício abdominal

a. Deite-se de costas no chão com os pés apoiados em uma parede e com os joelhos dobrados. Os pés devem estar paralelos e distantes cerca de 30 centímetros. Encaixe uma mão na outra por trás da cabeça e coloque os cotovelos no chão. Faça uma respiração abdominal profunda, relaxando e soltando os ombros, a coluna e a região lombar na direção da Terra. A cada expiração direcione a parte posterior da cintura para baixo. Sinta o ventre vazio quando expirar e a expansão quando o ar estiver entrando. Essa é a posição de descanso.

b. Junto com uma expiração, levante a cabeça, os ombros e os braços em direção aos pés. Segure um pouquinho, inspire e depois expire e retorne. Faça uma respiração completa na posição de descanso. Repita seis vezes. A seguir relaxe.

* Na Europa, a episiotomia não é um procedimento de rotina, e é realizada em proporções bem menores do que no Brasil. (N.T.)

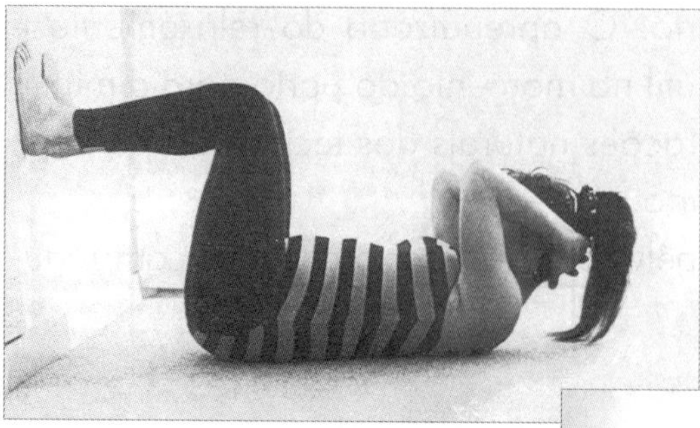

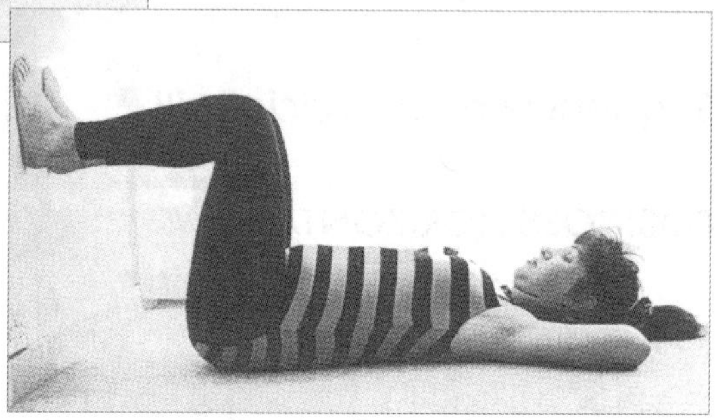

Sequência de exercícios VII, n.1: Exercício abdominal

Benefícios

Esse exercício fortalece suave e seguramente os músculos abdominais que sustentam seu útero gravídico deixando a região lombar completamente protegida e previne a diminuição do tônus muscular depois do parto.

2. Pernas abertas na parede (Básico VI) ☆

Aviso: desista deste exercício se você se sentir tonta ou desconfortável deitada de costas, particularmente nas últimas quatro semanas da gravidez, e concentre-se na versão sentada na *Sequência de exercícios II*.

a. Sente-se de costas para uma parede, com o quadril encostado nela. Faça um giro de modo que suas pernas se direcionem para o teto, e o tronco forme um ângulo de 90° com a parede com as nádegas encostadas nela.

Relaxe e respire profunda e agradavelmente com o ventre "esvaziando-se" em direção à coluna a cada expiração e inflando-se suavemente com a inspiração. Perceba a região lombar tocando o solo, relaxe e solte os ombros, trazendo-os em direção à pelve, esparramando-os pesadamente sobre o chão. Deixe o queixo cair aproximando-o do tórax para que possa estirar e relaxar a nuca, relaxe e solte qualquer tensão que tiver na mandíbula ou ao redor dos olhos. Respire calmamente.

b. Com a atenção na parte posterior das pernas, estire a panturrilha, flexionando os pés, e estique os calcanhares; depois, permita que suas pernas se abram o máximo que for possível, durante uma expiração. Você vai perceber o estiramento dos músculos na parte interna da coxa, entre o joelho e a pelve. Não deixe de respirar profundamente, encostando a região lombar pesadamente sobre o chão, sem dobrar os joelhos. No começo permaneça pouco tempo, aumentando gradualmente até atingir cinco minutos, conforme as tensões forem diminuindo.

c. Dobre os joelhos e encoste a planta de um pé na outra, trazendo as duas para perto do seu corpo. Com as mãos, empurre os joelhos em direção à parede.

Você pode alternar as posições "b" e "c" quantas vezes quiser.

Sequência de exercícios VII, n.2: Pernas abertas na parede

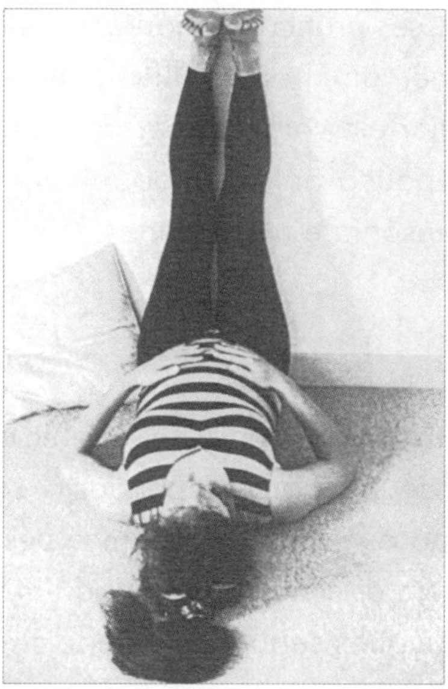

a

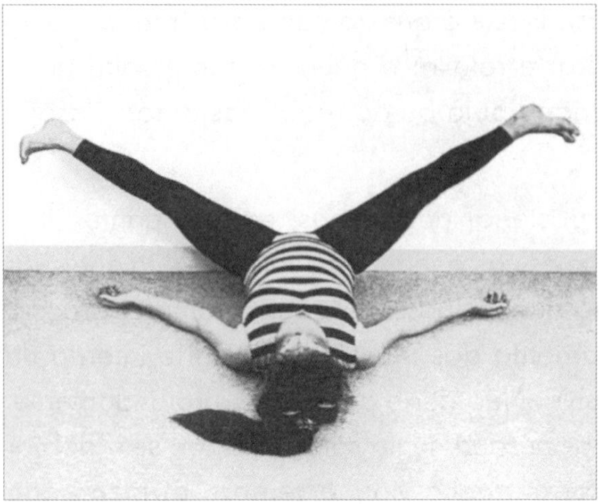

b

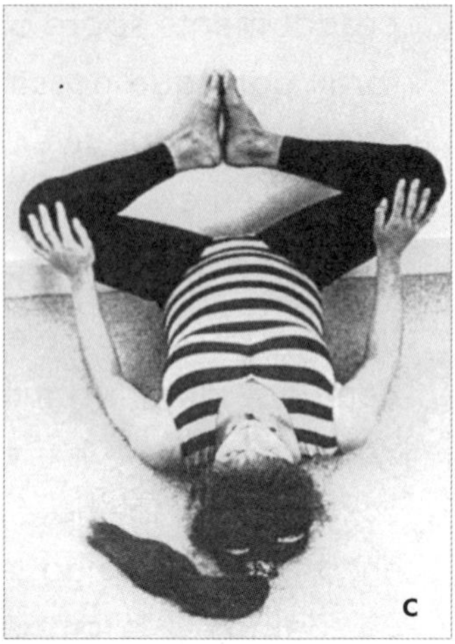

c

Benefícios

Esse é um dos melhores exercícios, pois relaxa as tensões dos adutores ou músculos da parte interna das coxas. Esses músculos possuem grande influência na região genital. O relaxamento desses músculos vai liberar a energia sexual bloqueada, ficando mais fácil atingir o orgasmo ou dar à luz. Vai fazê-la sentir-se mais aberta, relaxa os músculos perineais e ajuda a diminuir o medo e a inibição.

Esse exercício deve ser praticado diariamente durante a gravidez. No início poderá parecer um pouco difícil, mas em uma ou duas semanas de prática regular ele vai se tornar profundamente relaxante e revigorante. Fazê-lo um pouco antes de dormir seguido de um banho quente ajuda a prevenir insônia e mal-estar.

3. Exercício conjunto

a. A outra pessoa pode se ajoelhar confortavelmente atrás de sua cabeça, colocar as mãos nos seus ombros e pender o corpo para a frente, pressionando seus ombros para baixo com o peso do corpo dela, e no sentido horizontal em direção à parede, a fim de relaxá-los. Deve manter a pressão por alguns segundos e depois soltar.

b. Ela levanta a sua cabeça, tracionando-a pela base do crânio. Você deve confiar nela, relaxar e deixar acontecer. Depois, subindo as mãos, ela deve massagear suave mas firmemente desde a base do pescoço até em cima. Em seguida alternará uma mão com a outra até sentir que o pescoço está relaxado e alongado. Na sequência abaixará suavemente a sua cabeça, mantendo uma certa tração de modo que ela fique o mais longe possível do corpo.

c. Agora ela deve colocar as mãos sobre sua testa com as pontas dos dedos sobre as pálpebras e respirar profundamente algumas vezes, dando tempo para você relaxar e soltar os olhos.

d. Depois, ela vai segurar suavemente na parte inferior dos seus punhos e pender o corpo para trás, com o peso do corpo dela exercendo uma suave mas firme tração em seus ombros. Isso ajuda a "criar mais espaço" para o bebê, relaxa e solta a parte superior das costas e da caixa torácica.

   Deve manter a tração por certo tempo e a seguir depositar seus braços suavemente no chão.

Sequência de exercícios VII, n.3: Exercício conjunto

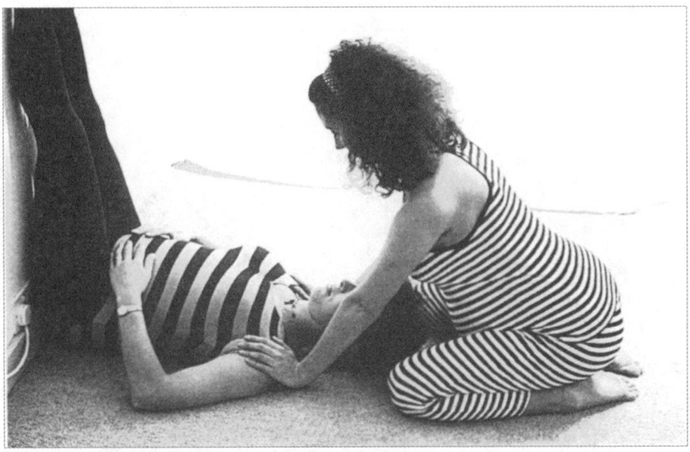

a

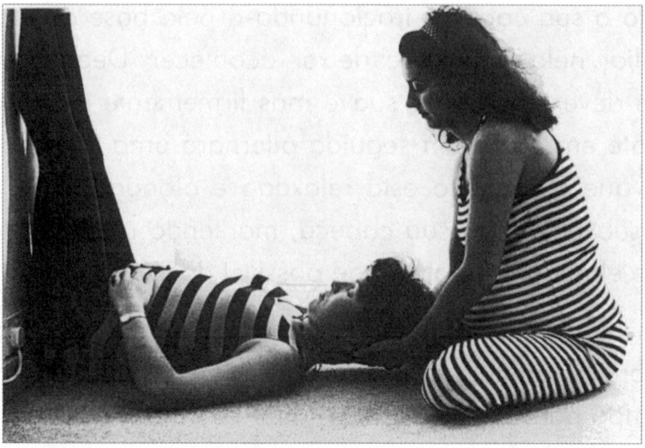

b

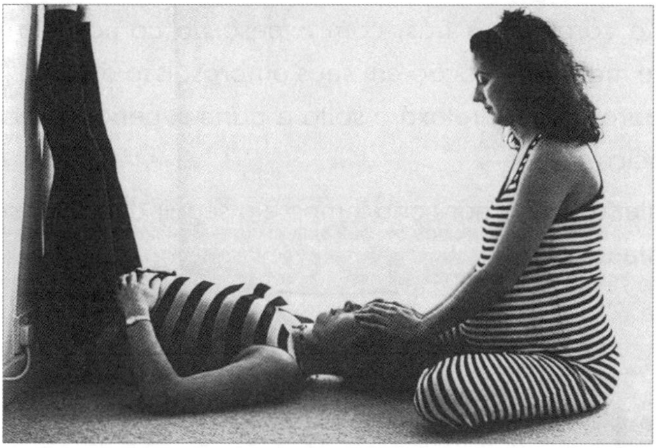

c

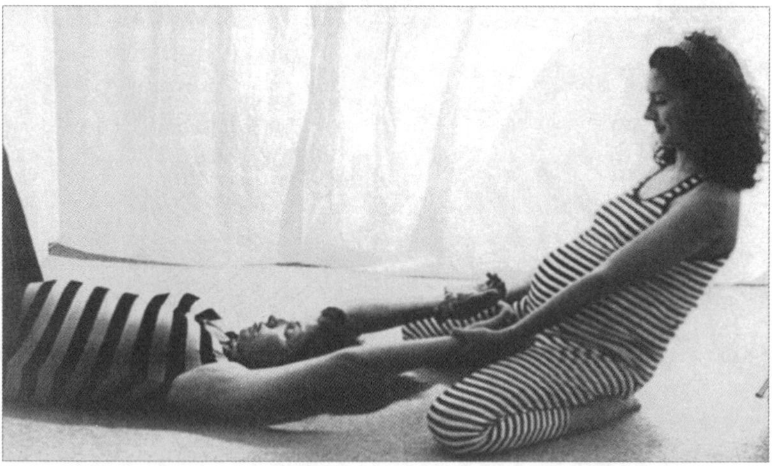

d

Sequência de exercícios VIII

RELAXAMENTO DA COLUNA

1. Posição horizontal básica

Deite-se de costas com os joelhos dobrados e os pés separados cerca de 30 centímetros, com os calcanhares próximos ao corpo. Os pés devem ficar paralelos, levemente abertos lateralmente. Coloque as mãos no baixo ventre. Relaxe os olhos, a boca e os ombros, e solte a nuca, aproximando o queixo do tórax.

Respire profundamente, encostando a região lombar o máximo que puder no chão. Sinta o pequeno movimento que seu ventre faz em direção à coluna enquanto expira e depois o suave aproximar das mãos com a inspiração. Continue respirando por um tempo, liberando todas as tensões até ficar totalmente relaxada.

Se sentir algum desconforto nessa posição, deixe essa sequência de lado.

Sequência de exercícios VIII, n.1: Posição horizontal básica

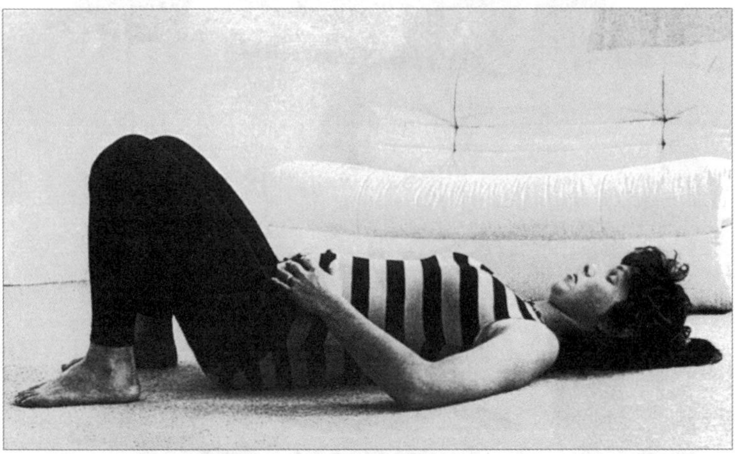

2. Levantamento Pélvico

Partindo da posição horizontal básica, coloque os braços paralelamente ao seu corpo, com as palmas das mãos viradas para baixo.

Pressione os calcanhares no chão e, durante uma expiração, mantendo os pés firmes e paralelos, levante a pelve em direção ao teto, "alargando" o sacro e levantando a coluna até que seu peso esteja apoiado no pescoço e ombros, de um lado, e nos pés, de outro. Mantenha o pescoço e os ombros completamente relaxados.

Expire e relaxe lentamente, vértebra por vértebra, partindo do pescoço como se estivesse desenrolando um rocambole, até a coluna toda estar em contato com o chão novamente. Faça respiração diafragmática para relaxar e repita o exercício mais três vezes.

Sequência de exercícios VIII, n.2: Levantamento pélvico

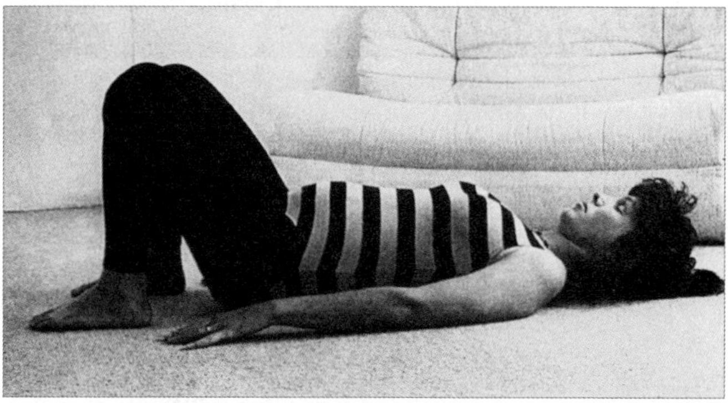

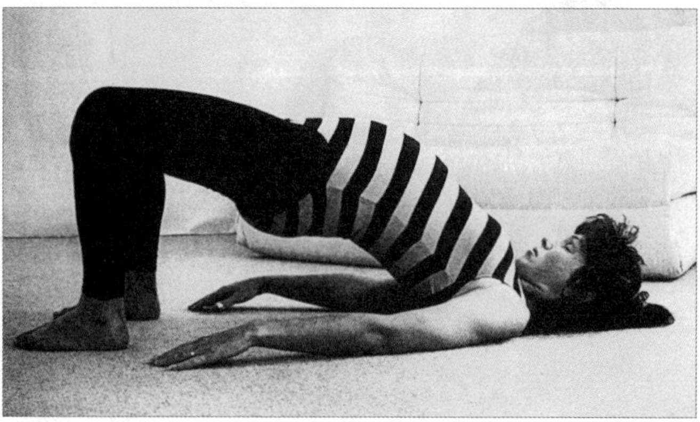

3. Relaxamento da região lombar

Levante os pés do chão e puxe os joelhos em direção aos ombros sem levantar a região lombar do chão ou tensionar os ombros.

Respire e relaxe por alguns instantes dando tempo para que ocorra o relaxamento da região lombar. Cruze os pés na altura dos tornozelos, apóie as mãos nas laterais e, deixando o quadril pender para um dos lados, faça movimentos giratórios, desenhando pequenos círculos no chão com a região lombar. Retorne ao centro e repita do outro lado. Esse exercício libera tensões lombares e diminui o cansaço.

Estique a perna esquerda para a frente e dobre a direita; segure o joelho com a mão e tracione-o levemente em direção ao ombro. Certifique-se de que a perna esticada está pesadamente relaxada e a região lombar continua em contato com o chão.

Sequência de exercícios VIII, n.3: Relaxamento da região lombar

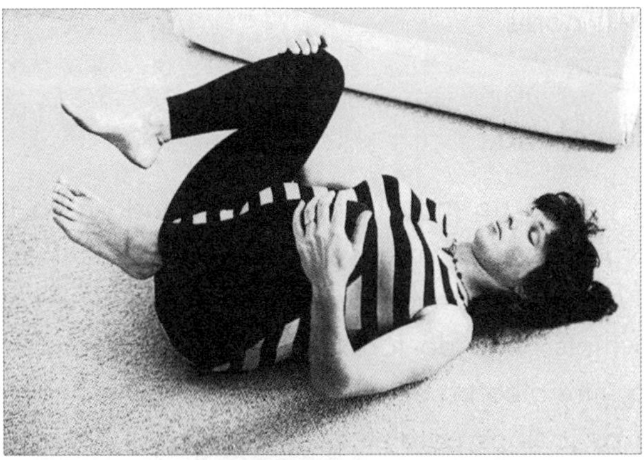

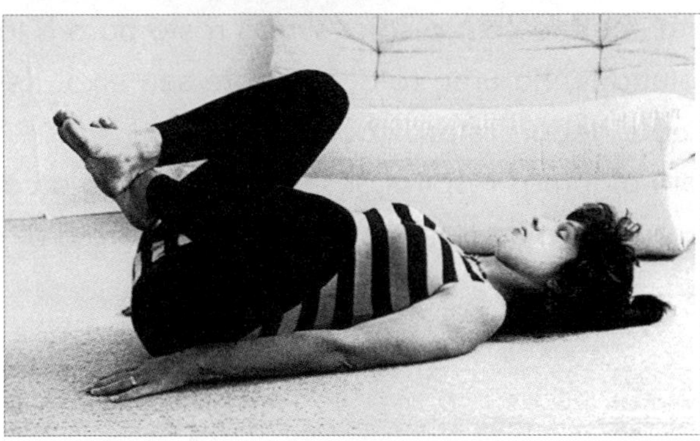

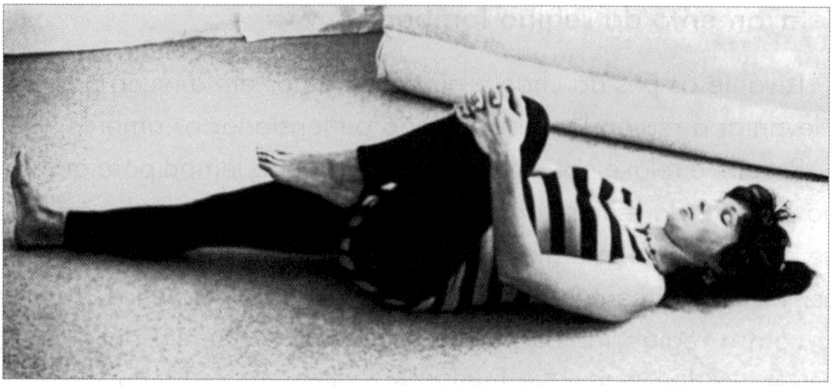

O movimento deve ser suave, relaxando com a respiração e com as articulações coxofemorais paralelas ao chão.

Mantenha-se nessa posição por um minuto ou dois e depois troque de perna.

Esse exercício relaxa e libera as articulações sacroilíacas e irá ajudar a aliviar possíveis dores.

4. Rotação da coluna

Coloque um pé ao lado do outro, deixando-os o mais próximo possível do corpo. Abra os braços fazendo uma cruz. Relaxe e solte os ombros e a coluna sobre o chão e aumente a amplitude da nuca, trazendo o queixo para mais perto do tórax. Respire profundamente e, durante uma expiração, gire o corpo para o lado esquerdo até o joelho encostar no chão (com os joelhos paralelos), enquanto os braços e os ombros permanecem em contato com o solo. Vire o rosto para o lado direito de modo que a coluna tenha uma rotação sobre seu eixo. Respire e relaxe por algum tempo e depois retorne ao centro.

Relaxe com algumas respirações, solte a coluna a cada expiração e depois faça o exercício do outro lado – joelhos para a direita e cabeça para a esquerda.

Sequência de exercícios VIII, n.4: Rotação da coluna

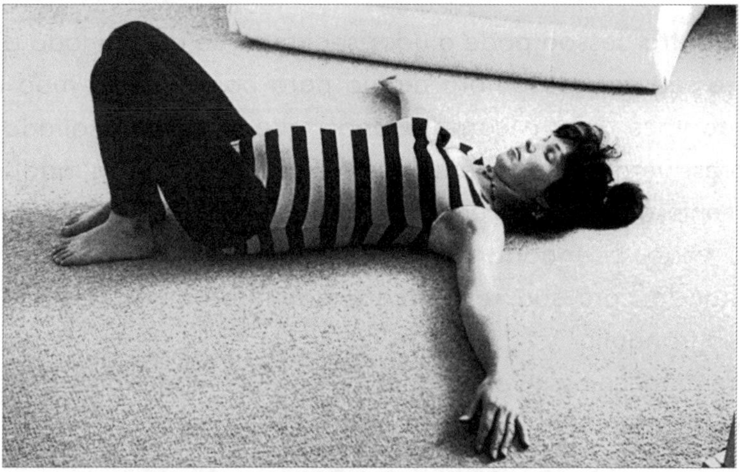

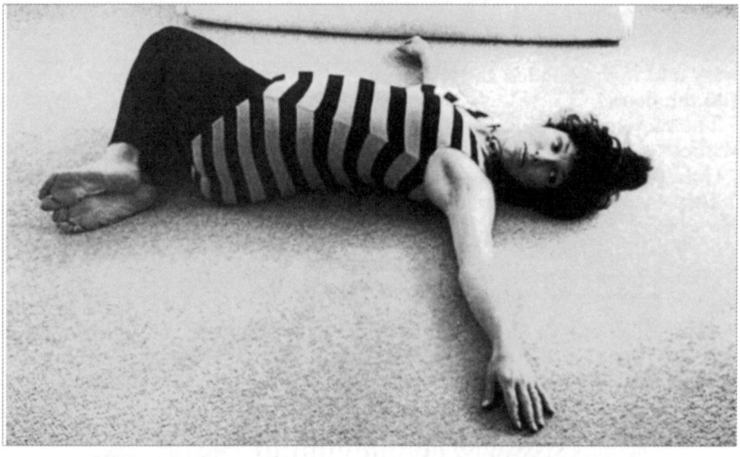

Benefícios

A rotação da coluna fortalece, lubrifica e alonga a coluna vertebral e libera tensões da região lombar. Alivia e previne cefaleias.

Exercício conjunto

A outra pessoa pode ajudar sentando-se do seu lado direito, no início, e segurar seu ombro direito para baixo com a mão esquerda antes de você girar o corpo. Depois que você tiver soltado o corpo para a esquerda, ela pode colocar a mão direita no quadril e auxiliar suavemente a rotação lateral enquanto mantém os ombros em contato com o chão. É importante auxiliar suavemente sem fazer pressão, trabalhando com sua respiração, para liberar as tensões de uma maneira tranquila.

Permaneça assim por alguns instantes e depois faça do outro lado, com a amiga no lado esquerdo.

Rotação da coluna com ajuda

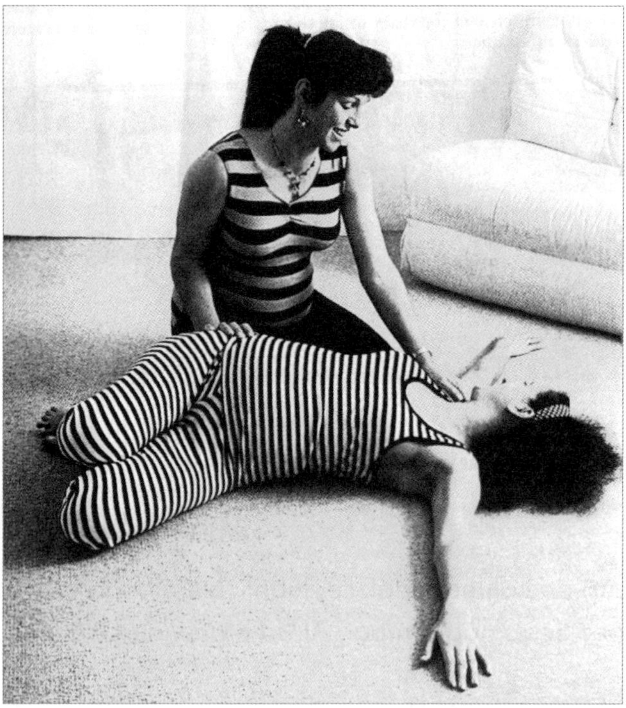

5. Relaxamento

Coloque um travesseiro na cabeça e outro sob os joelhos, de modo que fique completamente relaxada.

Feche os olhos e deixe o peso do corpo se depositar completamente sobre o solo. Respire profundamente, relaxando e soltando cada parte do corpo durante cada expiração.

Mantenha a atenção na respiração e encontre seu centro, relaxando mais e mais.

Permaneça assim de 5 a 20 minutos. Antes de abandonar a posição, dirija sua atenção para a presença do bebê dentro de você e desfrute alguns minutos dessa paz relaxante com ele.

Na hora de abandonar a posição, leve algum tempo para abrir os olhos, deixe a luminosidade entrar suavemente, sem pressa de enxergar o mundo exterior. Mantenha contato com esse relaxamento e paz interiores enquanto se espreguiça e se levanta no momento que julgar apropriado.

Após os exercícios tome um copo de suco de frutas, água mineral ou chá natural. Evite cair na roda da vida após os exercícios. O ideal seria despender um tempo nadando ou fazer uma caminhada a céu aberto.

Sequência de exercícios VIII, n.5: Relaxamento

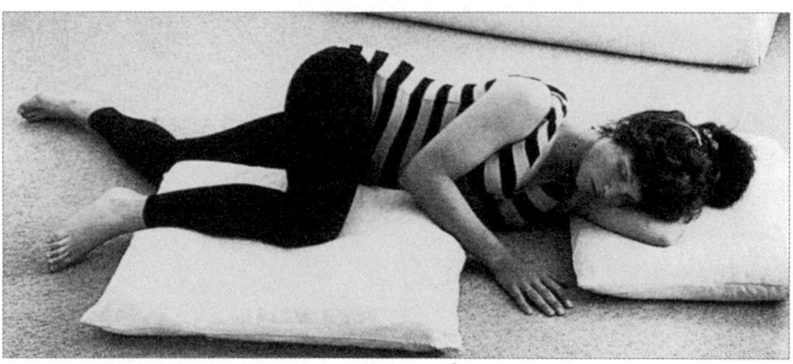

5. Respiração

"Na hora do parto consegui me manter firme o tempo todo graças à combinação das posições verticais e mantive contato com meu eu interior com o auxílio das respirações, entrando em sintonia com meus ritmos corporais. Sem isto, certamente a experiência não teria sido tão gratificante."

Este livro não contém nenhuma técnica respiratória. Nosso objetivo maior é que você se certifique de que está respirando de maneira saudável (ver Capítulo 4, Sequência de exercícios I, p.125). Da mesma maneira que a rigidez muscular é uma epidemia subliminar na nossa cultura, a respiração limitada também o é.

Dentro do ritmo civilizado de vida, as atividades do dia a dia raramente solicitam que usemos nossos corpos na sua capacidade total. A maioria de nós passa os dias sem qualquer atividade física ou com atividades aquém do ponto que nossos corpos requerem para estimular a respiração. O resultado é que a respiração pode se tornar mais curta e mais acelerada do que deveria ser, limitando a oferta de oxigênio e a eliminação de dióxido de carbono.

Se você observar a respiração natural de um bebê ou de uma criança, verá que o abdome se move como um fole a cada ciclo da respiração, enquanto o tórax permanece imóvel e os ombros relaxados. Essa é a respiração natural, relaxada e profunda. Quando nos tornamos adultos, muitos respiram de maneira superficial, utilizando principalmente a parte superior do tórax em vez de usar o abdome, lançando mão de 1/3 da nossa capacidade respiratória. Respirando mais rapidamente do que deveríamos, iniciamos uma nova respiração antes que nossos pulmões estejam completamente esvaziados do ar viciado; assim o ar oxigenado se mistura com o viciado, levando a uma menor oferta de oxigênio. Isso também diminui nossa vitalidade com o passar do tempo.

Dependemos do ar para viver e para a própria saúde – esse é o ritmo básico do corpo. Cada vez que inspiramos, estamos extraindo uma parte do ar – elemento doador de vida – e cada vez que expiramos, estamos nos livrando de algo que o corpo não aproveita mais. Esse constante "tira e põe" aliado ao fluxo de energia, tem início no momento em que nascemos e continua durante toda a vida, pulsando dentro de nós uma corrente alternante. Qualquer atividade do corpo está inerentemente relacionada com a respiração.

O que acontece quando respiramos?

O portão de entrada para o ar é o nariz. Os pequenos pelos nas narinas evitam a entrada de partículas de pó para os pulmões. A cavidade nasal, coberta por uma membrana mucosa, esquenta o ar e retém mais um pouco a poeira e os germes. As glândulas se encarregam de matar as bactérias, enquanto a percepção dos odores nos protege de inalar gases nocivos.

Os músculos diretamente relacionados com a respiração são os intercostais – entre as costelas e o diafragma – um forte feixe muscular que separa tórax e abdome. Os pulmões não contêm músculos; eles se expandem dentro de um espaço vazio com o qual estão em contato. São envolvidos por uma forte membrana conectada às paredes do tórax, cujos movimentos levam às alterações de volume dos pulmões conforme o ar entra ou sai.

Com a respiração curta, superficial, utilizamos somente a musculatura intercostal. Apenas quando respiramos profundamente o diafragma se move ritmicamente para cima e para baixo, permitindo que a cavidade torácica se amplie de uma maneira global.

A respiração eficiente depende da boa postura. Se você ficar com o tórax contraído e limitado e os ombros curvados, o espaço intratorácico será pequeno e sua respiração, limitada.

Com a forma de uma abóbada, o diafragma achata quando se contrai, comprimindo os órgãos abdominais para baixo, e o abdome dilata com a inspiração. Com a expiração ele relaxa e se move para cima, em direção à cavidade torácica. Isso é o que acontece quando você percebe o movimento respiratório no ventre quando respira profundamente, expandindo com a inspiração e se recolhendo com a expiração. O diafragma se move para cima e para baixo a cada ciclo da respiração, o que determina uma leve pressão sobre o fígado, o estômago e outros órgãos internos. O ritmo dos pulmões transforma-se em uma suave massagem que favorece o funcionamento natural dos órgãos internos. Cada ciclo da respiração estimula a circulação de sangue para esses órgãos e aumenta o metabolismo. Essa massagem fisiológica não acontece quando respiramos apenas com o tórax.

Respiração profunda
A ação do diafragma

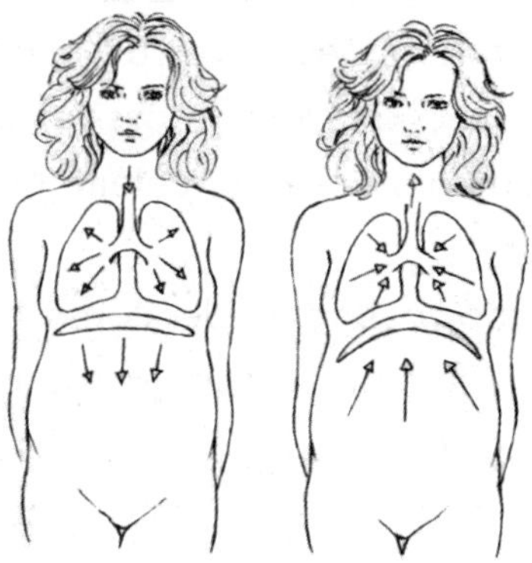

a. *Inspiração*
O ar entra nos pulmões, o diafragma se desloca para baixo e aumenta a pressão.

b. *Expiração*
O ar sai dos pulmões, o diafragma se eleva e a pressão abdominal diminui.

Conseguimos sobreviver semanas sem alimento sólido e alguns dias sem água, mas não passamos minutos sem um pouco de ar. A respiração é uma das funções biológicas mais importantes. Cada célula viva necessita de oxigênio, eliminando-o na forma de CO_2 (dióxido de carbono). Se as células do cérebro sofrerem uma privação total de oxigênio, mesmo que seja por um período bem pequeno (por exemplo, 10 segundos), o corpo poderá sofrer sérios danos. Durante a gravidez e o parto você respira por dois: por você e pelo seu bebê.

Respiração durante o processo de parto

Normalmente respiramos pelo nariz. No exercício de respiração profunda (ver Capítulo 4, Sequência de exercícios I, p.125), em alguns exercícios sugiro expelir o ar pela boca. A explicação é que, durante as ondas uterinas (contrações) mais fortes do trabalho de parto, muitas mulheres naturalmente tendem a expirar pela boca. É fundamental que você respire pelo nariz durante o dia e a noite, e expire pela boca somente quando pratica os exercícios de respiração profunda, durante os outros exercícios, ou no trabalho de parto se sentir necessidade.

A prática regular desse exercício vai ampliar sua respiração, além de permitir que você respire com toda sua caixa torácica e use corretamente o diafragma. Vai também ensiná-la a se concentrar no ritmo respiratório básico do seu corpo. Ao contrário do ritmo cardíaco e das ondas uterinas (contrações), que são involuntários, o ritmo respiratório é voluntário e involuntário. É possível alterar nossa frequência respiratória conscientemente e isso tem efeito direto no nosso estado de consciência.

A respiração, como você vai poder constatar, está relacionada bem de perto com a mente. No Hatha Yoga, os exercícios de respiração profunda são o prelúdio da meditação. Ao trazer a atenção para dentro de si mesma, concentrando-se na respiração, você terá uma possibilidade simples e natural de experimentar estados mais profundos de consciência. Isso vai ajudá-la a atingir um estado de harmonia com seu eu interior e com os sentimentos profundos e intensos que irá vivenciar durante o trabalho de parto. Concentrar-se na respiração inativa a mente, interrompe o diálogo interno que normalmente ocupa nosso pensamento, e aproxima você de você mesma e do seu bebê. Cada trabalho de parto tem seu próprio ritmo. A concentração nos ritmos da sua respiração vai permitir que você entre em ressonância com esse ritmo, instintivamente, e que se renda às forças vitais que atuam dentro do seu corpo.

Durante o trabalho de parto e o parto não existe técnica.

A respiração pode ser espontânea. É enquanto você está grávida, que a prática diária da respiração abdominal é importante. Quando estiver em trabalho de parto você pode usar sua capacidade de dirigir a atenção para a respiração para conseguir se concentrar. Você poderá se concentrar nas expirações, ou ficar relaxada no pico da contração, como também emitir sons durante a expiração. Tudo isso irá ocorrer naturalmente se você assimilou a respiração profunda e abdominal durante a gestação e a tornou parte dos exercícios e da prática de relaxamento.

> *"Estava plenamente consciente de onde o bebê estava e de como meu corpo estava funcionando; as pessoas observaram depois que, à exceção dos músculos contraídos, meu corpo estava totalmente relaxado. Lancei mão da respiração diafragmática a cada contração, sendo às vezes bem rápida e fazendo ruídos, mas sempre me concentrando e a cada momento consciente do pico da contração e depois do alívio das dores."*

Pode ser muito interessante e agradável exercitar a respiração profunda junto com alguém que vai estar com você no momento do parto. No início você vai se sentir mais calma e à vontade. Gradualmente isso vai se aprofundar em uma meditação calma e gratificante, unindo mente e corpo, conduzindo-a para o seu centro interior e realçando a consciência da presença de outro ser dentro de você.

6. Massagem

Associada à movimentação, à posição e à respiração, a massagem pode ser de grande valia tanto para a gravidez como para o processo de parto. Para muitas mulheres não há nada mais reconfortante e relaxante que o toque de outra pessoa. Você pode se surpreender com o poder mágico e curativo que suas mãos possuem. Com o toque expressamos o amor e o afeto pelo outro, e podemos também lançar mão efetivamente da massagem para alívio de nós mesmos, ou de outras pessoas, de dores e tensões musculares desnecessárias.

A massagem é uma arte que precisa ser cultivada e o único modo de aprendê-la é explorando e experimentando. Existem vários tipos de massagem, porém este livro vai abordar a mais simples, a massagem "intuitiva", pois não necessita de uma técnica específica.

Comece por experimentar em você mesma, descobrindo quais os toques que despertam boas sensações e quais as partes do corpo que precisam ser massageadas. Depois, tente em outra pessoa, de preferência alguém que irá estar presente no seu parto. É bom lembrar que algumas mulheres adoram ser massageadas durante o trabalho de parto e acham que isso alivia suas dores, enquanto outras preferem que não se chegue perto. No entanto, praticamente todas as mulheres poderão se beneficiar da massagem durante a gravidez e depois do parto.

Existem basicamente quatro maneiras de fazer massagem:

Deslize suave

Geralmente é feito com as palmas das mãos. Em algumas situações, como dor intensa ou contratura, ou em recém-nascidos e crianças, o toque suave é praticamente a única maneira possível de massagear.

Deslize profundo

É feito da mesma maneira que o deslize suave, mas com mais firmeza e pressão.

Toque profundo

Pressão firme que pode ser feita com as pontas dos dedos, com o polegar, com os nós dos dedos ou com os cotovelos, em uma pequena área de cada vez, atingindo nódulos musculares profundos que podem ser desmanchados com pequenos movimentos circulares. A massagem trabalha mais com os tecidos musculares e com os ossos do que com a pele.

Massagem

Para a massagem propriamente dita usa-se a mão inteira, alternando o movimento de aperto com o de relaxamento do músculo. É mais indicada para grandes áreas musculares como as nádegas ou as coxas.

Uma boa sugestão para começar é você mesma massagear seus pés e suas mãos.

EXPERIMENTE FAZER O SEGUINTE:

Explore com uma mão a superfície de contato da outra e as estruturas ósseas que ficam por baixo. Experimente todas as possibilidades de movimentos de todas as articulações. Sinta cada dedo separadamente e pressione cada junta no seu limite. A seguir separe os dedos o máximo que puder. Agora explore profundamente os espaços entre os ossos no dorso da mão e também os ossos do pulso. Utilize o mesmo procedimento com a outra mão. Por último, agite forte e rapidamente as mãos, iniciando o movimento nos ombros, deixando os braços relaxados e os pulsos totalmente soltos.

Tente fazer o mesmo com os pés. Experimente diferentes níveis de pressão, usando os polegares. Pressione o arco plantar em toda sua extensão para cima com o máximo de firmeza possível, fazendo pequenos movimentos circulares com o polegar. Se encontrar um ponto dolorido, permaneça um pouco mais nesse local e tente dissipar a sensação dolorosa. Você pode encontrar alguns nódulos bem duros no subcutâneo, que cedem com a massagem firme e parecem desaparecer. Use o mesmo processo em torno da base do hálux, na planta do pé, no calcanhar, no tendão de aquiles, no tornozelo e na panturrilha. Finalmente, explore o dorso dos pés e os dedos, um por vez, dobrando-os primeiramente para trás e depois para a frente, levando cada articulação ao seu limite. A seguir tracione-os e gire-os todos e finalmente separe-os de lado a lado.

Depois de descobrir o prazer de massagear os próprios pés, ofereça essa massagem ao seu companheiro. Você vai observar que esse hábito se torna cada vez mais agradável e que, com o acúmulo de experiência, sua criatividade natural vai acabar conduzindo sua massagem.

Experimentem, entre vocês, massagear o pescoço, os ombros, as costas e a parte da frente do corpo.

Lembre sempre que ambos devem se sentir confortáveis.

Se você tiver interesse nesse assunto há bons livros sobre massagem; existem inclusive cursos em algumas cidades para aqueles que desejarem se aprofundar (ver *Leituras recomendadas*, p.402).

Massagem durante a gravidez

Automassagem

Após um banho de imersão explore seu corpo. Uma boa sugestão é passar um óleo na pele, particularmente no ventre e nos seios (pode ser óleo de amêndoas ou de germe de trigo). No último mês da gravidez, algumas obstetrizes recomendam passar óleo no períneo (pode ser de oliva), todos os dias após o banho, como preparação para o parto. É muito bom ter esse contato e se familiarizar com a região pélvica, explorar os ossos da pelve e retirar, por meio da massagem, toda a tensão na virilha. Você pode se tocar internamente para localizar o colo do útero (experimente de maneira delicada após um banho, na posição de cócoras).

Durante os exercícios, aproveite para massagear as regiões do corpo que estiverem se alongando. Isso é particularmente útil para a parte interna das coxas.

Sendo massageada

A massagem durante a gravidez pode ser de inestimável valia, especialmente antes de dormir ou durante o processo de parto. É um ótimo treinamento para massagear o bebê depois do parto.

Como aquecimento, faça a seguinte experiência:

Cabeça e pescoço

Aviso: *esta massagem é para ser feita durante a gravidez, mas a posição horizontal não é aconselhada para o trabalho de parto. Durante as ondas (contrações), o pescoço e os ombros poderão ser massageados enquanto você estiver sentada ou ajoelhada.*

Deite-se de costas no chão com os joelhos dobrados e as pernas para cima, apoiadas em uma cadeira ou na cama. Coloque os braços ao longo do corpo, de forma confortável. Seu companheiro pode se sentar ou ficar de joelhos atrás da sua cabeça, desde que também fique confortável. (Outra possibilidade é você deitar na cama e ele se sentar em uma cadeira atrás de você.)

Instruções para o companheiro: "Faça uma pressão para baixo com as mãos sobre os ombros da gestante quando ela estiver expirando, para ajudar a relaxá-los. Deslize as mãos para a nuca e tracione-a firmemente para cima, partindo da base do pescoço em direção à cabeça, com as duas mãos ao mesmo tempo (ver p.162). Deslize a mão para baixo e repita outras vezes, como se estivesse esticando o pescoço. Volte ao ponto de partida mas desta vez faça movimentos circulares de pequena amplitude com as pontas dos dedos, enquanto estiver subindo bem lentamente.

Pegue a cabeça dela nas suas mãos e desloque suavemente para cima e para a frente, de modo que o queixo abaixe e se aproxime do tórax. Mantenha alguns segundos e abaixe lentamente até o chão. Agora vire a cabeça para um lado e massageie o lado do pescoço que ficou virado para cima; termine com firmes movimentos circulares na base do cérebro. Espere um pouco, depois gire a cabeça para o outro lado e repita.

Explore a mandíbula, o maxilar e a boca, bochechas, nariz, têmporas e as bordas das cavidades onde se alojam os olhos. Faça movimentos deslizantes, partindo do centro para fora e depois volte à mesma região e faça movimentos circulares pequenos e consistentes, pode até exercer alguma pressão.

Massageie a testa, partindo do centro para fora, e finalmente coloque uma mão de cada lado da cabeça com os dedos cobrindo suavemente os olhos. Permaneça sentado assim tranquilamente por um minuto, os dois respirando profundamente e em seguida, lenta e delicadamente, retire as mãos."

Costas

"Meu marido massageou minhas cadeiras de uma maneira delicada, e isso foi de grande ajuda."

Fique de joelhos com o tronco erguido e relaxe, inclinando o tronco para a frente, sobre uma pilha de almofadas, com os joelhos bem separados e os pés apontando um para o outro. Seu companheiro deve ficar também de joelhos atrás de você, cuidando para que não arqueie a coluna.

Outra possibilidade é você se sentar em uma cadeira, mas com o ventre voltado para o encosto e o seu companheiro ficar ajoelhado no chão atrás de você ou sentado em outra cadeira.

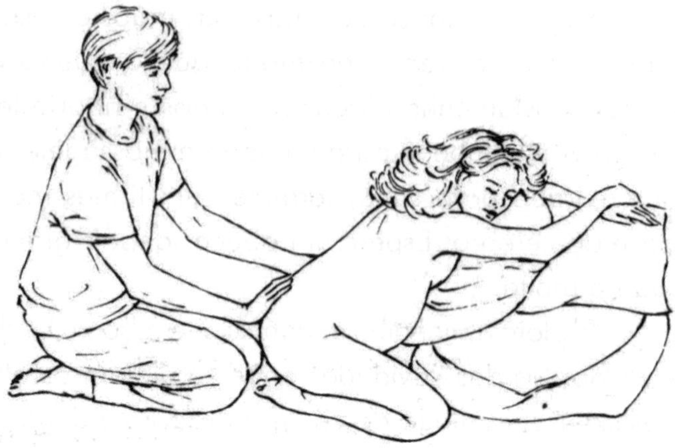

Uma boa posição de joelhos para a massagem das costas

"Comece na base da cabeça e sinta cada vértebra da coluna, massageando uma a uma com movimentos circulares, descendo até atingir o sacro. Massageie os músculos ao lado da coluna vertebral com os polegares das duas mãos, fazendo pressão firme e agradável. Faça de novo movimentos circulares. Demore mais quando encontrar algum nódulo de tensão. Nesse caso, coloque as mãos sobre a região muscular dos ombros e massageie até sentir que a região ficou macia.

Durante o trabalho de parto a maior parte das mulheres pede massagem na região sacral e lombar, pois é dali que partem os nervos que inervam a pelve.

A massagem do sacro pode ser um eficiente meio para diminuir as dores das contrações. Sugiro massagear somente durante a contração e depois parar. O uso de talco ou óleo de massagem pode evitar um contato rude. Algumas mulheres não gostam de pressão profunda durante a contração, preferem um toque suave. Tente fazer movimentos rítmicos que estejam em harmonia com a respiração dela. A melhor maneira de exercitar isso é respirar profundamente enquanto estiver fazendo a massagem. Com as palmas das mãos, particularmente com a região carnosa antes dos punhos, faça círculos leves, lentos e rítmicos sobre a região sacral, aumentando a pressão de acordo com a necessidade dela."

"Quando estava quase chegando a hora do bebê nascer fiquei nervosa e meu marido, Brian, foi uma ajuda importante, pois me lembrou de manter a respiração profunda e lenta. Durante todas as contrações ele massageou

minhas costas de uma maneira bem suave; isso para mim foi como uma mágica, pois desviou minha atenção da dor."

"Experimente usar as palmas das mãos e, começando do centro, faça movimentos lentos em direção às laterais dessa região ou para baixo, para as coxas. Depois levante as mãos e repita o movimento.

a. Use uma mão para massagear com movimentos circulares a região lombar.

b. Use as duas mãos para fazer movimentos deslizantes, para baixo até as coxas ou panturrilhas.

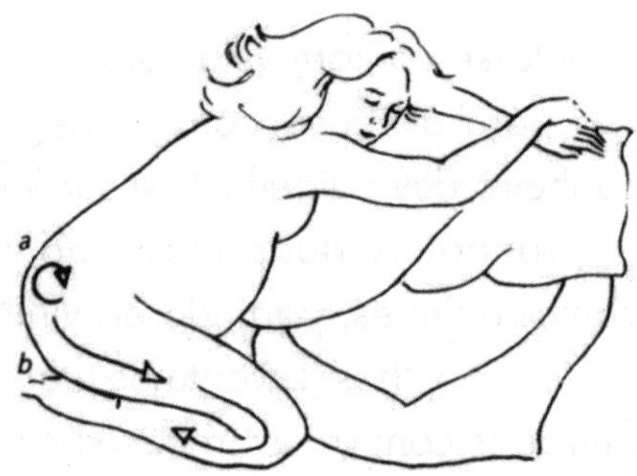

Coloque uma mão em forma de concha na porção terminal da coluna, com a parte carnosa cobrindo o cóccix dela. Sem tirar a mão do lugar, pressione de modo que o calor da sua mão se espalhe nas costas dela. Algumas mulheres acham que isso ajuda durante as contrações. Sua mulher pode aumentar ou diminuir a pressão se empurrar o corpo mais para trás ou para a frente."

"O calor da mão do Luiz, que estava somente encostada no final da minha coluna foi muito tranquilizador, e ele pode sentir o movimento do cóccix."

a. Massagem deslizante alternada para baixo na coluna.

b. Com a parte carnuda da mão aplicar uma pressão suave sobre o cóccix.

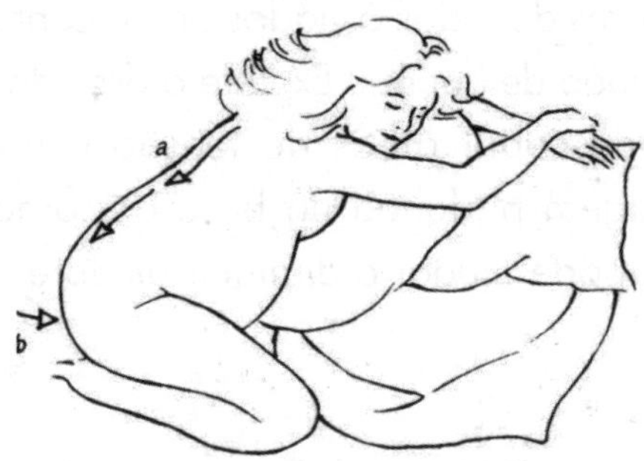

"Coloque a palma da sua mão esquerda na nuca e deslize-a de maneira firme e contínua até o sacro. Faça o mesmo com a mão direita e repita ritmicamente alternando as mãos. Isso acalma bastante e pode ser usado para eliminar tremores."

Coxa, panturrilha e pé

Sente-se confortavelmente em uma cadeira, pendendo um pouco o corpo para a frente, com as pernas abertas e os pés no chão. Seu companheiro deve ajoelhar na sua frente em uma posição confortável.

"Usando as duas mãos ao mesmo tempo, faça movimentos deslizantes e firmes, partindo da virilha, ao longo da região interna das coxas, até os joelhos. Levante as mãos e repita com movimentos rítmicos, sincronizados com a respiração dela."

Durante a gestação ou trabalho de parto você pode sentir cãibras na panturrilha. Sentada em uma cadeira, coloque uma perna no colo do seu companheiro. Ele deve dobrar seu pé/artelhos para cima enquanto você segura a barriga da perna e a massageia suavemente, de acordo com o movimento dele.

Vamos passar para os pés. Essa massagem também pode ser feita na posição ajoelhada. A massagem dos pés pode ser de extrema ajuda durante o trabalho de parto, particularmente na região do calcanhar e tendão de aquiles, atrás dos ossos do tornozelo, pois segundo os reflexologistas há uma ligação dessa área com o útero e com a região genital.

"Segure o pé com uma mão e com a outra faça movimentos circulares de todos os lados do calcanhar, depois deslize pelos dois lados do tendão de aquiles. Explore o osso do tornozelo e faça toques profundos para descobrir áreas de tensão e nódulos. Para algumas pessoas a massagem profunda na base do tornozelo, se você encontrar o ponto certo, pode ajudar a diminuir as dores do parto."

Ventre

Durante o trabalho de parto, quando as contrações podem se tornar mais doloridas, uma massagem de toque suave, com a ponta dos dedos, pode ajudar a acalmar. Experimente você mesma na posição vertical.

No baixo ventre, com a mão aberta, faça um movimento bem suave, amplo, como um meio círculo, de um lado até o outro. Levante a mão e repita mais uma vez no ritmo da sua respiração.

Experimente fazer isso com outra pessoa.

Finalmente, seu companheiro deve se tornar consciente das partes do seu corpo que ficam tensas quando você está sob estresse, e ser capaz, intuitivamente, de retirar com as mãos qualquer tensão que você tenha durante o parto, seja testa franzida, ombros tensos e contraídos, punhos cerrados ou outra qualquer.

Algumas mulheres gostam muito do efeito relaxante da massagem durante o trabalho de parto. Mas pode ser que você prefira que não toquem em você ou ache que a massagem a está distraindo. Você pode preferir um toque suave, um afago, ou pode até querer uma massagem profunda. Deixe claro para seu companheiro o que você gosta e o que você não gosta. Não tenha receio de pedir aquilo que quer, pois esse é o único jeito que ele tem de saber qual a melhor maneira de ajudar.

Referências

1. ODENT, Michel. *The Fetus Ejection Reflex*. Birth (USA) 14: junho de 1987.

   NEWTON, N. *The Fetus Ejection Reflex Revisited*. Birth (USA) 14: 106-8 junho de 1987.

2. NEWTON, N., FOSHEE, D. e NEWTON, M. *Experimental inhibition of labour through environmental disturbance*. Obstetrics and Gynaecology 67, pp.371-377, 1966.

7. Trabalho de parto e parto

Janet Balaskas criou uma nova linguagem para definir cada estágio do processo de parto. Uma linguagem feminina, simples e fácil. A nova linguagem do Parto Ativo tem por objetivo ajudá-la a visualizar, de forma positiva e saudável, as mudanças que vão acontecendo em seu corpo. Assim, você associa o que seu corpo vai fazendo ao longo das etapas do processo de parto com suas próprias necessidades e com todo o amor que floresce em você.

Ao mesmo tempo, a linguagem usual foi mantida no livro, pois é assim que a literatura e os profissionais da saúde vão nomear cada fase. Você precisa saber qual é a linguagem "oficial" para se informar e dialogar com quem quer que seja sobre todo o seu ciclo de gravidez, parto e pós-parto.

Vamos conhecê-la?

O MÊS ANTERIOR AO PARTO

Aqui não há ainda uma linguagem específica, mas esta fase é incluída nas etapas do processo porque é muito importante. É uma época em que a mulher precisa de mais recolhimento, mais carinho, mais atenção e amor. Precisa descansar e relaxar. Sorrir. Se possível, fazer só o que gosta, ir onde gosta, ficar perto das pessoas que gosta. Permitir-se dizer "não" e priorizar seu bem-estar e suas necessidades. Assim, o corpo estará em ótimas condições para facilitar a intensa liberação hormonal que precisa surgir para fazer o processo de parto acontecer.

ONDAS UTERINAS

(Contrações uterinas)

Em Parto Ativo, chamamos as contrações de "ondas", ou "ondas de energia". Este termo foi adotado porque, na verdade, o colo do útero não se contrai, ele se abre. O que se contrai é o resto do útero, que puxa as fibras musculares do colo do útero para cima, provocando a abertura lá embaixo. Cada "contração", ou "onda", começa leve e vai crescendo em intensidade, até atingir um pico. Depois, vai diminuindo, como uma onda no mar. Quando você pensa em cada atividade uterina como uma "onda", ela passa a ter um significado diferente. Fica mais fácil visualizar seu útero se abrindo graças ao trabalho uterino.

AQUECENDO, AFINANDO, AMACIANDO

(Este é o pré-trabalho de parto, ou falso trabalho de parto, ou pródromos)

Nesta etapa, as ondas uterinas podem ser sentidas como cólicas. Geralmente são irregulares e a dilatação do colo útero ainda é pequena. Na verdade, antes de o colo do útero se abrir, ele precisa ficar mole, macio e fino. Esta etapa trabalha neste sentido.

ABERTURA

(É o primeiro estágio do trabalho de parto ou franco trabalho de parto com dilatação do colo do útero entre 4 e 7 cm.)

Nesta fase, na maioria das vezes, o trabalho de parto já tem ritmo e intensidade.

APROFUNDANDO

(Ainda é franco trabalho de parto, mas a parte final dele. Dilatação do colo do útero em 8-9 cm.)

Neste momento o processo já é bastante intenso. A mulher já tem ondas mais longas e intervalos mais curtos entre elas.

COMPLETUDE

(Transição)

Esta é a curta e intensa fase de finalização do trabalho de parto e entrada no processo do parto em si. Aqui há uma grande descarga de adrenalina que gera sensações novas na mulher e que traz a energia para parir o bebê.

PARTO

(Também chamado de "período expulsivo" ou "segundo estágio".)

É a saída do bebê. Quando ele passa pelo interior da pelve materna pelo canal vaginal e chega ao mundo externo.

VINCULAÇÃO E DESCIDA DA PLACENTA

(Oficialmente chamado de "terceiro estágio", ou "dequitação da placenta".)

Neste período, estão acontecendo processos fisiológicos importantíssimos para o bebê e para a mãe, além do vínculo de amor e responsabilidade que se fortalece. Você verá detalhes deste período mais adiante.

AS PRIMEIRAS QUATRO HORAS APÓS O PARTO

Oficialmente, esta "fase" nem existe. No Parto Ativo ela está incluída porque é neste tempo precioso que o bebê e a mãe se conhecem e se namoram. É aqui que a amamentação se inicia e que o bebê é aconchegado, protegido e nutrido pelo corpo da mãe. O pai também se insere neste círculo, e a nova família pode criar vínculos e se amar.

A partir deste ponto do livro, as duas linguagens, a do Parto Ativo e a tradicional, serão usadas.

Talia Gevaerd de Souza

Convencionalmente, o processo de parto pode ser dividido em três estágios: o primeiro é o de dilatação ou abertura do colo do útero até a dilatação total; segue-se o período expulsivo ou segundo estágio até o nascimento do seu bebê. O terceiro estágio se estende desde o primeiro contato que você tem com seu bebê até a eliminação da placenta.

Nas últimas semanas que antecedem o parto você vai começar a sentir o útero contrair. Essas ondas uterinas (contrações) que preparam para o parto são geralmente indolores. Você poderá sentir o útero ficar teso e duro, e essa sensação pode durar quinze minutos ou mais.

"Nas últimas semanas da minha gravidez tive contrações, algumas muito fortes, mas passavam depois de algumas horas."

Normalmente, dentro das últimas seis semanas de gravidez, seu bebê vai se encaixar na abertura ou estreito superior da pelve e ficar pronto para nascer, acarretando, às vezes, fortes contrações. Outras vezes o bebê só se encaixa no momento do parto, especialmente a partir do segundo filho. Algumas gestantes têm as ondas uterinas (contrações) frequentes e fracas um dia ou dois antes de entrar em trabalho de parto, que podem se manter durante horas e depois passar; esse efeito é conhecido como "pré trabalho de parto". É importante saber que isso pode acontecer com você. Se você tiver dúvidas se as ondas (contrações) que você está sentindo são ou não as verdadeiras ondas (contrações) de trabalho de parto, é porque não são!

A grande questão é – *como ter certeza de que o trabalho de parto realmente começou?*

O trabalho de parto propriamente dito tem início quando o colo do útero começa a dilatar. Porém, esse momento pode acontecer de diferentes maneiras:

1. Pode começar com um sinal, a eliminação de uma secreção espessa, consistente, com raias de sangue, que corresponde ao tampão mucoso que selava o orifício cervical durante a gestação. Esse sinal pode acontecer bem no começo do trabalho de parto ou em qualquer momento do primeiro estágio (abertura). Se o tampão for eliminado na

mesma hora que a bolsa se rompe, o líquido amniótico pode vir um pouco manchado de sangue, mas logo se torna claro.

"As contrações fracas começaram mais ou menos doze horas após perder o tampão, uma a cada cinco minutos."

2. Algumas vezes tudo começa com a ruptura das membranas da "bolsa das águas". Ou seja, uma grande quantidade de líquido escorre pelas pernas, ou apenas um pouquinho (que estava entre as membranas e a cabeça do bebê). A perda do líquido amniótico só deve acontecer quando você estiver com a dilatação em curso, senão pode haver uma ruptura vinte e quatro horas ou mais antes de você entrar propriamente em trabalho de parto. Em alguns casos a bolsa permanece intacta até o momento do nascimento. A maioria das vezes ela se rompe um pouco antes de alcançar a dilatação total.

"Senti que algo jorrou, um líquido quente escorria em mim. Acordei rapidinho e fiquei ligada."

"Quando me levantei o lençol estava molhado, depois senti algo escorrer de mim; nesse momento tomei consciência de que logo meu bebê chegaria."

3. Pode ocorrer uma dor contínua e maçante na região lombar causada pelas ondas uterinas (contrações).

4. Pode acontecer uma diarreia, pois existe uma tendência natural de esvaziar o intestino no período que antecede o início do trabalho de parto.

5. Você também pode ficar com muito frio e com tremores. Esse é o jeito do seu corpo eliminar as tensões e costuma acontecer no início do trabalho de parto ou em qualquer momento do parto. O melhor a fazer é esperar que passe por si, respirar profundamente, ou pedir para alguém fazer uma massagem nas suas costas ou nos pés.

6. O sinal mais concreto de que o trabalho de parto começou são as ondas uterinas (contrações), um pouco mais intensas do que as que acontecem no final da gestação. Podem se assemelhar às dores episódicas que você tinha no baixo ventre, ou também podem ser percebidas pelas dores na região lombar ou nas partes internas das coxas.

> *"Aos poucos fui me acostumando com aquele endurecimento e aquela cólica na barriga. Como estava em sono profundo até aquele momento, levei algum tempo para perceber o que realmente estava acontecendo: mas como as dores continuaram mais ou menos a cada cinco minutos, ficou óbvio que o bebê estava tentando nos dizer algo."*

As primeiras ondas (contrações) podem ser bem incômodas, ou tão fracas que você pode continuar dormindo ou nem mesmo percebê-las. As ondas (contrações) são percebidas de diversas maneiras por mulheres diferentes, ou pela mesma mulher em diferentes partos. Podem ser fracas ou fortes quando começam. Podem acontecer a cada meia hora, a cada dez minutos ou, às vezes, em intervalos bem regulares. O útero vai começar a se contrair e a endurecer, afinando ou esvaecendo o colo e fazendo com que este suba e se incorpore ao útero, e depois se dilatando na base. As contrações vêm como as ondas do mar: começam mais amenas, crescem até um pico e depois vão decrescendo. Segue-se então um período de descanso até que a próxima comece.

Algumas mulheres descrevem as contrações como "ímpetos de energia". De qualquer modo, a contração atinge seu ponto máximo no que chamamos de "pico", e pode ser dolorosa nesse ponto.

> *"As contrações estavam bem fracas e a cada dez minutos quando cheguei ao hospital. As pessoas que me examinaram ficaram em dúvida se iriam me internar ou não, pois disseram que eu parecia tão tranquila que elas ainda não estavam seguras de que eu estava em trabalho de parto."*

> *"Fiquei caminhando, às vezes, me acocorando e quando fui examinada trinta minutos depois ficaram atônitas, porque a dilatação tinha*

progredido rapidamente. O intervalo entre as contrações era então de cinco minutos e elas estavam bem mais fortes; então descobri duas posições (inclinando o corpo para a frente contra uma parede e também ficando ajoelhada em quatro apoios no chão) que me traziam um grande alívio."

Conforme o trabalho de parto progride, as ondas (contrações) ficam mais próximas umas das outras e mais intensas, sendo menor o intervalo entre elas.

No momento em que você estiver com o trabalho de parto realmente estabelecido, as ondas (contrações) vão se tornar bastante intensas e exigir de você muita energia.

"As contrações passaram a solicitar cada vez mais de mim. Eu preferi ficar sentada na borda da cama com o corpo inclinado para a frente, apoiada em uma cadeira, enquanto me concentrava na respiração abdominal profunda."

"As dores não foram nada fáceis desde o início. Vinham a cada dez minutos, mas descobri que respirando profundamente durante as contrações podia suportar melhor. Entre as dores permanecia ativa, fazendo alguma coisa da casa, mas quando elas ficaram mais fortes precisei parar e descansar sobre uma pilha de almofadas nos intervalos entre elas."

As sensações do processo de parto

O parto é um acontecimento muito especial na vida sexual da mulher. É um momento em que ela vive uma transformação – torna-se mãe trazendo ao mundo um outro ser. Seu útero vai abrir completamente e ela vai passar por mudanças no estado de consciência normal.

Enquanto estiver em trabalho de parto você vai querer se afastar das atividades normais do dia a dia e naturalmente focar sua atenção para dentro de si mesma, como se o mundo inteiro pactuasse com o que está acontecendo dentro do seu corpo. Dentro de sua cabeça a dimensão do tempo muda. Horas podem parecer minutos. É como estar em um outro mundo.

"Pensei que estivesse fora do tempo."

"Internamente estava em contato com o meu corpo, sem saber o que se passava ao meu redor."

Essa abertura total do útero acontece somente uma vez, ou poucas vezes durante sua vida. É uma experiência emocional muito profunda que envolve uma regressão aos sentimentos mais básicos e primitivos, como se tudo o que você tivesse sido na sua vida estivesse presente naquele momento. Provavelmente acontece um relembrar inconsciente do que você viveu no útero de sua mãe, no nascimento e na primeira infância, tudo isso misturado com a emoção de virar mãe, e uma comunicação muito íntima entre seu corpo e seu bebê.

O útero é o palco das suas emoções mais profundas. Da mesma maneira que precisa ir ao fundo de suas sensações interiores quando vivencia um orgasmo sexual pleno, precisa responder instintivamente às necessidades e mensagens do corpo quando este está em trabalho de parto ou quase para dar à luz.

De uma certa maneira você precisa perder o controle, acreditar e se render ao processo inerente que acontece no seu interior, sem se dar conta, e que vai culminar com o parto. Precisa desligar sua mente, deixar de lado tudo aquilo que sabe e simplesmente deixar acontecer. É um momento de se voltar para dentro de si mesma, de abandonar-se ao desconhecido, não pensar no que está para acontecer, viver apenas o momento e deixar os ritmos involuntários do seu corpo tomarem o controle.

"Fica mais fácil quando a gente consegue parar de lutar contra a força interior que quer trazer o bebê para fora, e aí ela toma conta da gente. Nesse barco, se você relaxar, pode flutuar; se lutar e tentar controlar, você afunda."

Provavelmente você vai passar por sensações intensas e de todos os tipos, desde agonia até o êxtase, do desespero e debilidade à determinação e vitalidade, da exaustão a uma incrível energia e força. É possível acontecerem náuseas. Algumas mulheres não sentem nada, enquanto outras têm muito enjoo. Não é nada para se preocupar; se você vomitar terá alívio imediato e isso pode ajudar a se livrar de tensões e ansiedade. O parto é um grande esvaziar-se; portanto, não é nenhuma surpresa se seu estômago e intestino resolverem se esvaziar dos seus conteúdos nesse momento. Na verdade, esses acontecimentos podem ser um sinal de que a dilatação já progrediu bastante.

> *"No intervalo entre as primeiras contrações precisei ir bastante ao banheiro e o bebê parecia que ia nascer no meio de um processo intenso e natural de evacuação. Alguns minutos depois vomitei e comecei a me sentir bem, pronta para aguentar as contrações."*

Dor de dar à luz

A dor do parto é uma velha história para a humanidade. Não há dúvidas sobre ela – qualquer mulher que já deu à luz pode confirmar: "o parto... dói mesmo!".

É melhor ser realista e esperar que vai doer, mesmo que no final você acabe sendo uma daquelas bem-aventuradas que não sentem nenhuma dor – e fique sabendo que isso é possível! A maioria das mulheres sente dor no ápice das ondas uterinas (contrações). As dores são de caráter agudo e não pulsantes ou persistentes, e geralmente não há dor entre as ondas (contrações). Uma onda a seguir a outra muito forte, é frequentemente mais fraca. Esta dor é diferente da dor de um machucado. Muitas mulheres a descrevem como algo positivo ou "dor de dar à luz" e sentem igual satisfação entre as ondas (contrações).

Uma das causas principais de dor desnecessária no processo de parto é ficar deitada a maior parte do tempo. Mesmo usando vários travesseiros você continua parecendo uma tartaruga encalhada – totalmente indefesa – e ainda por cima as ondas (contrações) vão doer muito mais. Outras posições (como ajoelhar com o corpo inclinado para a frente, ficar em pé, de cócoras ou sentada) realmente aliviam as dores e ajudam a entrar em sintonia com o que está acontecendo dentro de você. Você precisa ter liberdade para fazer o que bem entende do seu corpo, no sentido de descobrir o que é melhor para você.

"Sentia-me tão desconfortável deitada que tive que levantar e buscar alívio em outras posições; essa foi a maneira que encontrei para me concentrar, tentar relaxar e não abandonar a respiração abdominal."

"Descobri que pequenos movimentos ajudavam bastante – em um determinado momento estava quase dançando. Apoiar ou segurar em algo era impossível para mim, mas deitar em uma cama era o pior de tudo."

Geralmente o excesso de dor está relacionado com ambiente e atmosfera impróprios.

Durante a gestação e o parto seu corpo produz hormônios chamados endorfinas que são analgésicos naturais que relaxam e aliviam as dores. Outro hormônio secretado pelo corpo é a ocitocina, cuja ação é desencadear as ondas uterinas (contrações) e o processo de parto. Porém, a produção desses hormônios está profundamente relacionada com suas emoções. Para que o corpo produza esses hormônios é necessário que você se sinta segura, relaxada, desinibida e livre para ser você mesma. A presença de uma pessoa desnecessária no quarto ou alguém que não a deixe relaxada, pode inibir a secreção desses hormônios.

"As posições me fizeram sentir bem à vontade, afinal eu estava em minha própria casa; me senti segura e tranquila. Eu gemia, gritava e punha para fora uma força interna daquela maneira – me sentia incrível! Era um instrumento intuitivo de mim mesma – meu corpo estava se abrindo e o Fabinho estava chegando."

A sensação de ser observada pode deixá-la nervosa. Essa é uma consideração vital quando se trata da escolha do local e das pessoas que vão atender o seu parto. É importante você acreditar e sentir confiança nas pessoas que vão lhe ajudar no processo, e ter o prazer e o apoio da presença do seu companheiro ou de uma pessoa querida ao seu lado durante o trabalho de parto. Certas mulheres têm uma grande necessidade de ficar sozinhas nesse momento, não muito distantes do pessoal médico ou do companheiro para o caso de precisar deles. Para algumas mulheres a privacidade total é muito importante, enquanto outras precisam da presença tranquilizadora de uma pessoa querida por perto.

"Com o apoio constante do meu marido e da obstetriz me senti encorajada a alcançar meu objetivo. Ismael depois confessou que se sentiu feliz por ter conseguido me ajudar – sempre que eu perdia o controle ele me trazia de volta para a respiração abdominal."

Já citamos a mudança do estado de consciência que acontece no período de dilatação. É interessante que isto aconteça em um ambiente quase na penumbra que apresente o mínimo possível de estímulos sensoriais. Um fundo musical suave pode ajudar você e os profissionais que a atendem. A possibilidade de cobrir o corpo com água é uma das melhores maneiras de diminuir as dores do trabalho de parto. Ter à mão uma piscina de parto com água quente seria o ideal, mas uma banheira ou até mesmo um chuveiro podem ajudar. Se você se sentir confusa ou reprimida, experimente tomar um banho (ver Capítulo 8).

"O banho, a água cobrindo meu corpo, foi incrível! E depois passei a girar o quadril e a massagear a barriga. Imaginei que ao passar a mão no ventre estava consolando o bebê no momento difícil que passava dentro de mim. Afinal, estávamos os dois no mesmo barco!"

Existe uma correlação entre ansiedade, medo e dor. Quando você tem medo, frio ou fica hiperexcitada, seu corpo secreta adrenalina, a qual pode inibir o processo de parto no primeiro estágio – ou abertura (embora isso possa desempenhar um importante papel na fase de expulsão – ou parto). Seus músculos se contraem, a respiração torna-se mais superficial e você acaba se desconectando do que está acontecendo dentro de você. Isto faz com que a dor aumente. Assim que você relaxar e deixar acontecer, a dor vai diminuir.

Uma preparação mental e corporal durante a gravidez capacita você a enfrentar o parto com segurança. A prática do yoga durante a gestação vai garantir sua melhor forma física na época do nascimento, capacitando-a a conviver com as dores e a se livrar de algumas delas antes do dia do parto. Dirigir a atenção para a respiração e para seu "eu interior" vai ensiná-la a fortalecer a mente e a se deixar levar pelas poderosas forças que existem dentro de você. O tamanho, a forma do bebê e a posição em que ele se encontra vão fazer diferença nas dores que você eventualmente terá.

Cada mulher tem um limite de tolerância à dor. É um aspecto muito subjetivo e não existem dois partos iguais. Algumas mulheres vão sentir uma dor muito forte durante o trabalho de parto enquanto outras ficarão em dúvida de chamar o que sentiram de "dor".

"A dor foi pior do que eu imaginava – foi quase animalesca. Parecia que eu estava sendo tomada por uma mão gigante, que me apertava por dentro e que ia me jogar sobre um oceano em tempestade. Quando pensei que ia naufragar fui salva pelos olhos da minha amiga, que já tinha passado por uma experiência semelhante e captou alguma coisa do que estava acontecendo comigo."

"Meu parto foi uma experiência incrível, não tive dor alguma, somente um desconforto. Foi maravilhoso poder ficar em movimento e não ter que deitar. Estive no controle de mim mesma a maior parte do tempo."

Quando se permanece ativa durante o parto, quando o local coopera e as pessoas que assistem são habilitadas, sensíveis e prestativas, a dor se torna mais suportável. Nessas circunstâncias ideais, poucas mulheres vão precisar ou pedir alguma forma de alívio medicamentoso para a dor, mesmo que esteja à disposição.

É sempre bom, quando nos aproximamos de uma aventura desconhecida, manter a mente aberta. Se você não conseguir aguentar a dor, não precisa sentir culpa por fazer uso de analgesia. No entanto, é bom lembrar que as drogas entram na corrente sanguínea do bebê e podem provocar algum tipo de efeito não desejado, por isso, você precisa avaliar cuidadosamente a situação (ver p. 330-331). Alguns desses efeitos podem ser danosos para o bebê. Portanto, aprenda o máximo que puder sobre essas drogas, seus prós e seus contras, e como tirar o melhor proveito delas. Existem alguns medicamentos homeopáticos que ajudam um pouco e que não têm efeitos indesejáveis (ver Glossário, p. 374).

"Que foi dolorido, foi... mas valeu a pena!" Essa é uma frase que escuto com frequência. Algumas mulheres descrevem que no momento do parto tiveram o maior orgasmo de toda sua vida. Falam de êxtase e grande júbilo, de profundos sentimentos de alegria e de amor. É bom salientar que essa dor faz parte de uma grande variedade de intensas

sensações e experiências. Se tiramos a dor vamos tirar, de certa maneira, as outras sensações também.

> *"Fiquei preenchida por um senso de alívio, realização, gratidão e felicidade. Emoções muito parecidas foram compartilhadas por meu marido, lágrimas rolaram dos seus olhos."*

A grande recompensa de poder aceitar e suportar a dor, e permitir que a natureza faça a parte que lhe cabe, sem ser perturbada, é dar à luz um bebê atento, saudável e vigoroso, e é um bom ponto de partida para o relacionamento entre vocês dois.

> *"Este parto foi muito diferente do primeiro que tive. No primeiro fui encorajada a aceitar Dolantina e achei que isso me deixou muito sonolenta, perdi o controle total. Desta vez, sem nenhum medicamento, fiquei muito mais atenta e em contato com meu corpo, apesar de que a dor foi muito mais intensa."*

O primeiro estágio do parto

Antes do início do trabalho de parto, o bebê fica dentro do útero com a cabeça dentro da pelve esperando a hora de tudo começar. O colo, ou abertura do útero fica bem fechado e tampado pelo tampão mucoso. A bolsa que envolve o bebê fica íntegra e contém o líquido dentro do qual o bebê flutua. Antes do processo de parto começar, o colo pode ter até 5 centímetros de comprimento (espessura). Cerca de uma semana antes do evento os hormônios que seu corpo secreta vão prepará-lo, deixá-lo menos consistente, pronto para se abrir durante o trabalho de parto (aquecendo, afinando e amaciando).

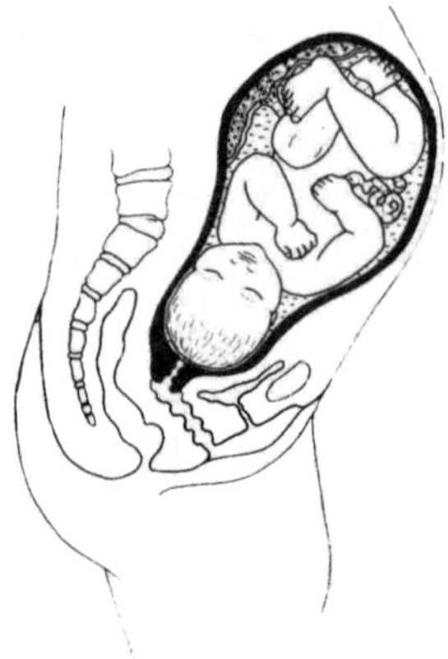

Bebê a termo dentro do útero.

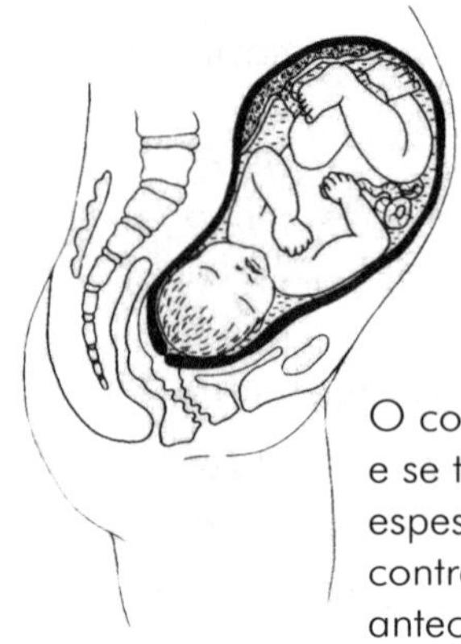

O colo se esvaece e se torna menos espesso com as contrações que antecedem o parto.

O que acontece com o seu bebê

Geralmente, antes do início do trabalho de parto, a cabeça do bebê se encaixa dentro da pelve (há casos em que isso só acontece no meio ou no final do trabalho de parto). O maior diâmetro da cabeça do bebê, o occiptofrontal*, vai estar alinhado com o maior diâmetro do estreito superior da pelve, que vai de um lado ao outro.

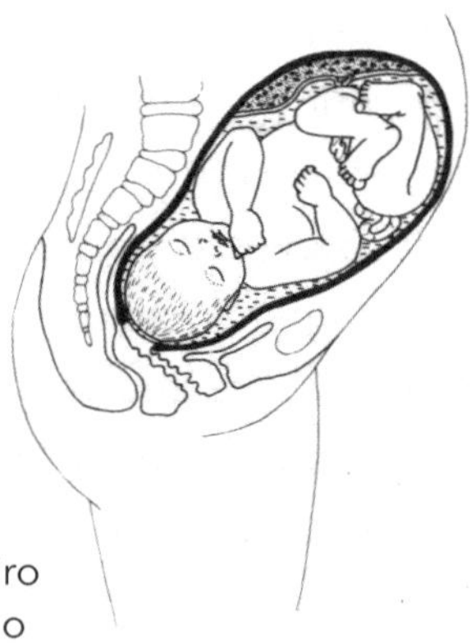

Dilatação do colo uterino no início do primeiro estágio (trabalho de parto, ou abertura).

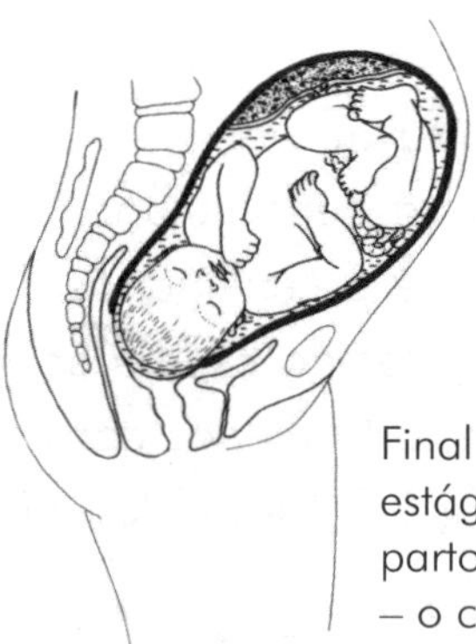

Final do primeiro estágio (trabalho de parto, ou abertura) – o colo sobe e se amolda à cabeça do bebê.

* Linha imaginária que controla a cabeça, passando pela testa e pela porção mais proeminente atrás da cabeça. (N.T.)

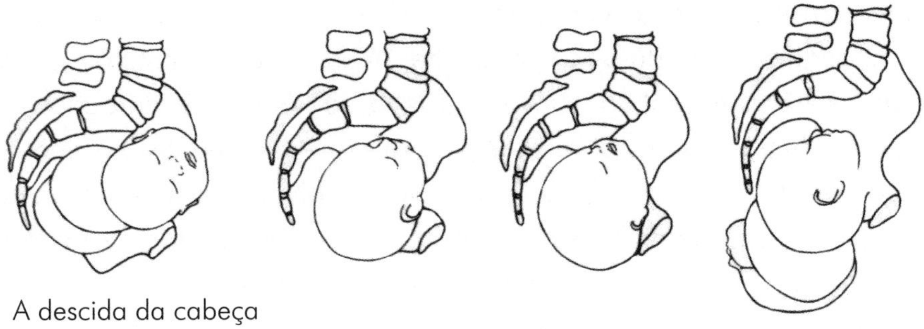

A descida da cabeça

À medida que o útero vai se abrindo a cabeça vai descendo gradualmente no canal pélvico, rodando lentamente. O maior diâmetro do estreito inferior é o ântero-posterior, que vai da sínfise púbica até o cóccix: por isso, a cabeça do bebê roda conforme vai descendo.

Essa descida determina uma pressão maior da cabeça sobre a cérvix (ou colo do útero), o que ajuda na dilatação. O útero que se dilata vai subindo e se molda como uma luva na cabeça do bebê enquanto ela progride para dentro do canal pélvico. Quando alcançar a dilatação total o colo estará envolvendo a cabeça mais ou menos ao nível da orelha e aberto o suficiente para a passagem do bebê inteiro.

O que acontece com você

Após o início do trabalho de parto, as ondas uterinas (contrações) iniciais vão tracionar o colo para cima de modo que ele afrouxe e se torne pronto para dilatar. Algumas vezes esse afrouxamento acontece antes que o trabalho de parto realmente comece, particularmente depois do segundo filho.

É possível que você tenha contrações de pré-parto na fase de aquecimento – amaciando e afinando (também chamado de "falso trabalho de parto") nas vinte e quatro horas que precedem o parto, são contrações fracas que começam e param periodicamente. Eventualmente podem se tornar rítmicas.

Classicamente, o trabalho de parto começa com ondas uterinas regulares a cada 20 ou 30 minutos, e com duração de 20 a 30 segundos cada uma. Enquanto a cérvix se dilata, ocorrem a cada 15 minutos (30-35 segundos de duração cada), depois a cada 10 minutos (35-40 segundos de duração), 5 minutos (40-45 segundos de duração) e 3 minutos (45-50 segundos de duração) até que finalmente, no final do período de dilatação ou abertura, quando o colo está quase totalmente aberto, as ondas (contrações) duram de 60 a 90 segundos e ocorrem em intervalos de aproximadamente um minuto e meio.

Porém, pouquíssimas mulheres têm essa evolução clássica do parto e pode ocorrer uma grande variedade de padrões e ritmos. Algumas têm contrações que acontecem a cada 10 ou 5 minutos até o final.

O tempo de duração do primeiro estágio (ou trabalho de parto) varia muito, o mais breve é de aproximadamente meia hora e o mais longo, de dois ou três dias, às vezes com interrupção das contrações. No entanto, a média de duração do período de dilatação para o primeiro filho é de 8 a 16 horas.

Qualquer que seja o ritmo do seu trabalho de parto, as ondas (contrações) vão se tornar mais fortes, duradouras e mais próximas umas das outras à medida que o colo se dilata progressivamente, de 0 até 10 centímetros (dilatação total). Você ou sua obstetriz podem perceber a dilatação do colo com o toque vaginal, é por isso que você escuta a expressão "quatro ou cinco dedos de dilatação". Se o parto está evoluindo bem, é melhor fazer o mínimo de toques vaginais possível pois eles aumentam a possibilidade de infecção. Algumas vezes eles são totalmente desnecessários!

Quando você estiver perto da dilatação total as ondas (contrações) vão atingir o máximo de intensidade e você estará se aproximando do clímax do parto.

Os hospitais modernos são relutantes em permitir que um parto se prolongue por mais de vinte e quatro horas e geralmente tomam uma atitude médica para acelerar o processo, como o uso de um soro com Syntocinon. Uma das vantagens do Parto Ativo é que as ondas (contrações) tendem a ser mais regulares e eficientes e o parto mais curto. Apesar de tudo, é normal para algumas mulheres que a dilatação ocorra lentamente; se isso ocorrer com você, descanse bastante no intervalo entre as ondas (contrações). Se a evolução, mesmo que lenta, for progressiva, se você conseguir suportar e o bebê não mostrar nenhum sinal de estresse, não há motivo para intervenções.

O útero normalmente se inclina para a frente durante uma onda (contração); portanto, o trabalho é mais produtivo e oferece menor resistência se você estiver na posição vertical com o tronco inclinado para a frente.

Permanecer em um quarto tranquilo e na penumbra com o mínimo de pessoas e distrações propicia uma dilatação mais rápida.

A onda uterina

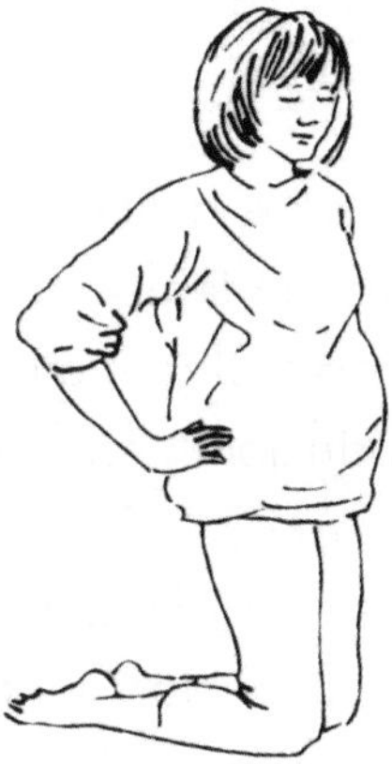

1. O útero se inclina para a frente durante uma onda (contração). Na posição vertical não existe resistência da gravidade.

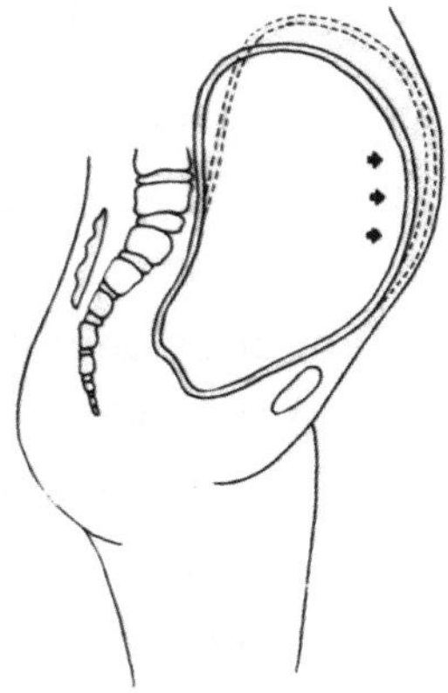

2. Nas posições deitada ou semi-sentada o útero trabalha contra a força da gravidade durante a onda (contração).

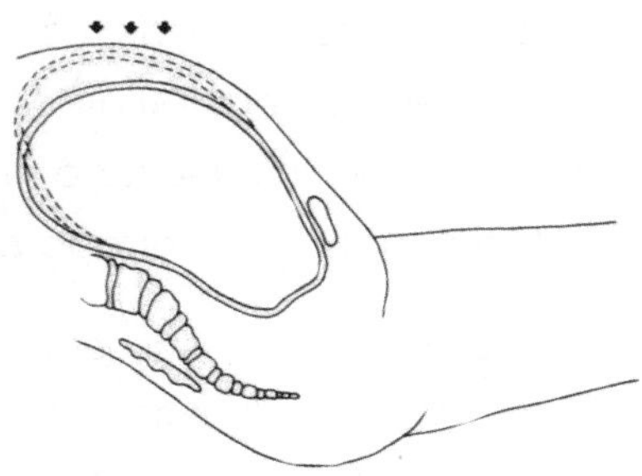

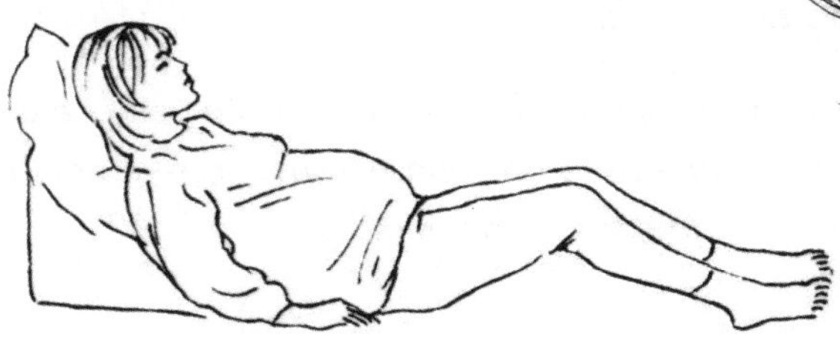

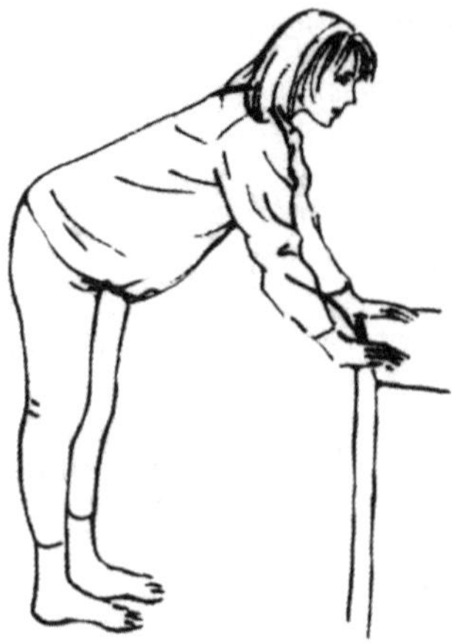

3. Ficando em pé (ou ajoelhada) e com o corpo inclinado para a frente você facilita o trabalho uterino e diminui a resistência.

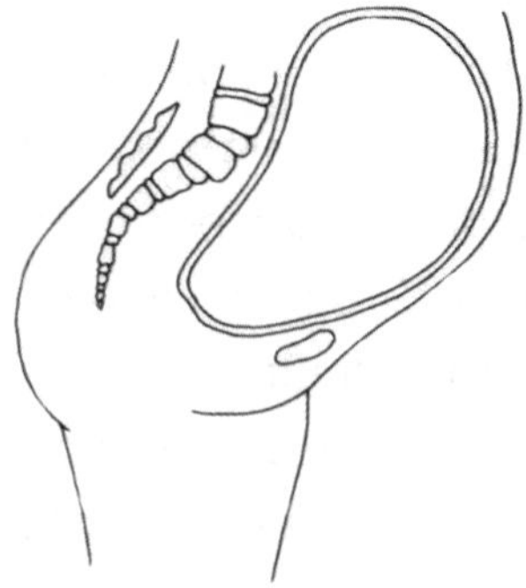

Respiração para o período de dilatação

Entre em contato com seu eu interior permitindo que a atenção se concentre na respiração mas sem interferir, o máximo de tempo que você conseguir. Quando julgar necessário use a respiração diafragmática concentrando-se na expiração. Tente manter o corpo (principalmente os ombros) relaxado.

Quando as contrações se tornarem muito fortes emita sons tais como gemer, grunhir, sibilar, cantar e, porque não, gritar. Não tente coibir essa necessidade que é perfeitamente natural e pode até ajudar a diminuir as dores. Emitir sons ajuda a produzir hormônios semelhantes às endorfinas que agem como analgésicos internos naturais e ajudam na alteração do nível de consciência. Sabe-se que várias formas de meditação e algumas religiões utilizam o canto ou mantras para ajudar a esvaziar a mente e elevar o indivíduo a um estado de consciência mais profundo e mais concentrado em si mesmo.

"Conforme as contrações foram ficando mais fortes comecei a gemer e até a gritar. Quando a dor aumentou e se tornou quase insuportável eu ainda sabia interiormente que estava no controle de mim."

Posições e movimentos para o período de dilatação

No início do trabalho de parto é uma boa ideia se soltar através de alguns exercícios de yoga (levante-se, mexa-se!).

Tome um banho de imersão quente e continue a fazer suas atividades de costume até que as contrações requeiram maior atenção. Se começarem durante a noite tente dormir um pouco mais. Isso faz com que você economize energia para quando as contrações mais intensas chegarem. Se não conseguir dormir, descanse em uma posição vertical na sua cama, apoiada em almofadas.

Prepare seu quarto de modo que tenha um banquinho ou uma pilha de livros grossos para ficar de cócoras sobre eles, e alguma coisa para proteger os joelhos quando ficar ajoelhada, como um colchonete ou um cobertor. Tenha almofadas por todos os lados e um ou dois pufes grandes, fofos e bem maleáveis. Uma garrafa com água quente pode ser útil. As posições que mostramos a seguir são os movimentos básicos que acontecem naturalmente durante o primeiro estágio do parto. Use-os como guia e varie a posição ocasionalmente. Tente ficar o mais confortável possível e, acima de tudo, deixe seus próprios instintos guiarem você. Espere algumas contrações para se acostumar com a nova posição. O movimento rítmico da pelve durante as contrações pode ajudar: você pode balançar a pelve para a frente e para trás, de um lado para o outro ou em pequenos círculos, pois isso vai facilitar a dilatação do colo do útero, a descida do bebê e ajudar a dissipar a dor.

> *"As contrações estavam tão fortes que a única coisa que eu podia fazer era: andar, andar e andar... compassadamente."*

Caminhar, deambular ou ficar em pé durante o trabalho de parto são condições, agora reconhecidas por especialistas que fizeram estudos sobre esse assunto. São um meio para encurtar o processo de parto e aumentar a eficiência das ondas (contrações). Logo no início do primeiro estágio, experimente caminhar inclinando o tronco para a frente durante as ondas (contrações).

"Durante o primeiro estágio procurei ficar em pé o máximo que pude e caminhar pela sala de parto: durante as contrações eu me inclinava para a frente e me apoiava no leito enquanto meu marido fazia massagem nas minhas costas. Durante as contrações eu fazia movimentos circulares com o quadril. Não achava as contrações doloridas, de forma nenhuma, apenas desconfortáveis."

Em pé durante o trabalho de parto

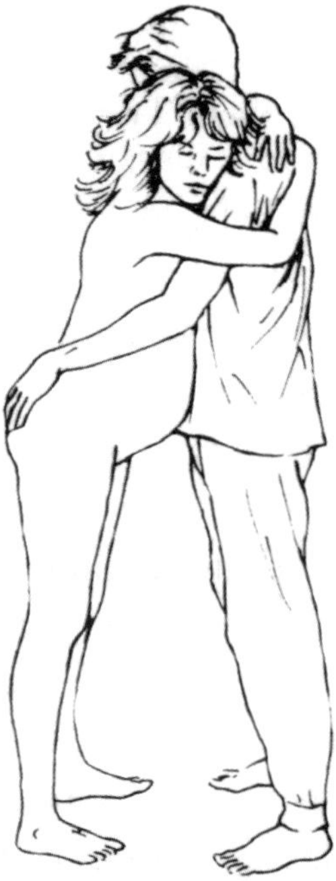

O contato físico direto pode ajudar durante o processo de parto. A mãe se apoia no companheiro em uma posição vertical.

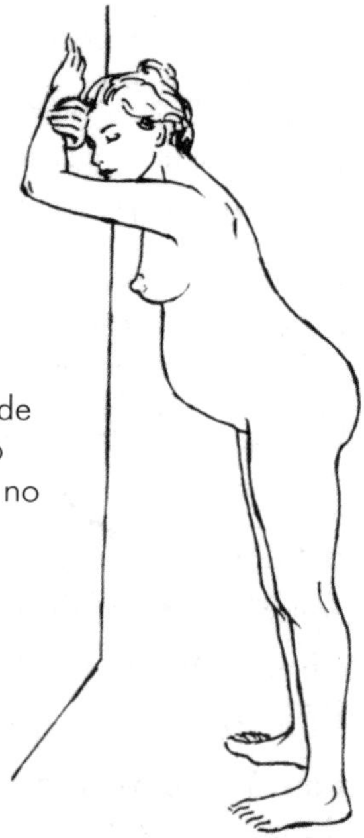

Com seu corpo na posição vertical, a descida do bebê é favorecida pela força gravitacional. Algumas mulheres gostam de ficar em pé durante todo o trabalho de parto e outras, também durante o nascimento do bebê. Algumas mulheres observaram que se pendurar em algo como uma corda, uma rede de dormir presa de um lado só ou em uma barra ajuda a diminuir a dor (existem relatos de mulheres primitivas fazendo o mesmo). Colocar os braços em volta do pescoço de outra pessoa e se pendurar também pode ajudar. Essa pessoa deve tomar o cuidado de manter os ombros um pouco abaixados, dobrar levemente os joelhos e retesar os músculos das nádegas a fim de servir de apoio para você sem ganhar uma dor nas costas de presente. É bom treinar antes do parto.

Muitas mulheres acham agradável serem seguradas durante as ondas (contrações) e têm necessidade de um contato físico com outra pessoa – geralmente uma outra mulher. Outras preferem ficar sozinhas durante o trabalho de parto com o companheiro e a parteira na sala ao lado. Algumas gostam de ficar em pé, com o tronco inclinado para a frente apoiado em uma parede durante as ondas (contrações) e de cócoras sobre um banquinho no intervalo entre elas.

> *"No final da tarde, meu homem e eu saímos para passear sozinhos. Durante as contrações a única coisa que eu queria fazer era me agarrar a ele. Senti uma grande transmissão de energia dele para mim. Quando voltamos para casa as contrações estavam muito fortes, abracei Gilles em volta do pescoço e me pendurei nele. Até quase na hora do parto não tinha prestado muita atenção ao meu homem, achando que precisava das qualidades suaves de uma mulher; mas, no final, foi maravilhoso ter o seu apoio tanto físico como mental."*

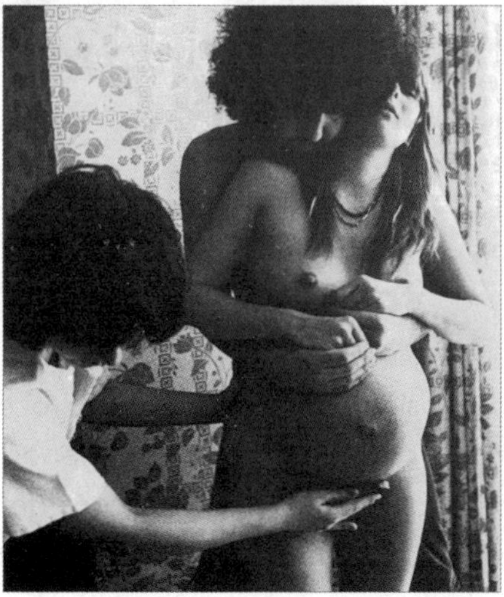

A obstetriz usa um monitor fetal portátil para escutar o coração do bebê.

A posição de cócoras é a posição fisiológica para o trabalho de parto e o parto. Sua pelve atinge os maiores índices de abertura, a gravidade pode atuar e as ondas (contrações) têm sua eficácia máxima. No entanto, é importante não se desgastar demais e descansar totalmente entre elas. Lance mão da ajuda de outra pessoa ou de um banquinho, uma pilha de livros ou uma almofada firme para que fique o mais confortável possível.

Você pode ficar de cócoras durante as ondas (contrações) ou entre elas. É uma posição que pode ser usada a qualquer momento do trabalho de parto, principalmente se você quer apressar as coisas. Algumas mulheres dizem que essa é realmente a melhor posição.

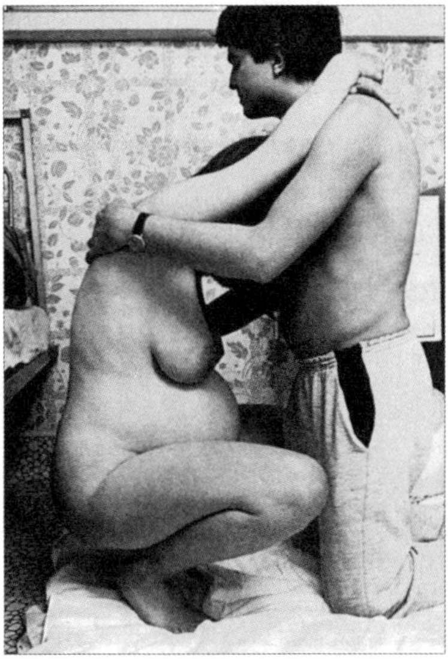

Cócoras sustentada durante o trabalho de parto.

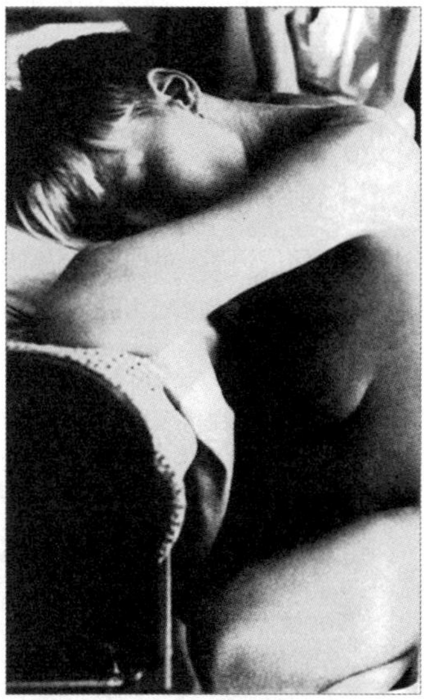

Cócoras com o corpo apoiado em uma cama.

Outras preferem reservar a posição de cócoras para o final do parto e usar outras posições verticais com apoio que são menos cansativas, como ajoelhar apoiada em algo. A posição de cócoras determina um aumento na intensidade das ondas (contrações). No período entre duas ondas essa posição proporciona os maiores diâmetros da pelve e facilita a descida do bebê.

As posições sentadas

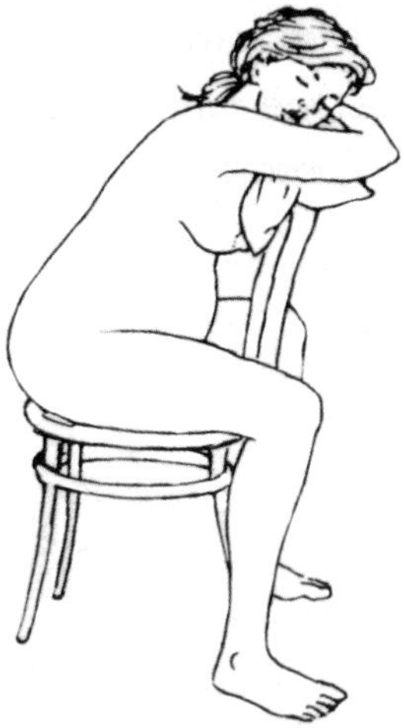

Sentada, debruçada no encosto de uma cadeira.

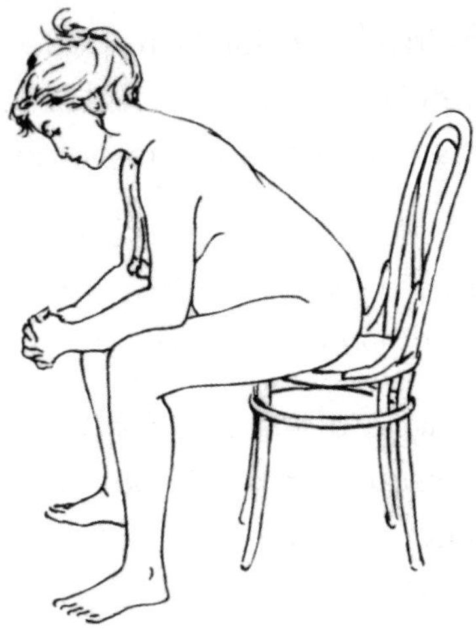

Com os cotovelos sobre as coxas. Pode ser feito em uma cadeira ou no vaso sanitário.

> *"Fiquei de cócoras durante as contrações, pois essa posição pareceu-me a mais natural e confortável, especialmente separando os joelhos o máximo que podia e me balançando de um lado para o outro, todo o tempo, tentando manter a respiração lenta e profunda, e concentrando-me na expiração."*

Nessas posições você tem quase as mesmas vantagens da posição de cócoras, mas o tronco está apoiado. Assim dá para descansar melhor entre as contrações.

> *"As contrações prendiam toda a minha atenção. Senti dor mas não fiquei com medo, confiava no que estava acontecendo. Tive necessidade de ficar sozinha. Caminhei, fiquei de joelhos e de cócoras conforme as contrações ficavam mais fortes. Descobri que o vaso sanitário era o lugar mais confortável, pois nele eu estava bem instalada enquanto deixava o períneo livre."*

Ficar de joelhos é uma posição que pode ser usada a qualquer momento do trabalho de parto, e de fato muitas mulheres descobrem que, quando o trabalho de parto se intensifica e evolui para a última parte do período de dilatação (de 7 a 10 centímetros), essa é a posição mais confortável. Ela também pode ser propícia para a movimentação rítmica da pelve durante as ondas (contrações), e também para outros movimentos, como o giratório ou de um lado para o outro.

"Fiquei de quatro no chão e descobri que o movimento de balançar para a frente e para trás aliviava a dor. Meu namorado friccionou minhas cadeiras quase todo o tempo."

A posição ajoelhada é muito interessante se você tem uma dor lombar intensa durante o trabalho de parto ou se o bebê está com uma apresentação posterior (ver Capítulo 11). A rotação rítmica ou a movimentação espontânea da pelve podem ajudar na rotação do bebê para a apresentação mais comum, a anterior. Você pode se ajoelhar tanto com o corpo erguido como debruçada sobre almofadas ou um móvel. Procure deixar o tronco o mais vertical possível para permitir maior ajuda da gravidade.

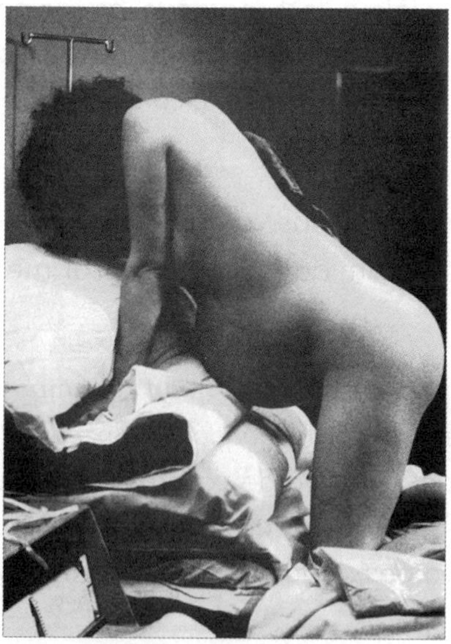

Na posição de joelhos com o corpo erguido a gravidade ajuda a descida do bebê.

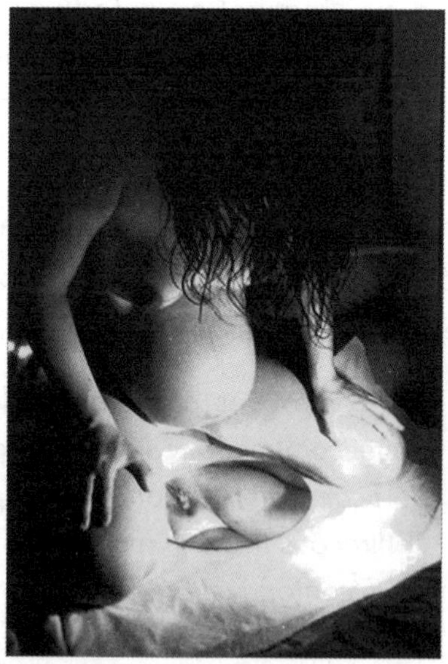

O espelho é útil para a mãe e a parteira verem o que está acontecendo, especialmente quando está escuro.

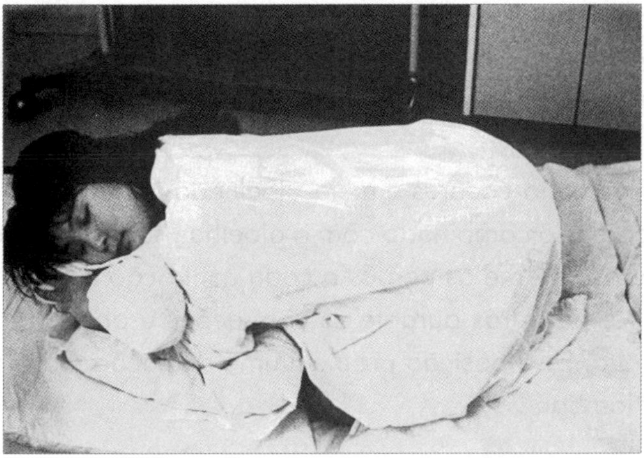

Recobrando forças entre as contrações.

"Quando as contrações ficaram mais fortes procurei o meu pufe fofinho."

"Recobrando forças entre as contrações debrucei-me sobre ele e girava meu quadril. Foi incrível o quanto me ajudou, na verdade parecia a coisa mais natural a ser feita!"

Se o trabalho de parto está progredindo rapidamente, é possível lançar mão de um ajoelhar mais horizontal se você quiser diminuir um pouco esse ritmo. Quanto mais horizontal e menos vertical seu corpo ficar, mais vai desacelerar as contrações, pois diminui a força de pressão que a gravidade exerce sobre o colo do útero. No caso de um parto muito rápido e repentino, a posição genupeitoral vai ajudar a tornar as ondas (contrações) mais lentas e suportáveis.

"Tudo o que eu sabia era que o parto estava evoluindo com uma rapidez fora do comum e precisava brecar aquilo um pouco. Eu já estava de joelhos no chão, então encostei o rosto também no chão e o bumbum ficou bem para cima."

Quando ficar de joelhos, você vai descobrir que pode relaxar completamente entre as ondas (contrações) e que a dor é mais tolerável. Use uma almofada, travesseiro ou um cobertor dobrado embaixo dos joelhos.

Essa posição, usada em várias religiões por ser propícia para a oração, ajuda a pessoa a entrar em um nível mais profundo de consciência e a se render ao poder das contrações que acontecem no seu ventre.

A posição meio-cócoras e meio-ajoelhada (semi-ajoelhada) é uma boa opção para uso combinado com o ajoelhar, sendo mais fácil do que ficar de cócoras. Alterne as pernas a cada contração e balance o corpo para a frente e para trás durante as contrações usando como apoio o joelho mais alto. Essa posição propicia uma dilatação mais fácil e pode aliviar a dor lombar.

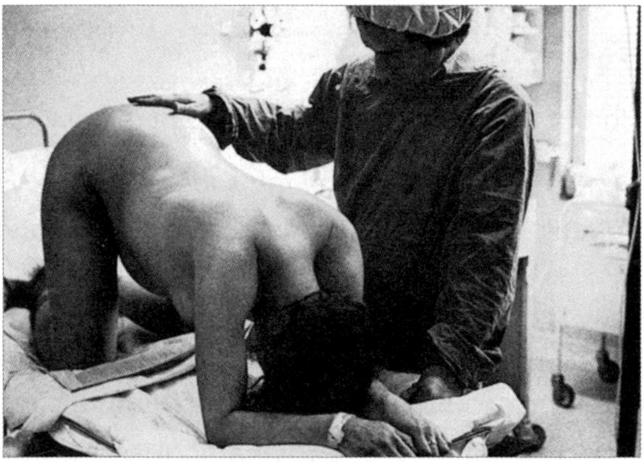

Ajoelhada com a cabeça para baixo ajuda a suportar as ondas (contrações) intensas.

"Achei ótima a posição semi-ajoelhada; na verdade, eu estava assim quando a bolsa se rompeu e achei que me ajudou a suportar legal."

Se você preferir se deitar durante o período de dilatação, é preferível que fique de lado, com o corpo bem apoiado por travesseiros e pode até colocar um travesseiro no meio das pernas. O descanso entre as contrações é importante; portanto, seja cuidadosa e não hipervalorize a palavra "Ativo", gastando todas as suas forças.

É preferível que você ache um jeito de relaxar e se soltar com algum tipo de ação durante as ondas (contrações) e que descanse entre elas.

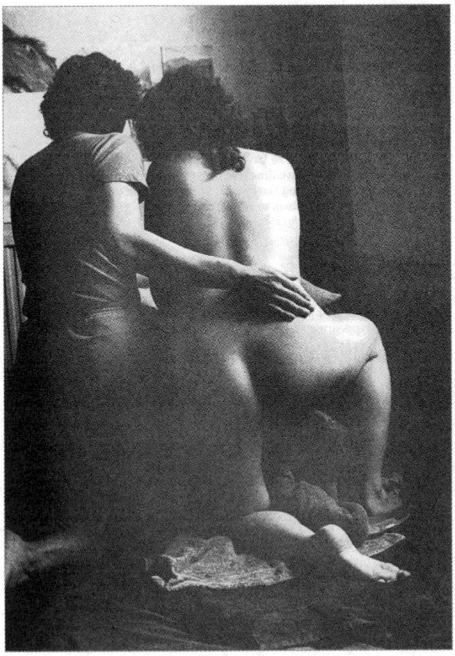

A posição semi-ajoelhada durante o trabalho de parto.

O período de transição ou completude – o fim do trabalho de parto

Certa vez escutei uma obstetriz explicar para uma mulher que estava em trabalho de parto que o período de dilatação era semelhante a escalar uma grande montanha: depois de subir bastante, no final de uma porção íngreme, você se depara com uma parede rochosa que tem que transpor para alcançar o topo. Embora você esteja mais perto do que nunca, pode perder a noção dessa relatividade e se desesperar, consumindo-se na batalha contra essas últimas e penosas contrações.

Essa é uma ótima descrição do período de transição. É a ponte entre as últimas contrações do período de dilatação e o início das contrações de "puxo" do período expulsivo. A transição pode durar de alguns segundos até duas ou três horas, ou mais. O mais comum é que o período de transição seja mais demorado no primeiro parto.

Esse momento é muito delicado – o final da dilatação está acontecendo e você está prestes a dar à luz. Semelhante ao momento antes do orgasmo, não pode haver nada que a atrapalhe ou que a distraia, para deixar acontecer os impulsos involuntários que vão trazer seu bebê ao mundo.

O que acontece com você

As contrações começam a acontecer uma logo atrás da outra, muito mais intensas que antes e com um pequeno intervalo entre elas. O colo deve ter alcançado 8 ou 9 centímetros de dilatação, mas esse último centímetro pode durar muito tempo. Nessa fase não é raro acontecer o que é conhecido como "rebordo anterior", isto é, a borda do colo que está bem abaixo da sínfise púbica demora um pouco mais para ser incorporada ao útero do que a porção posterior, e enquanto o caminho não estiver totalmente aberto para o bebê você não deve fazer força de expulsão.

Como você se sente

Isso não é nada fácil de ser descrito!

Muitas mulheres acham que essa é a parte mais confusa do parto. Tente se imaginar nessa situação: totalmente dilatada e completamente vulnerável. É muito tarde para se tomar alguma coisa (e não é indicado!). Ainda não é hora de fazer força para o bebê nascer, embora você já comece a sentir vontade de fazê-la. Você pode se desesperar, ficar assustada, irritada e, de um momento para o outro, alegre e radiante.

Período de transição, ou completude

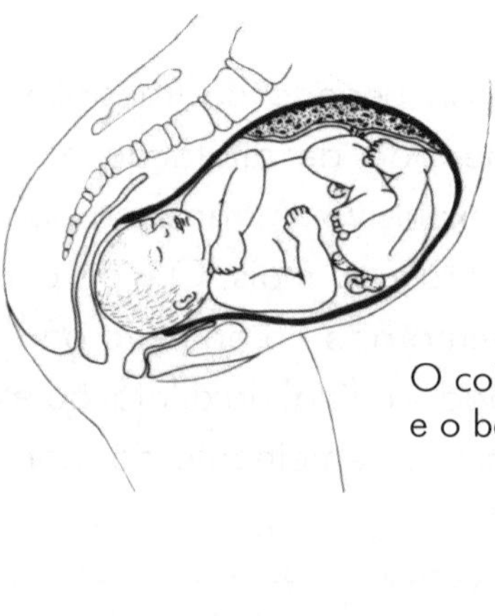

O colo está totalmente dilatado e o bebê já pode nascer.

Nesse momento você pode achar que já não aguenta mais e se esquecer de que o seu bebê já está quase nascendo. Pode não acreditar em mais nada. Você ainda está sentindo as últimas contrações de dilatação que estão abrindo o útero ao máximo, enquanto um tipo diferente de contração, que produz uma vontade de fazer força parecida com a de evacuar, começa a acontecer. Isso pode deixá-la confusa e sem saber o que está acontecendo dentro de você ou sem saber onde você está. Em alguns instantes, quando as ondas (contrações) de expulsão se estabelecerem, a confusão passará.

As sensações que estão para acontecer são muito fortes. Pode acontecer enjoo ou tremores, a cabeça pode ficar quente e os pés frios. Nesse momento é importante se lembrar de que tudo vai passar logo e que o longo desafio do período de dilatação já está chegando ao fim. Algumas mulheres parecem entrar em estado de transe nesse momento – um estado de consciência profundo e desligado do mundo.

> *"Eu ficava de cócoras e de joelhos no colchonete, apoiada em uma amiga e no meu marido, um de cada lado. O meu período de transição foi bem curto e tranquilo. Acho que cheguei a dormir um pouco."*

> *"Essa foi a parte mais difícil do parto pois não percebi que estava no período de transição e senti vontade de fazer força. Fiquei preocupada porque parecia muito cedo para isso. Debrucei-me de joelhos nas almofadas. O contato olho a olho com o meu marido foi fundamental nesse momento. Quando quase perdi o controle, ele respirou junto comigo para diminuir um pouco o ritmo respiratório. Isso me fez recobrar imediatamente o controle."*

É comum ficar assustada durante o período de transição – afinal você está prestes a dar à luz e ver seu bebê pela primeira vez! Muitas mulheres acham que não conseguem, ou que vão quebrar no meio e morrer. Esse medo é irracional e, às vezes, nem mesmo consciente. Michel Odent chama isso de "medo fisiológico" e acredita que esse estado que precede o nascimento tem a função de aumentar os níveis de adrenalina. Esse aumento de adrenalina durante o trabalho de parto, segundo ele, pode inibir a ação dos opiáceos endógenos, conquanto no segundo período eles têm a função de desencadear o reflexo expulsivo involuntário, que ele denomina de "reflexo de ejeção do feto". Odent reforça a importância de não superproteger ou perturbar a mãe nesse momento. Ele observou ainda que quando a parturiente é deixada mais ou menos sozinha para vivenciar seu medo segue-se um rápido e eficaz reflexo expulsivo.

Você pode sentir sede e vontade de beber um copo ou dois de água. Essa sede anormal associada à dilatação das pupilas, que é um acontecimento comum na fase de transição, são sinais de um aumento adrenérgico.

Para algumas mulheres, estar completamente sozinha em uma sala escura pode ajudar a atravessar essa fase, enquanto outras podem necessitar de uma ajuda sutil, algo que não as tire do contato com o seu interior.

O que acontece com o bebê

O bebê desce um pouco mais dentro da pelve. O útero se amoldou a sua cabeça de modo que ele está começando a sair de dentro do útero, quase nascendo.

Posições e movimentos para o período de transição

Mais uma vez, siga seus instintos e fique na posição que você já experimentou e que lhe foi agradável.

A posição mais usada é ficar de joelhos. Pode fazer uma pilha de almofadas que seja firme ou inclinar o tronco para a frente se apoiando em alguém; assim você pode descansar entre duas contrações ficando totalmente apoiada. Procure mergulhar em um profundo relaxamento interior.

Pode ser bom para você tomar uns goles de água, ou chupar uma esponja natural – durante o parto, é comum as mulheres experimentarem um primitivo reflexo de sucção. Você pode passar um pano molhado para refrescar o rosto entre as ondas (contrações). Outra possibilidade é sentar-se agachada e levantar os braços esticados durante as ondas.

"Minha sogra me deu uns golinhos de água com mel e passou um pouco de água no meu rosto e nas mãos. Outra coisa muito agradável e refrescante durante todo o trabalho de parto foi sugar uma esponja umedecida."

Se o seu período de transição for muito longo, uma boa sugestão é mudar de posição sempre que puder; sentar na borda da cama, ficar em pé, caminhar vagarosamente, ou deitar de lado bem apoiada por travesseiros. Muitas mulheres acham interessante sentar no vaso sanitário durante o período de transição.

Posição genupeitoral para o rebordo anterior

Embora geralmente não seja necessário, sua obstetriz pode querer fazer um toque vaginal para ver se você já atingiu a dilatação total. Se ela sentir que o colo desaparece, você pode fazer força para trazer seu bebê ao mundo. No entanto, pode haver um resto de colo a dilatar na porção da frente da cabeça do bebê, o que é conhecido como rebordo anterior do colo. Pode ser que a vontade de "empurrar" já esteja presente, mas é mais aconselhável esperar que esse rebordo desapareça. Se a vontade de fazer força for muito grande, o rebordo vai sair da frente com os seus esforços expulsivos.

Não é uma boa ideia lutar contra o desejo de fazer força; então experimente a posição genupeitoral durante algumas contrações, de modo que a cabeça fique mais baixa que o bumbum.

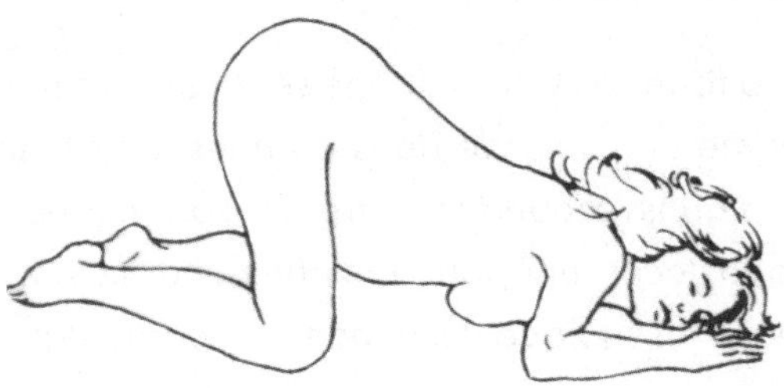

Posição genupeitural, boa para diminuir a intensidade das contrações muito fortes.

Essa posição traz o bebê mais para a frente e diminui a pressão sobre o colo. Movimente um pouco os quadris durante as contrações para ajudar o colo a dilatar. O rebordo vai provavelmente desaparecer em poucas contrações. Se a vontade de "empurrar" for muito forte, experimente soprar com força quando tiver a vontade, como se você fosse apagar uma vela a um metro de distância. Geralmente não é necessário ficar nessa posição mais do que quatro ou cinco contrações.

"Mariane percebeu que eu tinha um rebordo anterior e fiquei na posição genupeitoral para contrabalançar o forte desejo de fazer força. Felizmente, após algumas contrações e algumas sopradas, o desejo desapareceu e eu me levantei."

Respiração para o período de transição

Mantenha a respiração profunda de sempre, concentrando-se na expiração. Se a sua respiração se tornar mais superficial, mais curta, siga seus próprios instintos. Pode ajudar a relaxar se você se concentrar mais na saída do ar.

Muitas mulheres precisam gritar, gemer, xingar, ou fazer bastante barulho nesse momento do parto e dizem que isso alivia a dor, enquanto outras preferem ficar com a boca bem fechada. O mais importante é que você não seja perturbada ou distraída desnecessariamente. Paz e tranquilidade vão ajudá-la a mergulhar profundamente dentro de si mesma nessa hora.

"Dar um tremendo e furioso grito bem no pico das contrações me ajudou muito e trouxe um grande alívio. Foi um jeito de ter controle tanto sobre minha cabeça quanto sobre o meu corpo."

"As contrações ficaram muito fortes e comecei a me sentir extremamente cansada entre elas. Joguei-me em cima de duas grandes almofadas e senti que poderia dormir alguns segundos entre as contrações. Foi maravilhoso como isso reabasteceu um pouco minhas energias. Antes eu não estava nem mesmo conseguindo responder às perguntas que me faziam."

O segundo estágio do parto

O segundo estágio, ou período expulsivo, ou parto, começa quando o colo está totalmente dilatado e a cabeça do bebê começa a entrar no canal de parto. Esse estágio termina com a fase perineal, ou coroação, quando acontece o nascimento propriamente dito.

O período expulsivo – o parto

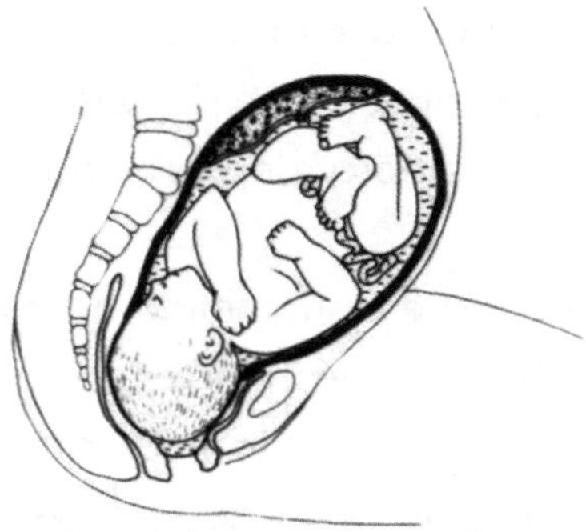

a. Início do período expulsivo.

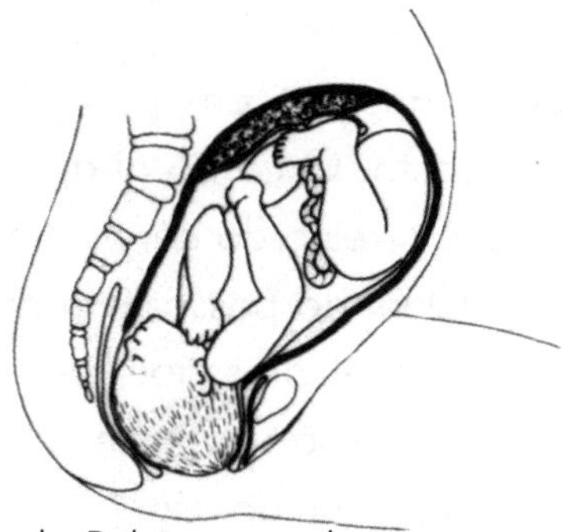

b. Bebê coroando.

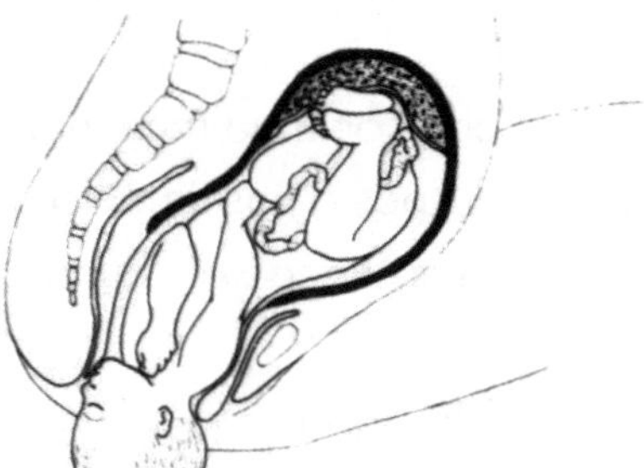

c. Nascimento da cabeça.

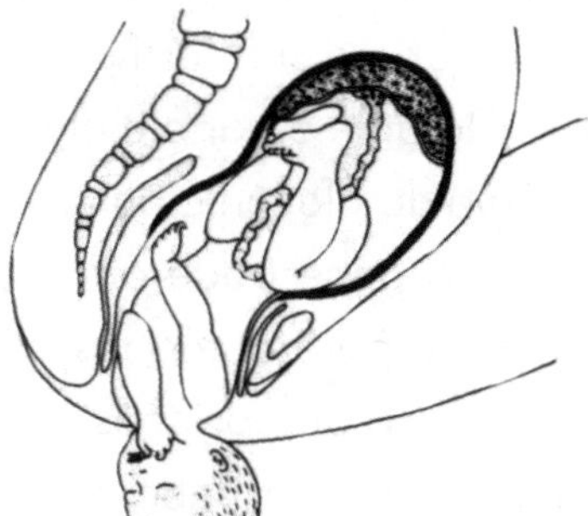

d. Nascimento dos ombros.

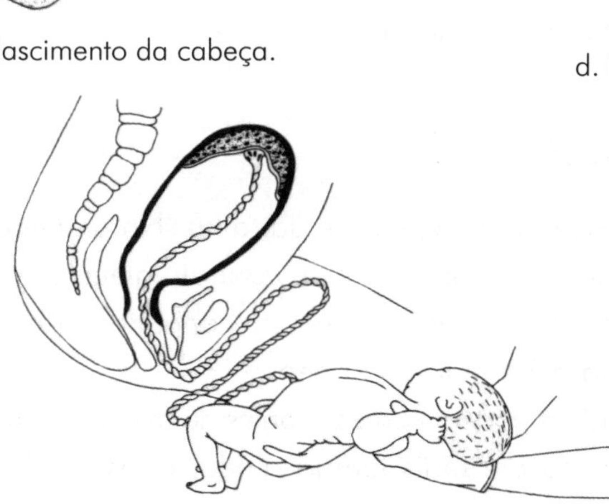

e. O bebê já nasceu.

O que acontece com o bebê

Depois que o colo chegou à dilatação total, a cabeça do bebê está fora do útero e as ondas (contrações) a trazem para o centro do canal pélvico. A descida continua e a rotação da cabeça acontece concomitantemente à descida, sob a sínfise púbica. Isso pode demorar, mas normalmente a cabeça gira o necessário antes de conseguirmos ver o cabelo através da vulva, embora possa ainda continuar girando enquanto está nascendo. A seguir o bebê acaba coroando, dilatando sua vulva com a cabeça. Com mais algumas contrações, a cabeça sai e já podemos ver o rosto. O corpo gira, primeiro aparece um ombro, depois o outro, até que o resto do corpo é ejetado.

Quando passa pela pelve, a cabeça do bebê é submetida a uma considerável pressão. Essa trajetória da cabeça pode acontecer sem nenhuma lesão porque os ossos estão "macios" e ainda não foram soldados, fundidos um no outro, possibilitando a sobreposição. A cabeça do bebê pode se apresentar um pouco pontuda depois do parto, mas logo recupera sua forma normal.

Durante o parto e algum tempo depois, o bebê continua recebendo oxigênio da placenta através do cordão umbilical. Após o nascimento da cabeça o bebê pode dar a primeira respirada, mas ainda vai demorar um pouco para que a respiração total se estabeleça.

O uso de posições verticais durante o período expulsivo vai ajudar a garantir que o bebê receba a quantidade suficiente de oxigênio que necessita, e minimizar a pressão sobre a sua cabeça.

O que acontece com você

Você atingiu a dilatação total e já pode dar à luz. Na primeira fase do período expulsivo o útero vai começar a se contrair intensamente de cima para baixo para empurrar o bebê através do canal de parto, que é curvo, sob o arco pubiano até atingir o períneo.

As contrações expulsivas podem começar antes de atingir a dilatação total ou 5 a 10 minutos, ou até mais tempo ainda, após a dilatação completa. Se houver uma parada total e nada acontecer, tire proveito disso e descanse em prontidão para o nascimento. É possível que esse "breque" dure um bom tempo, mas o reflexo expulsivo pode acontecer a qualquer momento.

Se o período de transição for longo o útero pode precisar de repouso. A duração do período expulsivo é variável, vai de 2 ou 3 minutos até muitas horas.

"Atingi a dilatação total mas meu corpo ainda não estava preparado para a expulsão. Ele estava descansando, recobrando forças para o derradeiro esforço. O período expulsivo durou mais de uma hora."

Como você se sente

Essas contrações são muito diferentes das anteriores. Os intervalos entre elas são geralmente maiores. Mesmo que você tenha se sentido muito cansada no final do período de dilatação, o fluir de uma potente energia geralmente surge para ajudar você a trazer seu bebê ao mundo. As mulheres descrevem essas contrações como enormes ondas de sensações que envolvem todo o corpo. O reflexo expulsivo é involuntário e pode aparecer rapidamente, ou demorar para aparecer.

"Não tinha certeza do que estava sentindo até que, de uma hora para a outra, surgiu um irresistível desejo de fazer força, bem diferente de tudo o que eu já havia sentido até então. Na hora certa o médico apareceu. O período expulsivo levou meia hora, mas eu não tinha noção do tempo. Para mim pareceu que foi rápido."

Costuma surgir uma vontade muito grande de fazer força, de empurrar, embora isso não aconteça com todas as mulheres. Se você não lutar contra ou não fugir dessas sensações mas deixar simplesmente acontecer, elas podem até se tornar agradáveis. A vontade de fazer força é muito grande e o esforço muscular é geralmente agradável. A pressão que você sente nessa fase aumenta enormemente e qualquer resistência aos esforços expulsivos pode provocar dor e desconforto.

Deixe o ritmo natural conduzir você. Deixe seu corpo ser o seu guia e o útero vai fazer o resto.

"A natureza tomou conta de tudo. Meu corpo inteiro ajudava automaticamente e ritmicamente no grande esforço de colocar o bebê no mundo. Pude sentir a cabeça, os ombros e o corpo saindo."

O bebê coroando

Conforme o bebê desce no canal de parto ele faz uma flexão da cabeça para trás até que, finalmente, seja possível ver o seu cabelinho na vagina que se abre. Esse é o momento oportuno para buscar uma posição para o nascimento. Sinta a cabeça do seu bebê com a sua mão, quando ela estiver mais baixa. É uma sensação inesquecível e vai ajudar você a saber exatamente o que está acontecendo.

"Coloquei minha mão dentro de mim por instinto para sentir o bebê e lá estava ele, a cabeça começando a sair."

Para o bebê nascer terá que passar pelo assoalho pélvico. Em termos de influência no parto, o assoalho pélvico pode ser dividido em duas partes: a da frente – porção púbica, e a de trás – porção sacral, que está ligada aos ossos do bumbum, ao cóccix e ao sacro. Conforme o bebê progride na descida, a porção púbica é propelida para a frente e a porção sacral para trás, para abrir caminho para a cabeça e o corpo passarem.

A porção púbica tem poucos músculos voluntários inseridos nos ossos púbicos, enquanto a porção sacral tem quase 90% de todos os músculos do assoalho pélvico conectados a ela. Essa parte do assoalho pélvico é conhecida como períneo.

Para ser possível um deslocamento sem restrições durante o parto, a porção sacral do assoalho pélvico ou períneo, deve estar em estado de relaxamento passivo. A posição do seu corpo nesse momento é fundamental. Se você estiver deitada de costas, o sacro ficará impedido de se deslocar para trás e o períneo não irá estar em estado de relaxamento passivo. Isso pressiona a cabeça do bebê contra o arco subpúbico em vez de forçar para trás em direção ao sacro e ao cóccix que são móveis e passíveis de articulação. Por outro lado, se você estiver de cócoras, ajoelhada ou em pé, a disposição da sua pelve muda – tanto o sacro como o cóccix são passíveis de movimentação. A porção posterior do períneo vai estar relaxada quando a cabeça do bebê exercer pressão sobre essa região, permitindo que a distenção aconteça.

Depois que a cabeça coroou, o nascimento acontece. Pode acontecer uma contração quando a cabeça sai e depois uma pausa antes da próxima contração, quando vai nascer o resto do corpo. Existe a possibilidade de o bebê nascer em uma só contração. Após o nascimento da cabeça temos a saída de um ombro, depois do outro e finalmente o corpo inteiro "escorrega" para fora.

Como você se sente

Nesse momento as sensações são muito intensas – uma amálgama incomum de dor e prazer.

No máximo da coroação, quando a cabeça está prestes a sair e o períneo se encontra distendido ao máximo, pode haver uma sensação aguda de estiramento e queimação, semelhante ao que acontece quando você empurra o canto da boca com os dedos, associada à sensação corporal total que as contrações provocam. Por outro lado, assim que nasce a cabeça, que é a maior parte do corpo do bebê, você experimenta uma tremenda sensação de alívio. Algumas vezes, quando o bebê tem ombros largos, pode acontecer uma sensação de estiramento com a passagem de cada um dos ombros, mas assim que o corpo escorregar para o mundo, as sensações são geralmente agradáveis e muitas vezes descritas como orgásmicas.

> *"Precisei fazer força somente uma vez. O bebê acabou nascendo de uma maneira gradual e tranquila, sem nenhum esforço de minha parte. Senti uma queimação no períneo quando meu filho estava nascendo e na verificação do pós-parto. Não tive nenhuma rotura."*

"Senti uma estranha presença na sala e as emoções estavam à flor da pele. As dores estavam quase insuportáveis e aquela vontade de fazer força ainda estava presente. Foi uma das sensações corporais mais intensas que já experimentei, e logo depois vi a cabecinha através de um espelho, e como era cabeluda! Com uma extraordinária liberação de energia a cabeça saiu, mas a força de pôr para fora era tão grande que imediatamente após, todo o corpo espirrou para fora. O que senti foi um grande alívio, alegria, estupefação e gratidão. Não há palavras para expressar as emoções do momento de um parto. Eu queria gritar e chorar de alegria."

Respiração para o período expulsivo

Não há necessidade de controlar sua respiração na hora do parto se você estiver em uma das posições verticais. Respire profundamente como vinha fazendo. Quando uma onda (contração) se aproximar, concentre-se na expiração e em abrir caminho para as fortes mensagens que emergem de dentro do seu corpo. Existe um grito diferente, peculiar ao segundo estágio, que é natural e instintivo, particularmente no momento em que a cabeça está nascendo. Não é bom sufocar esse desejo natural de gritar, pois é a maneira que a natureza encontrou de facilitar o parto.

Procure não lutar contra as contrações uterinas, isso pode ser muito doloroso. Simplesmente deixe acontecer e relaxe o assoalho pélvico. Deixe a respiração acontecer, os sons saírem, seu filho nascer. As mulheres geralmente dizem que quando gritam no período expulsivo não sentem dor.

No ápice da contração, à medida que o útero pressionar o bebê para fora, provavelmente você vai sentir uma vontade muito grande de fazer força, parecida com a vontade de evacuar e um incontrolável desejo de "empurrar" para baixo, conhecido como puxo. Siga as vontades naturais de seu corpo. Não prenda a respiração por muito tempo, isso diminui o aporte de oxigênio para você e para o bebê em um momento crítico para ele.

Quando a cabeça estiver coroando, tente não fazer muita força; assim a chance de uma rotura perineal é menor. Algumas mulheres acham que é bom fazer uma respiração curta, conhecida como "respiração de cachorrinho", quando a cabeça estiver saindo, enquanto outras simplesmente preferem se deixar levar completamente pelo momento.

"Fiquei de cócoras na cama, ajudada por meu marido e pela obstetriz e pude sentir meu bebê me abrindo. Coloquei as mãos por baixo e senti a cabeça, soltei um gemido primitivo sobrenatural, e o bebê veio parar nas minhas mãos. Ela estava quentinha, melecada, tão mole e tão macia que parecia que eu ia amassá-la com o menor toque."

Se o período expulsivo for difícil – por exemplo, se o bebê for muito grande, ou se houver uma apresentação não usual, ou se o período expulsivo for demorado – pode ser muito interessante somar forças à contração, fazendo força durante a mesma. Espere a contração começar, encha bem os pulmões de ar e à medida que for soltando esse ar direcione a energia para baixo forçando o diafragma para baixo (o mesmo esforço que você faz para evacuar). Não é necessário prender a respiração. Algumas vezes várias pequenas forças valem mais que uma força muito longa. Pratique suavemente durante a gravidez quando estiver de cócoras para o caso de vir a precisar disso durante o parto.

Acima de tudo, durante o período expulsivo, procure ficar em harmonia com as sensações rítmicas que estão acontecendo. Deixe que elas conduzam você.

"O período expulsivo durou uma hora e meia; durante esse período fiquei de cócoras no chão a maior parte do tempo e algumas vezes ficava em pé. Sentia-me muito bem, melhor do que poderia imaginar durante o parto, e a posição, bem escorada nas pessoas, fez com que pudesse controlar a respiração e cooperar com as contrações expulsivas ao máximo. Também tive uma visão muito boa da cabeça saindo de mim, refletida em um espelho bem posicionado. Acabei dando à luz nessa posição, de cócoras."

Posições para o período expulsivo

A posição é essencial para a duração e a eficácia do período expulsivo. A descida do bebê vai ficar mais fácil se você permanecer em posições verticais, ativas, que permitem à força da gravidade participar do nascimento seguro do seu bebê. Qualquer posição vertical (em pé, de joelhos, sentada ou de cócoras) é boa até que a cabeça chegue ao períneo. Nesse momento é indicada uma posição mais propícia para o parto.

Para entender por que é bom assumir posições verticais...

EXPERIMENTE FAZER O SEGUINTE:

- Fique de cócoras no chão. Exale e contraia a região perineal, segure um pouco e depois relaxe lentamente durante uma inspiração. Repita várias vezes.

  Tente o mesmo exercício deitada com a barriga para cima e com um travesseiro embaixo da cabeça. Provavelmente você vai descobrir que nessa posição o movimento do seu períneo é muito menor e que é preciso mais força para relaxar o assoalho pélvico.

  Faça novamente o mesmo exercício de cócoras e compare a diferença, quando a gravidade está ao seu lado para ajudar no relaxamento do assoalho pélvico.

  O encaixe entre a cabeça e a pelve é tão exato, que mesmo um pequeno aumento no tamanho da pelve tem grande significância.

EXPERIMENTE OUTRO EXERCÍCIO:

- Fique de cócoras no chão e separe bem os joelhos. Feche os olhos e tome consciência da abertura da sua pelve. Na verdade, essa posição propicia a maior abertura interna e torna possível a mobilização do sacro e do cóccix quando a cabeça estiver passando pela pelve.

  Experimente na posição deitada. Coloque a mão embaixo do bumbum e perceba todo o peso do corpo, o útero e o bebê incidindo sobre o sacro, que fica limitado ao máximo nessa posição. Estudos revelam que nessa posição há uma significante perda da capacidade de aumento do diâmetro pélvico (mais de 1/3).

O peso do útero também pressiona os grandes vasos abdominais na posição horizontal, o que reduz a quantidade de oxigênio que vai para o bebê e aumenta a possibilidade de frequência cardíaca fetal não tranquilizadora. O útero é tracionado para a frente durante a contração. Na posição horizontal ele tem que se deslocar contra a força da gravidade. Isso torna as contrações mais dolorosas e menos eficientes.

> *"Em outro momento tive que me deitar para Jane me examinar e, infelizmente, tive uma contração. Doeu tanto que eu disse que nessa posição ela não ia mais me examinar."*

O cóccix é passível de uma pequena flexão, aumentando a possibilidade da passagem da cabeça – eis a grande razão para não se sentar sobre ele! Pode também acontecer algo que é muito doloroso – o cóccix ficar deslocado por meses depois do parto.

Essas são algumas das razões por que as mulheres que têm a possibilidade de escolher a posição durante o parto raramente optam por uma posição horizontal, muito menos deitar de barriga para cima. (Por exemplo, durante o período de um ano em Pithiviers, entre mil parturientes somente duas se deitaram.)

Cada posição tem suas vantagens. Instintivamente é possível encontrar a melhor posição para aquele momento. Experimente todas elas nas semanas que precedem o parto junto com seu companheiro e seu corpo já vai ter experimentado todas as possibilidades. Algumas vezes o local e as circunstâncias em que você dá à luz vão ditar a posição em que você precisa ficar. O ideal seria que a sala tivesse o mínimo possível de mobília para maior liberdade na escolha da posição mais adequada. No entanto, é possível lançar mão de posições naturais para o parto também em uma mesa de parto ou no chão (ver Capítulo 11).

A menos que o período expulsivo seja muito rápido, é preferível variar as posições – em pé/de cócoras, de cócoras/ajoelhada, de joelhos/

sentada com o tronco ereto – enquanto o bebê progride no seu caminho. É aconselhável ter duas pessoas por perto para sustentá-la fisicamente.

Sentar no vaso sanitário pode ajudar enquanto o bebê está descendo, mas quando a cabeça atinge o períneo e você percebe que o bebê vai nascer, é hora de ficar de cócoras sustentada.

Muitas mulheres incidem no erro de ficar de cócoras antes do momento oportuno. As posições verticais cooperam para que o bebê chegue ao períneo; só então é o momento de usar a posição de dar à luz. Se o período expulsivo for muito rápido e você estiver ajoelhada de quatro, não tem porque não ter seu bebê nessa posição.

1. Cócoras sustentada

A posição de cócoras sustentada, quase em pé, otimiza a ação da gravidade e é a posição que mais facilita a rápida descida do bebê.

Pode-se caminhar ou ficar em pé entre as contrações, mas quando começarem as contrações flexione os joelhos; você vai sentir necessidade de se apoiar em algo, ou alguém pode ampará-la por trás enquanto você solta seu peso e deixa o corpo todo cooperar com a ação da contração uterina.

Assim que a contração passar, pode se movimentar como quiser até a próxima contração, quando deve ser sustentada novamente.

Dicas para quem sustenta

Deixe uma distância de cerca de 60 a 90 centímetros entre os pés. É melhor ficar descalço. Deixe os joelhos levemente flexionados e contraia os músculos das coxas e das nádegas jogando o corpo um pouco para trás para depositar o peso delas na sua pelve. Nunca dobre as costas e resista à tentação de se inclinar para a frente pois isso vai forçar a sua região lombar. Mantenha os braços e os ombros relaxados, assim a força de suporte virá das pernas enquanto a parte superior do corpo permanece relativamente livre de tensões.

Fique com os joelhos fletidos e mantenha sua relação com a terra respirando profundamente. Experimente soltar o ar "através das plantas dos pés", liberando suas tensões na terra.

Tudo fica mais fácil com um pouco de prática. Depois de aprender o modo certo de fazer, mesmo uma pessoa pequena pode sustentar uma parturiente gorda e pesada sem grandes esforços. Caso você tenha problemas de coluna ou fragilidade nas costas, é melhor usar uma cadeira quando for ampará-la.

É só posicionar bem os pés e a metade inferior do corpo e você estará pronto para sustentar o peso da sua companheira.

Com os ombros e os braços relaxados, passe as mãos por baixo dos braços dela e deixe as palmas viradas para cima. Ela pode colocar as mãos dela por cima das suas, uma palma contra a outra com os dedos entrelaçados. A seguir, relaxe junto com ela e deixe-a se apoiar em você (não o contrário). Mantenha as mãos e os braços o mais relaxados possível.

Uma boa ideia seria colocar um pufe por trás de você, sua companheira pode se abaixar bastante na hora do parto e você poderia se sentar nele enquanto ela ficaria de cócoras entre suas pernas.

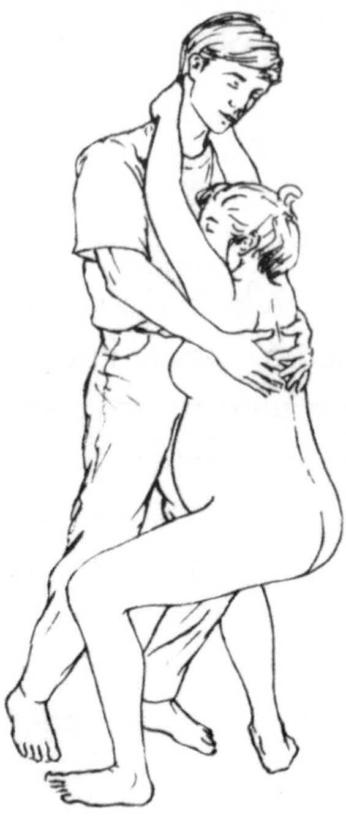

Um de frente para o outro, a parturiente se apoia no pescoço do companheiro e praticamente se pendura nele. Essa posição favorece a descida do bebê.

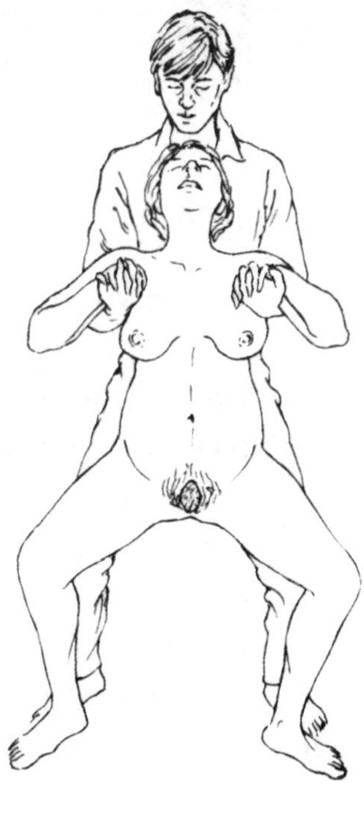

Cócoras sustentada – companheiro por trás da parturiente.

Outras possibilidades para as mãos

Pode ser melhor uma mão segurar na outra com as palmas encostadas sem entrelaçar os dedos, ou a mãe também pode cerrar as mãos deixando o polegar apontando para cima e a pessoa que está por trás pode apreender os polegares dela.

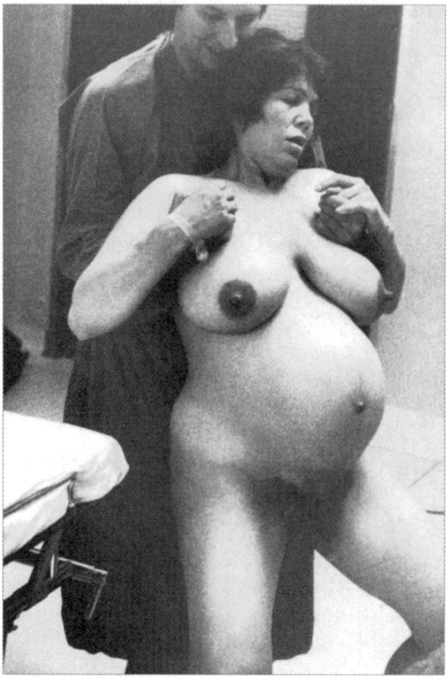

O bebê está coroando. A mãe se afirma na posição de cócoras sustentada para dar à luz.

Dicas para as mães

Assim que você conseguir a posição correta, relaxe totalmente o corpo na direção do seu companheiro. Permita-se ficar pesada quando se abaixar para ficar de cócoras e, se possível, mantenha os pés com as plantas no chão, pois assim eles ajudam a sustentar o seu peso.

Solte todas as tensões do pescoço e a cabeça na direção do corpo do seu companheiro. Depois, com as pernas abertas e a pelve pesada, deixe-se levar pela correnteza das contrações que desaguam no mar do nascimento. Assim que o bebê nascer a obstetriz pode colocá-lo com cuidado bem na sua frente sobre um tecido absorvente e você pode se sentar para recepcionar seu bebê!

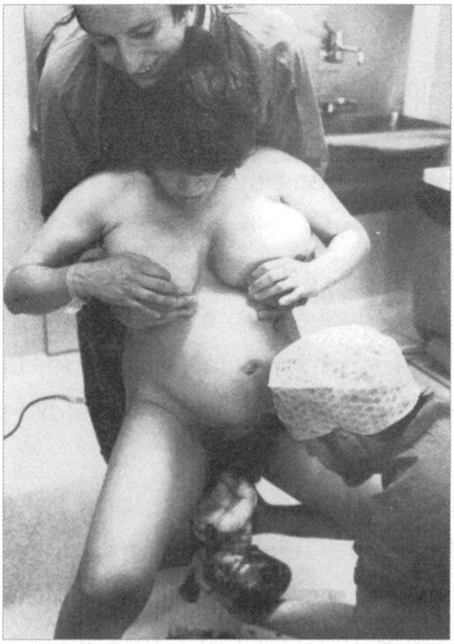

O bebê nasceu com uma contração.

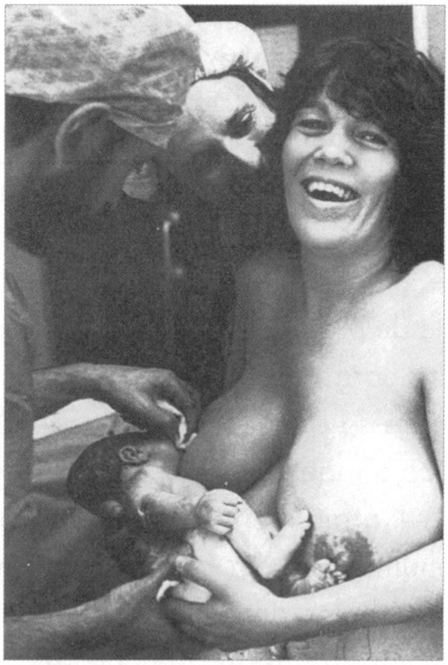

Primeiros instantes depois do parto.

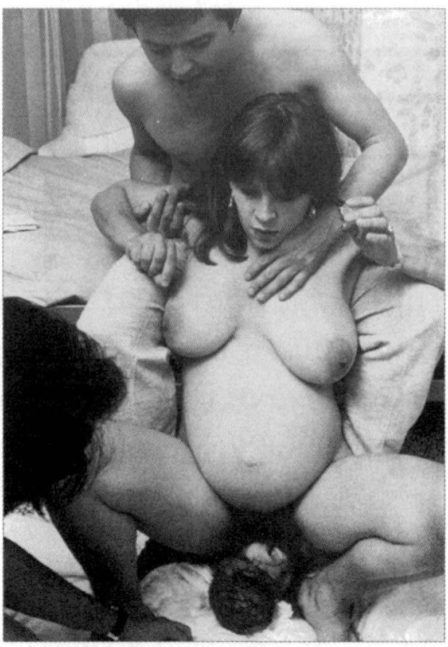

O bebê está saindo. O pai senta-se na beira da cama e sustenta a mãe durante o nascimento.

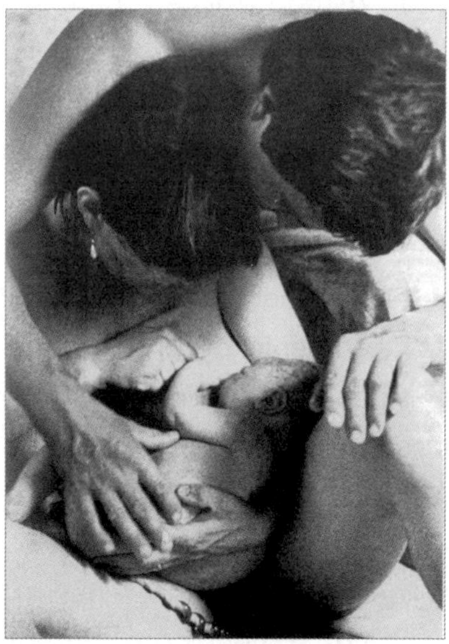

Os pais saúdam o novo ser. A placenta ainda está ligada ao útero e o cordão ainda não foi cortado.

Dicas para a obstetriz

A posição de parir deve ser assumida somente quando a cabeça estiver coroando.

Um lençol limpo com algo absorvente por cima, como uma fralda ou toalhas de papel descartáveis, podem ser colocados na frente da mãe, entre as pernas, para receber o bebê. Geralmente não há necessidade de proteger o períneo pois o bebê provavelmente não vai demorar muito para nascer. Mas, se o último período for muito demorado, uma compressa quente sobre o períneo ajuda a prevenir roturas e relaxa um pouco a mãe.

Normalmente a mãe consegue fazer tudo o que é preciso sem nenhuma instrução; ela pode simplesmente se deixar conduzir pelas necessidades do seu corpo e gritar quando o bebê estiver nascendo. Algumas mulheres têm necessidade de uma condução sutil nesse momento. É muito importante esperar o reflexo expulsivo acontecer de maneira espontânea sem perturbar a mãe ou dar ordens desnecessárias. Quando a mãe está em uma posição vertical, não é necessário pedir para ela fazer "força de cocô", apenas tornar possível que ela deixe o parto acontecer sem nenhum tipo de inibição.

É indicado ter um colchão de espuma consistente (ou colchonete leve, para fazer yoga, onde não se durma), com uma espessura aproximada de 5 centímetros, forrado com um tecido lavável, para pôr no chão, onde o bebê poderá ser colocado de barriga para baixo sobre um tecido absorvente durante alguns minutos até que a mãe esteja pronta para estabelecer o primeiro contato. Dessa maneira os líquidos serão eliminados naturalmente com a ajuda da gravidade, e raramente a aspiração é necessária. A mãe deve permanecer sentada com o tronco erguido no terceiro estágio para facilitar o primeiro contato e a separação da placenta (dequitação). Não é necessário o uso de Syntocinon e Methergin* para facilitar, a menos que haja ocorrência de sangramento abundante.

* *Syntometrine* no original, uma mistura injetável de ambas as drogas. (N.T.)

Vantagens

Nessa posição a bacia apresenta-se na sua forma mais aberta e a verticalidade tira maior proveito da força da gravidade. A força que o corpo da pessoa que suporta a parturiente faz para cima contrabalança de certa maneira com a força para baixo das contrações.

O segundo estágio tende a ser mais curto nessa posição e o bebê nasce geralmente na primeira contração após ter coroado. Essa é uma grande vantagem se o período expulsivo for demorado ou difícil, ou nos casos de apresentações complicadas (posteriores ou pélvica), de grandes bebês ou nos casos de suspeita de condição fetal não tranquilizadora (menos frequente nos partos em que a mulher permaneceu ativa durante o trabalho de parto).

Levantamento da parturiente da posição ajoelhada para a de cócoras sustentada, quando o bebê estiver coroando

Na hora que a mãe achar melhor, levanta-se totalmente. Nesse momento o companheiro joga o corpo um pouco para trás e firma-se para poder sustentá-la.

Ele segura no polegar dela. Ela se levanta para ficar de joelhos com o tronco erguido.

O companheiro vem por cima e por trás da mãe e coloca os braços embaixo dos braços dela no período entre duas contrações.

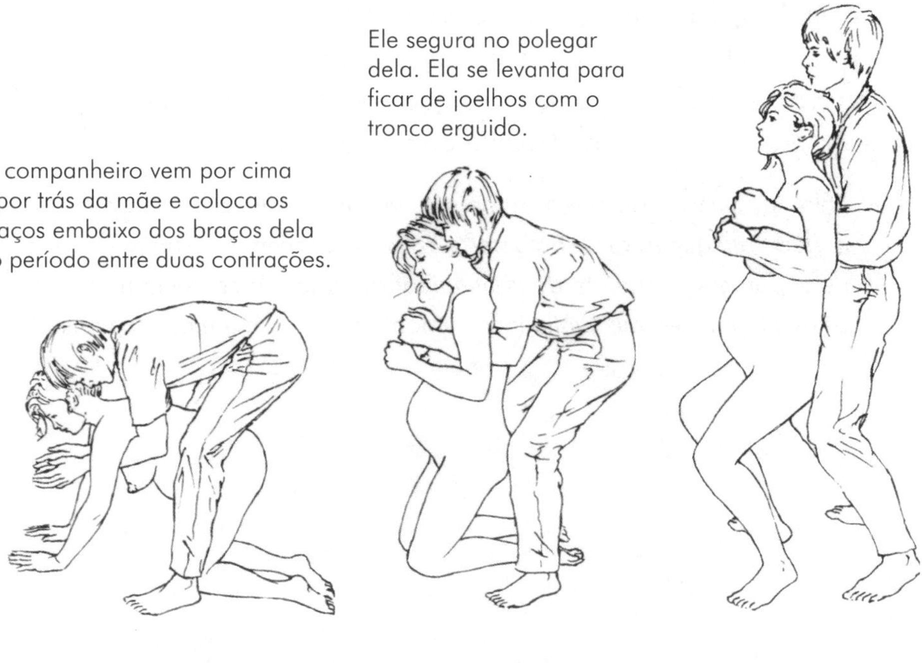

A simplicidade dessa posição permite à mãe grande liberdade para atuar instintivamente – a de se render às ordens naturais do seu corpo. Após o parto, só o fato de estar sentada com o tronco erguido facilita a interação ideal entre mãe e bebê.

"Com as primeiras contrações que davam vontade de fazer força de cocô, procurei uma posição que me ajudasse. A melhor maneira de todas foi com meu marido me segurando por trás com os braços passando por baixo dos meus e as mãos presas no meu peito: eu simplesmente fiquei pendurada. Não foi somente uma posição agradável para mim, mas uma posição onde o contato direto com a força física dele reanimou meu corpo que estava cansado, o que produziu na gente uma sensação de grande proximidade. As contrações de expulsão aconteceram espontaneamente e com apenas quatro delas nosso bebê já estava fora: uma menina lindinha, melecada e chorona."

Uma banheira pequena com água quente pode ser colocada no chão, no meio das pernas da mãe, para que ela possa dar um banho no bebê antes da eliminação da placenta ou de cortar o cordão umbilical. Outra possibilidade é mãe e bebê tomarem um banho juntos dentro de uma banheira grande um pouco depois da dequitação da placenta, ou nenhuma dessas opções. As emoções e o carinho da mãe nesse primeiro contato entre ela e seu bebê – pele com pele, olhos nos olhos – facilitam a produção de hormônios naturais que vão estimular a separação da placenta e a contração do útero durante o terceiro estágio.

"Ele me olhou fixamente e depois começou a mamar. O cordão não foi cortado até que parasse de bater e estivesse branco. Não houve sensação de separação, somente de continuidade, alegria e contentamento. Tudo estava legal e eu me sentia incrivelmente bem, nem um pouco cansada."

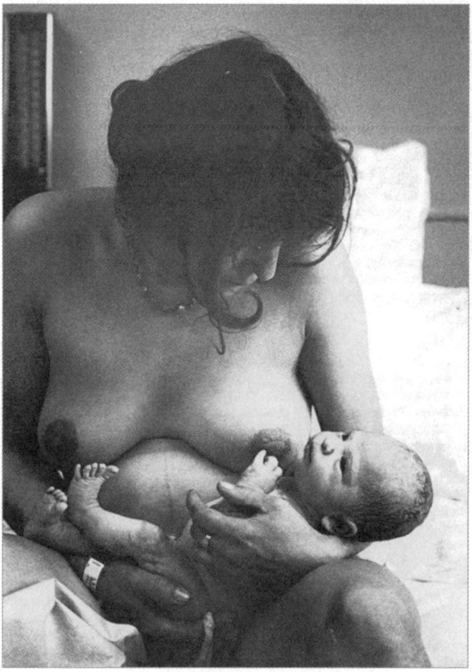

A mãe se senta sobre uma mesa hospitalar de parto após um parto ativo. Nessa posição é possível curtir o contato com o bebê. O bebê abre os olhos e pela primeira vez encontra os de sua mãe.

2. Cócoras sustentada por duas pessoas

Essa posição pode ser ideal para a grávida que pode ficar de cócoras com facilidade ou que se exercitou na posição de cócoras durante toda a gestação. A bacia atinge seus maiores diâmetros e a força da gravidade ajuda o bebê a descer. Durante a contração a mãe fica de cócoras no chão com uma pessoa de cada lado; os auxiliares podem ficar de joelhos e colocar, cada um, um joelho por baixo do bumbum dela. A parturiente pode abraçá-los, e eles, por sua vez, podem abraçá-la também pelas costas. Entre duas contrações a mãe pode ficar em pé ou de joelhos com o tronco erguido.

É importante que os auxiliares estejam em uma posição cômoda e pode ser interessante colocar uma almofada entre a perna e a nádega ou embaixo dos joelhos.

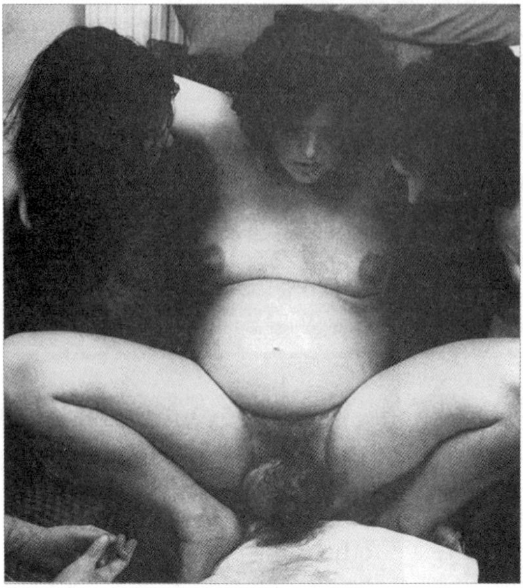

Cócoras sustentada por duas pessoas. A obstetriz espera que o bebê acabe de nascer na próxima contração.

Vantagens

Nessa posição a mãe fica com as mãos livres e é possível olhar para baixo e ver o bebê nascendo, completamente relaxada e apoiada. Muitas mulheres acham bom usar as próprias mãos para sentir a cabeça do bebê que aparece, para relaxar melhor os tecidos perineais e segurar o bebê depois que ele nascer. Algumas têm o forte instinto de fazer isso por si mesmas.

Desta posição é fácil levantar ou ficar de joelhos com o tronco erguido ou em quatro apoios no chão.

Essa é a posição mais natural para o parto porque, quando se coloca de cócoras no chão, mesmo estando sozinha, a mãe tem condições de ver o bebê sair de dentro dela, deslizar no meio de suas pernas e ser depositado seguramente no chão à sua frente. Dessa maneira ela pode pegar o bebê sem nenhuma ajuda. Essa também é a melhor posição para o escoamento dos líquidos maternos.

Após o parto é possível se sentar no chão. É muito mais fácil para a mãe cuidar do bebê estando ativa, sentada com o corpo erguido; para o bebê também é mais fácil pegar o peito nessa posição.

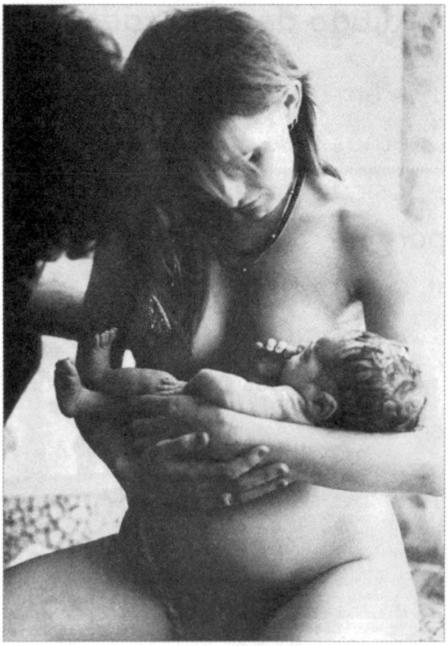

Ajoelhada, com o corpo erguido, a mãe segura o recém-nascido no colo.

"No período expulsivo continuei de cócoras, e aproveitei para levantar e esticar as pernas entre as contrações. No cômputo geral me senti maravilhosamente bem – segura e no controle da situação – esse período durou mais ou menos 45 minutos. O obstetra, que olhou para o lado por alguns momentos, acabou não vendo a saída da minha filha. Lara literalmente foi espirrada, o que se poderia chamar de "parir por si mesma"; e exercitou suas cordas vocais imediatamente!"

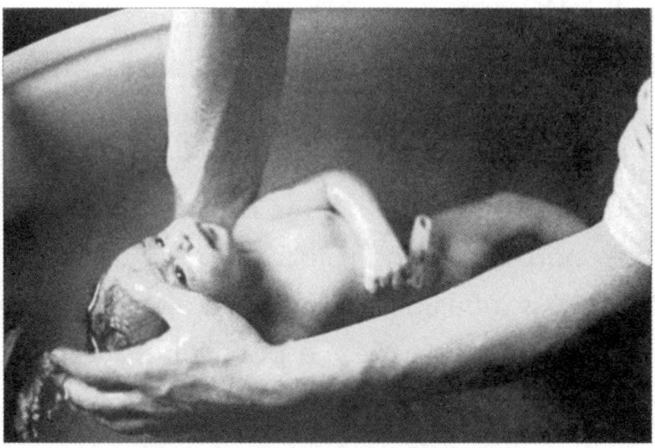

O banho do bebê logo após o parto.

3. Cócoras sustentada com a ajuda de uma cadeira

Nesse caso o auxiliar senta-se em uma cadeira ou na beira da cama e a mãe fica de cócoras entre as pernas dele, apoiada em seus joelhos. A maioria das mulheres acha essa posição mais agradável, confortável e a posição que mais se ajusta ao parto.

A pessoa que vai segurar a parturiente deve se sentar em uma cadeira estável e bem perto da borda anterior do assento, de modo que a mãe possa se encaixar e soltar o corpo. Essa é a posição ideal para os maridos que têm problemas nas costas.

> *"Beto sentou-se em uma cadeira e eu fiquei de cócoras entre as suas pernas; apoiei o corpo nas coxas dele com os cotovelos e soltei o tronco para trás, no colo dele."*
>
> *"Olhamos no espelho e vimos a cabeça do nosso filho aparecendo logo depois, não dando tempo para a obstetriz colocar as luvas. Ele nasceu de uma vez e o tomei no colo para dar de mamar."*

4. Ajoelhada ou "em quatro apoios"

Ficar de joelhos, inclinar o corpo para a frente e colocar as duas mãos no chão, ou se apoiar em um monte de almofadas com os joelhos separados.

Essa posição acontece de uma maneira intuitiva e foi muito usada pelas mulheres na prática obstétrica tradicional. É indicada quando o trabalho de parto e o segundo estágio acontecem muito rapidamente, pois nessa posição há mais controle e o bebê progride um pouco mais devagar. Pode ser muito útil se ele estiver com uma apresentação posterior, pois diminui a pressão nas costas e é possível a movimentação suave da bacia para ajudar na rotação da cabeça à medida que o bebê estiver descendo. As mães dizem que essa é uma maneira simples e fácil para dar à luz. Entre contrações, é possível erguer o corpo e esticar os braços se você desejar.

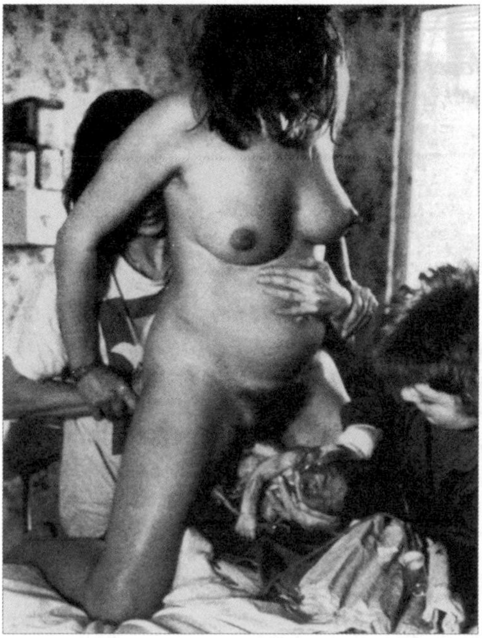

O bebê nasce com a mãe ajoelhada e o corpo levantado em uma mesa de parto hospitalar.

Depois do nascimento o bebê é recepcionado pela obstetriz, que pode passá-lo por baixo de suas pernas e o colocar na sua frente, de barriga para baixo. Você pode então se sentar sobre os calcanhares ou erguer o corpo para ver e pegar seu bebê no colo.

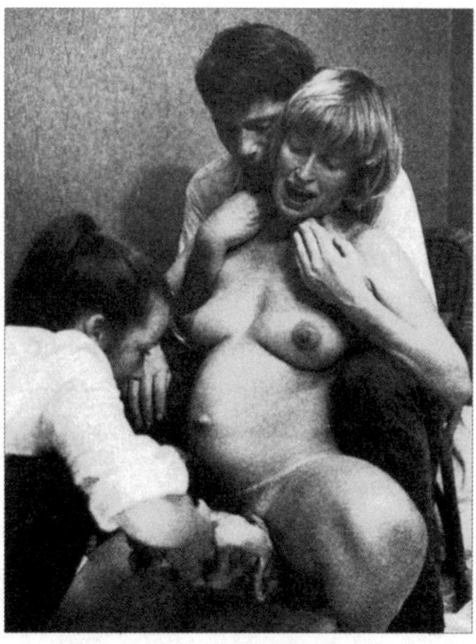

Cócoras sustentada com o companheiro sentado em uma cadeira. A mãe grita sem nenhuma inibição no momento do nascimento do bebê.

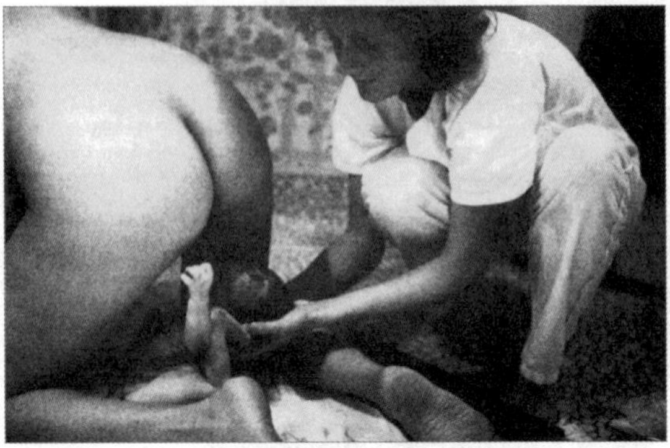

Parto com a mãe ajoelhada em quatro apoios. A obstetriz deve estar bem confortável para que também possa estar ativa.

Após o parto, algumas mulheres instintivamente mudam de posição e se ajoelham. A obstetriz pode passar o bebê para a mãe por baixo de uma perna enquanto ela se vira. Muitas vezes o parto acontece tendo a mãe um joelho no chão e o outro dobrado, com o pé no chão. Essa posição pode ser indicada quando a mãe quer aparar o bebê sozinha.

No caso de seu parto acontecer muito rápido e entrar no período expulsivo sem você estar esperando, lance mão da posição genupeitoral para frear um pouco e retomar o controle (ver p.217).

"Quando senti que chegou a hora do nenê nascer, fiquei de joelhos, apoiada na cabeceira da cama para fazer força. Não levei mais de meia hora para trazer meu filho ao mundo. Tive o nenê ajoelhada de quatro e, com o cordão ainda pulsando, me virei para trás passando a perna por cima do nenê e o peguei no colo. Foi maravilhoso! Eu estava de joelhos e no perfeito controle da velocidade que queria que ele nascesse; como não tive roturas, consegui me levantar e dar umas voltinhas pouco tempo depois do parto."

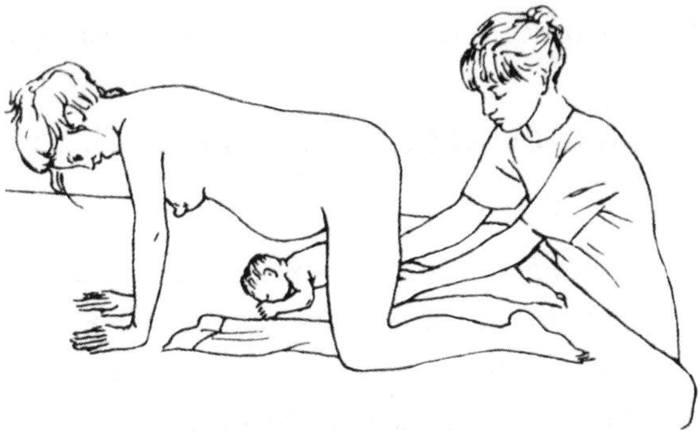

Depois do parto o bebê passa no meio das pernas da mãe e é colocado de barriga para baixo sobre um tecido macio.

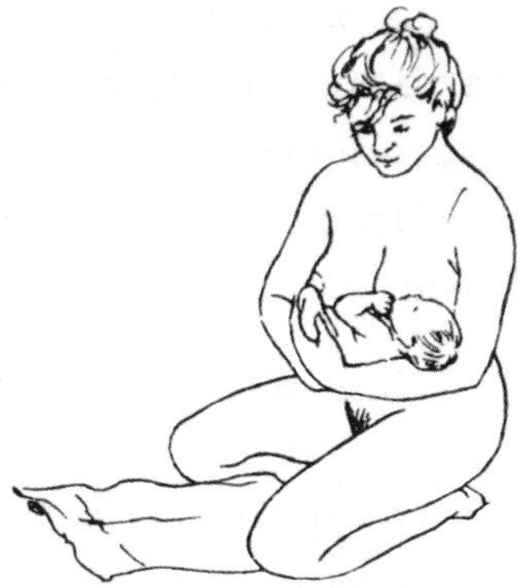

Tão logo seja possível, a mãe pega o bebê e o coloca no colo abraçando-o.

5. Deitada de lado

Essa pode ser uma posição interessante para o parto. O sacro não tem nenhuma limitação, mas não se pode dispor da ajuda da força da gravidade; logo, essa posição não deve ser usada se o período expulsivo está sendo demorado. No entanto, nos casos em que o bebê está progredindo sem dificuldades, você pode dispor do conforto que essa posição propicia.

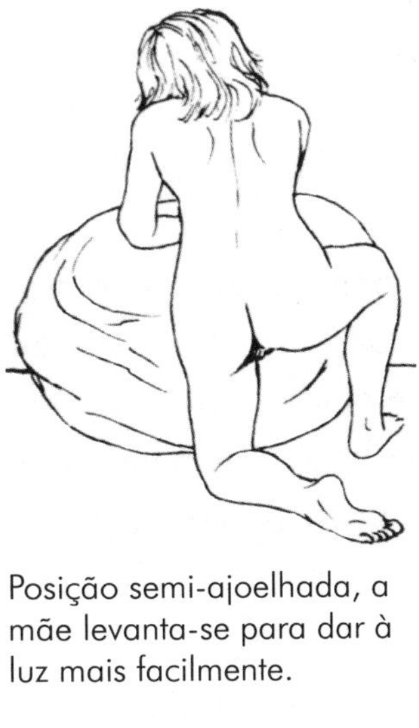

Posição semi-ajoelhada, a mãe levanta-se para dar à luz mais facilmente.

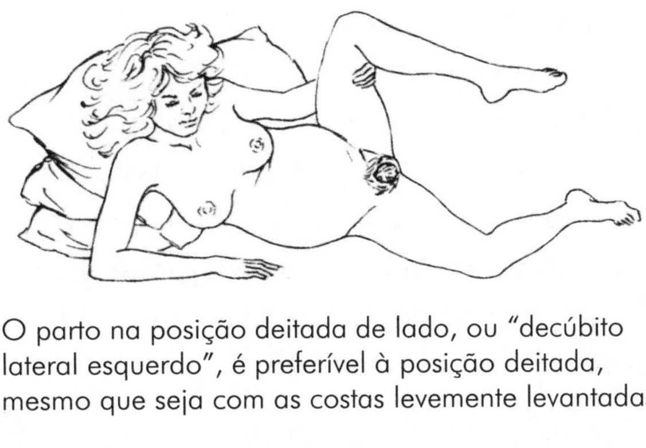

O parto na posição deitada de lado, ou "decúbito lateral esquerdo", é preferível à posição deitada, mesmo que seja com as costas levemente levantadas.

Deite-se de lado com o corpo bem apoiado por travesseiros e tracione a perna para cima com uma das mãos logo abaixo do joelho no momento do nascimento.

Depois do parto, sente-se para abraçar o bebê no colo e colocá-lo no seio.

> *"Para mim a melhor posição foi aquela que me fez sentir bem naquele momento. Senti-me bem deitada do lado esquerdo, com o joelho quase encostado no peito; com as mãos pude separar ainda mais as pernas e, ao mesmo tempo, era capaz de tocar a cabeça que começava a aparecer. Nessa posição foi possível estar ativa e propiciar a abertura que o períneo precisava, com seus delicados músculos, e dar uma pequena ajuda com as mãos."*

O bebê logo depois do parto

Assim que o bebê nasce, ele pode apresentar uma coloração levemente azulada ou acinzentada, isso é perfeitamente normal; e tão logo comece a respirar, o corpo ganha sua coloração normal rosácea.

Ele vai estar muito escorregadio e úmido, talvez coberto com um tipo de secreção cremosa e esbranquiçada parecida com manteiga (chamada vérnix) e que também pode ter um pouco de sangue. O vérnix é importante para o bebê e não deve ser removido, pois contém substâncias nutritivas que são absorvidas pelo corpo e que protejem o bebê das mudanças de temperatura do meio ambiente. Em poucas horas o vérnix é absorvido pela pele.

O bebê também pode nascer um pouco enrugado, mas depois de algum tempo o corpo se torna macio e arredondado. Alguns bebês nascem com uma fina penugem nas orelhas ou em outras partes do corpo após o parto, que cai nas primeiras semanas. A cabeça é bem maior em proporção ao resto do corpo e pode ficar um pouco pontuda, por ter tido que se amoldar ao canal de parto. Os genitais geralmente ficam um pouco aumentados também.

Os olhos do bebê vão se abrir logo após o parto – talvez mesmo antes de nascer o corpo todo – e ficar brilhando, ligados em você! Todos os sentidos do bebê devem estar funcionando e tremendamente sensíveis nesse momento. A pele, os ouvidos, os olhos e a boca estão passíveis de responder a qualquer estímulo. Depois do parto, durante uma ou duas horas, o bebê vai estar extremamente atento, ligado – mais do que nas horas ou dias que virão a seguir – pois ele vai estar descobrindo o mundo, a atmosfera, vai respirar e suspirar pela primeira vez. Os pulmões e o aparelho digestivo começam a funcionar independentemente assim que o bebê respira o ar e mama o colostro dos seios.

O bebê vai precisar ficar bem perto de você, perto do tão conhecido som que seu coração fazia quando ele estava dentro de você e do calor do seu corpo, nas primeiras horas, dias e semanas depois do parto.

O primeiro contato

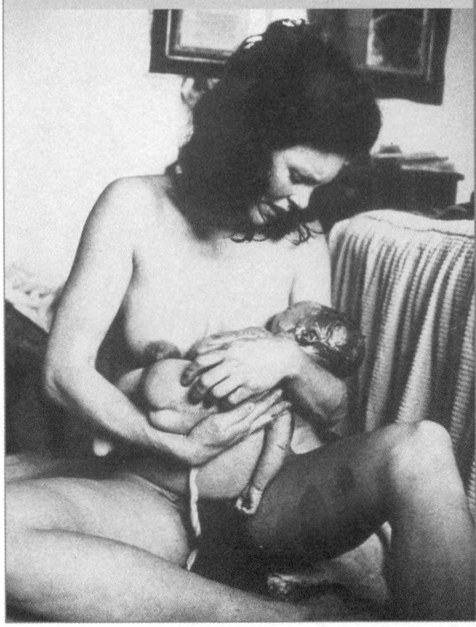

- A mãe e o bebê ficam em contato íntimo em um lugar bem aquecido, escuro, e silencioso.
- Há uma descarga de prolactina, o hormônio da maternagem.
- Sem distrações, perturbações ou pessoas observando.
- Os efeitos da descarga de adrenalina continuam.
- A mãe permanece alerta e em posição vertical por 5 a 10 minutos.

Nasce uma família

A primeira hora é sagrada – não atrapalhe

- Manter o calor é prioridade.
- Mãe e bebê se descobrem um ao outro.
- Os níveis de ocitocina continuam a subir.
- Privacidade e paz para a nova família.
- Penumbra – uma atmosfera íntima.
- O bebê começa a respirar enquanto ainda está ligado à placenta.
- 10-15 minutos depois, os níveis de adrenalina começam a cair.
- A mulher começa a sentir necessidade de se deitar.

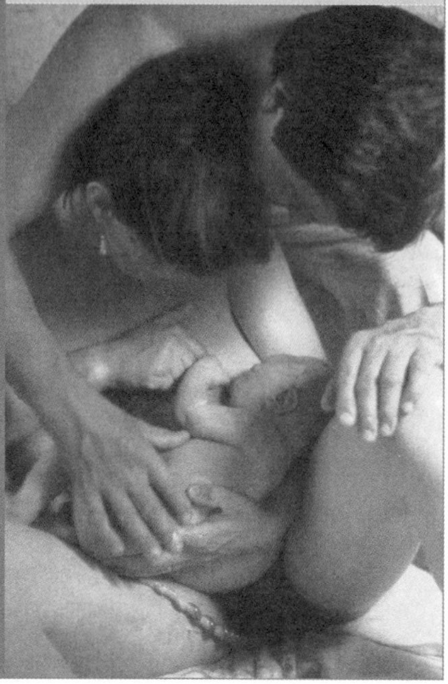

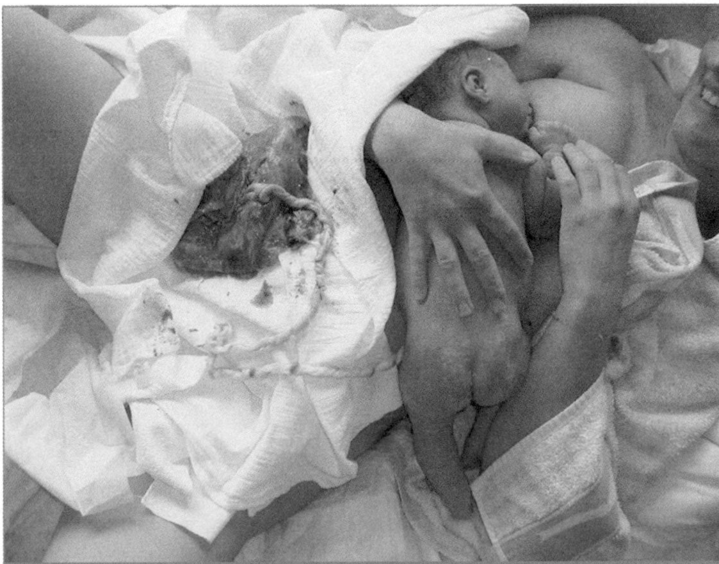

Conexão

Após um parto fisiológico:

- Não corte o cordão umbilical – não leve o bebê.
- O bebê, o cordão umbilical e a placenta permanecem intactos até que a placenta nasça.
- O bebê é colocado sobre o corpo da mãe – barriga com barriga.
- Reflexos neonatais inatos – o bebê "engatinha" até o peito da mãe, e faz a pega da mama sozinho.
- Uma transição gradual da placenta para o peito.
- Aumento de ocitocina causa fortes contrações uterinas.
- Com o cordão umbilical intacto, o bebê se beneficia com a transfusão placentária.
- O bebê regula o cessar gradual do fluxo sanguíneo que vem e que vai para a placenta.
- A placenta nasce e é mantida junto do corpo da mãe, com o cordão umbilical intacto.

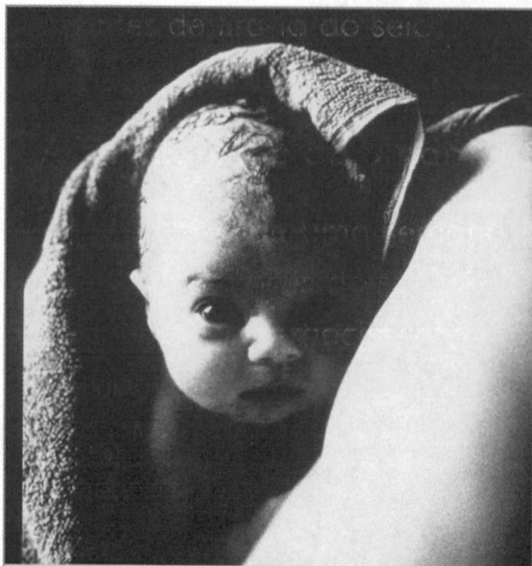

Amor

O bebê nasce sem choques ou traumas.

- Me sinto seguro, amado e conectado à minha mãe.
- Estou aprendendo a confiar e a amar.
- Meus olhos se abrem para um mundo de amor e beleza.
- O que eu vivencio no nascimento permanece comigo por toda minha vida.

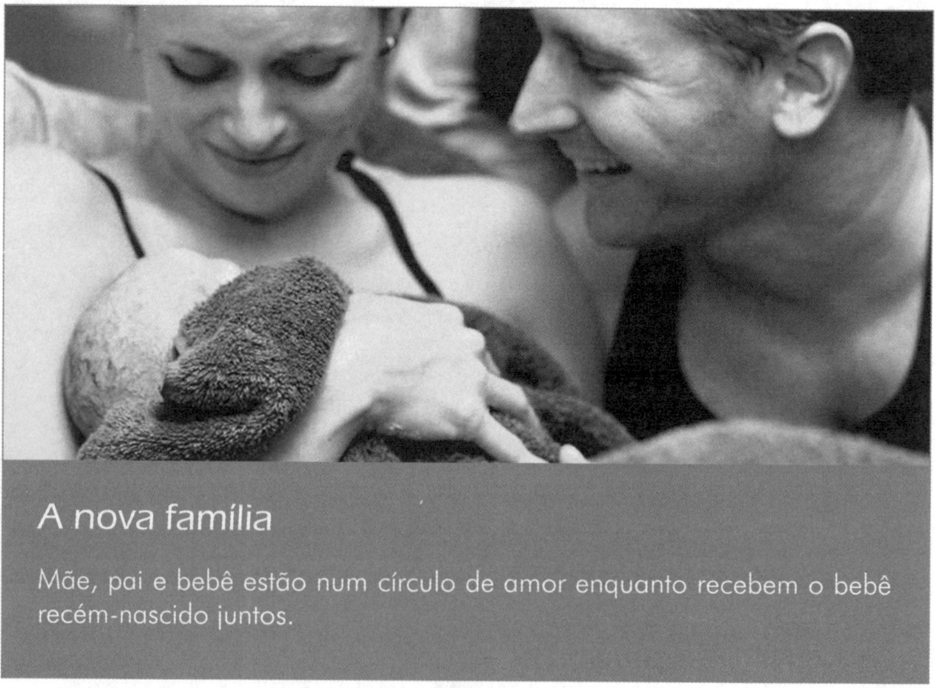

A nova família

Mãe, pai e bebê estão num círculo de amor enquanto recebem o bebê recém-nascido juntos.

O terceiro estágio do parto

As prioridades, após um Parto Ativo, enquanto a mãe tem seu bebê no colo pela primeira vez, e lhe dá as boas-vindas são: manter a privacidade, o silêncio e a penumbra. E o mais importante, garantir que a temperatura da sala esteja bem quente – até mesmo superaquecida. Estes momentos são mágicos, quando a mãe e o bebê se encontram cara-a-cara pela primeira vez, marcando o início da primeira hora de vida do novo ser. Quando o pai está presente, ele também pode fazer contato "olho no olho" com o bebê. Geralmente, este é um momento muito significativo para ele. Um pai me contou recentemente que foi quando olhou nos olhos de sua filha pela primeira vez, que sentiu que realmente era pai.

Os efeitos pós-descarga de adrenalina – manter mãe e bebê alertas – agora facilitam a vinculação. A Natureza considerou tudo. Os olhos do bebê só conseguem focalizar uma pequena distância, para ver o rosto da mãe. Para além disso, a visão é embaçada. Portanto, é importante para o pai estar atrás da mãe ao olhar para o bebê, por sobre os ombros dela. Assim, o bebê pode ver seu rosto também. Com os olhinhos bem abertos e as pupilas dilatadas, o primeiro contato "olho no olho" é hipnotizante e uma parte importante da vinculação natural, já que as feições do rosto da mãe formam uma primeira impressão profunda para o bebê, fora do útero.

A mãe consegue permanecer alerta e numa posição mais verticalizada durante 5 a 10 minutos; depois seus níveis de adrenalina começam a cair e ela tem vontade de se deitar.

Este é o momento em que mãe e bebê são banhados no brilho dos hormônios do amor. Neste momento, os pais estão vivenciando a mais profunda intimidade enquanto recebem seu bebê. A primeira hora é um momento sagrado, por isso, também é chamada "hora de ouro".

Ao mesmo tempo que laços de amor os estão unindo como uma nova família, eventos fisiológicos muito importantes acontecem dentro deste pequeno círculo de amor.

Quando os níveis de adrenalina começam a cair, um pufe pode ser colocado atrás da mãe – exatamente onde ela está – para que ela possa relaxar com seu bebê acomodado diretamente sobre seu corpo.

Com a ajuda da força da gravidade, o bebê usará seus reflexos inatos para encontrar o mamilo e fazer a pega para mamar por si só.

O corpo da mãe regula a temperatura do bebê e o mantém aquecido, já que ele ainda não consegue regular sua própria temperatura.

A voz da mãe e as expressões de amor, gratidão e emoção oferecem segurança imediata. Os ritmos familiares dos batimentos do coração e da respiração da mãe ajudam o bebê a começar a respirar. Gradualmente, a circulação placentária é substituída pela respiração pulmonar independente do bebê, enquanto mudanças acontecem em seu coração para enviar a circulação sanguínea ao longo de todo o seu corpinho sem passar pela placenta.

Todos os sentidos estão mais aguçados na mãe e no bebê em função da vinculação, inclusive o toque, o olfato, a audição e a visão.

Em resposta a estes estímulos, os níveis de ocitocina continuam a subir de forma espetacular enquanto o bebê está aconchegado no corpo da mãe, junto ao seu peito. Ele pode fazer a pega na mama e começar a sugar espontaneamente.

Ondas uterinas (as chamadas "contrações") muito intensas irão causar forte retração do útero fazendo com que a placenta se separe da parede uterina. Pode ser que a mãe as sinta como se fossem cólicas. Contrações adicionais farão com que o útero se aperte para parir a placenta e fechar o local da inserção placentária, além de parar sangramentos. Em uma hora, o útero terá o tamanho de uma laranja grande, e se retraído de volta para o interior da pélvis.

Após um parto fisiológico não se deve atrapalhar esta série de eventos naturais, por isso o ambiente deve ser mantido aquecido e privativo, favorecendo a liberação hormonal e sem fatores de perturbação.

Todo o resto pode esperar. O cordão umbilical para de pulsar naturalmente quando a respiração estiver totalmente estabelecida. Não há necessidade de clampear ou cortar o cordão até que a placenta tenha nascido. Nestas condições, podemos confiar na poderosa atividade uterina que irá expelir a placenta e fechar o local de inserção placentária.

Você perceberá que o cordão permanece intacto e que a placenta, uma vez que tenha emergido, é colocada sobre um pano ao lado da mãe para que o bebê se conecte com o peito antes de ser separado da placenta. Não é necessário ter pressa para fazer isso. Quando a transfusão sanguínea estiver completa, o cordão para de pulsar e vai se clampear sozinho. Clampear o cordão é um ritual associado ao corte prematuro do cordão umbilical, apenas para evitar lambança. Não há sangramento vindo de um cordão que tenha parado de pulsar naturalmente e geralmente também não há sangramento vindo do local de inserção placentária.

Para o bebê, há uma transição progressiva e suave para o mundo, sem perda de conexão com o corpo da mãe, sem trauma de separação nestes primeiros momentos altamente impressionantes.

Acima de tudo, quando continuamos com o parto fisiológico até sua conclusão natural, estamos dando ao bebê recém-nascido um legado que permanecerá por toda a vida.

Este legado provê o bebê com as bases para a saúde física, dando-lhe resistência contra as doenças e um sistema imunológico forte. As pesquisas sobre este assunto deveriam ser familiares a qualquer obstetra e pediatra para que eles entendam a importância de ter como prioridade manter mãe e bebê juntos e permanecer o mais próximo possível do fisiológico nos primeiros minutos e horas após o parto, em todos os nascimentos. Os benefícios emocionais para o bebê também são grandes. Nestes primeiros momentos, tão impressionáveis, o bebê está formando seus registros originais básicos para amar e confiar, seu senso de segurança, conexão e pertencimento, que são nossos direitos de nascença.

Nossos pequeninos nascem vulneráveis e muito sensíveis; dependem de nós para serem cuidados e para sobreviverem. Sua gestação acontece em parte no útero, e em parte nos primeiros meses após o parto, quando eles precisam de um "link" contínuo de conectividade.

Os pais no parto

Há mulheres que preferem dar à luz com companhias femininas; seja por opção ou por força das circunstâncias. Eu gostaria muito de reconhecer os maravilhosos pais que apoiam suas companheiras no parto ativo. Sei que há uma tendência atual de excluir os pais da sala de parto. Eu, particularmente, penso que isto é um retrocesso, e privaria muitas mulheres de estar com a pessoa que elas mais gostariam que estivesse com elas. Realmente acredito ser uma boa ideia o pai participar da preparação para o parto, para que ele possa saber o que esperar, e se sentir tranquilo pelo fato de estar presente.

Adoro o que vejo acontecer quando os homens aprendem sobre a fisiologia do parto, a respiração e o relaxamento, e quando o casal faz esta jornada para o nascimento de seu bebê, juntos. Estes são homens que estão superando, como suas companheiras, as expectativas condicionadas de que o parto de seus filhos será uma saga dolorosa e perigosa, e que deve excluí-los. Estes são homens do século XXI, capazes de ter intimidade, amor e carinho.

Quando trabalho com eles durante a gestação sinto a qualidade do que eu chamo de "co-vinculação" acontecendo na formação da união familiar. É muito comum sentir – quando eu trabalho com os casais durante a gravidez – que há uma sensação de algo sagrado na sala; quando a paz e o amor estão presentes de forma quase palpável. Eu percebo os homens ficando mais amorosos e carinhosos, muito mais abertos e positivos, e bem menos ansiosos. Não consigo pensar num jeito melhor de preparar o caminho para a liberação ótima de ocitocina.

O homem que apoia sua mulher, tanto fisica quanto emocionalmente, começa a formar seu próprio papel na família, a conectar-se com seu bebê e sua companheira; eles são uma família vinculada pelo amor.

A preciosa placenta

A placenta é um órgão maravilhoso, que é parte do corpo uterino do bebê, desde o comecinho da gestação. O grupo de células original, que se desenvolve a partir do óvulo fertilizado e do espermatozoide, se divide para formar o embrião que se torna o bebê, e também para formar a placenta e o cordão umbilical. Seu bebê está ligado à placenta desde o início da vida e ao longo de toda a gestação e o parto. Esta ligação continua durante algum tempo após o parto, até que seu bebê tenha nascido com segurança e esteja respirando através de seus próprios pulmões de forma independente. Assim, o bebê tem duas fontes de oxigênio durante o momento crítico em que ele faz a transição do útero para o mundo.

No útero, seu bebê come, respira e excreta através da circulação placentária. Neste tempo ele não utiliza seus próprios pulmões e outros órgãos. Em vez disso, o coração do bebê bombeia a circulação sanguínea do seu corpo através da placenta, e de volta também.

Enquanto a placenta está ligada ao útero, a circulação sanguínea do bebê permanece separada da sua e a troca de nutrientes e de outras moléculas acontece através dos pequenos vasos sanguíneos do local onde a placenta está conectada ao interior do útero.

A placenta é vital para a gestação e também para o bebê. Ela produz hormônios essenciais que o seu corpo precisa para manter a gravidez. Portanto, ela é muito importante; sua gestação não poderia existir sem ela. Ao longo dos nove meses no útero ela é parte do corpo do seu bebê – quase como uma irmã gêmea.

No parto isto se altera. O bebê fora do corpo da mãe não precisa mais da placenta. Entretanto, esta transição demanda tempo enquanto os pulmões do bebê absorvem o fluido que estava em seu interior durante o período de vida intrauterina e expande os alvéolos ou sacos alveolares para receber o ar pela primeira vez. Quando a respiração do bebê estiver estabelecida, a circulação para a placenta cessa e se transforma para incluir os pulmões do bebê. Os órgãos do bebê também começam a funcionar e a se preparar para a vida fora do útero. Além disso, o bebê passa a sentir sensações novas e estímulos através da visão, da audição, e da superfície da pele, o que estimula o cérebro e as funções nervosas. Não é de se surpreender que o bebê precise de um bom suprimento de sangue para todos os seus órgãos e para o cérebro para gerenciar todos estes imensos ajustes.

É claro que a mãe natureza provê tudo o que o bebê precisa.

A natureza dá a cada bebê um presente incrível para a sua saúde futura com a rica transfusão placentária de sangue cheio de nutrientes imediatamente após o parto. A placenta mantém em torno de 25-30% do volume de sangue do bebê na hora do parto. Este sangue é rico em ferro e oxigênio, células tronco, células T, fatores imunológicos, vitamina K e mais... É como uma maravilhosa "marmita" para o bebê, com tudo o que ele irá precisar para se adaptar à vida fora do útero no futuro.

Não é necessário ter pressa para clampear ou cortar o cordão umbilical até que ele pare de pulsar naturalmente, e talvez até por bem mais tempo. Se você teve um parto natural, pode esperar até que a placenta nasça, tendo um tempo com seu bebê e o cordão intacto após o nascimento, enquanto ele faz a pega sozinho para mamar e começa a sugar. Apenas se deite confortavelmente num quarto bem aquecido após o parto, e coloque seu bebê sobre o seu corpo "pele com pele". Ele saberá como encontrar o peito e fazer a pega para mamar sozinho. Você pode ficar assim pelo tempo que quiser. O ideal seria durante a primeira hora após o parto, até que você se sinta pronta para ter o cordão cortado. A circulação placentária irá gradualmente cessar à medida que o bebê vai absorvendo o que precisa e devolvendo o que não precisa, até que a pulsação termine. Então, o cordão umbilical ficará branco translúcido, e se clampeará sozinho, naturalmente. Há muitas alternativas ao corte imediato do cordão, e também em relação ao que você prefere fazer com a placenta após o parto.

- Pode haver um adiamento de pelo menos 1 a 3 minutos antes de se clampear o cordão para permitir que uma parcela desta preciosa transfusão chegue ao bebê. Esta é a recomendação do "UK Resuscitation Council" (Conselho de Ressuscitação do Reino Unido) e do "European Resuscitation Council" (Conselho Europeu de Ressucitação) (ver *Leituras recomendadas*, p.403), para todos os nascimentos que não são de emergência. Nos Estados Unidos a recomendação é de 2 a 5 minutos de adiamento. Assim, a maior parte da transfusão pode ocorrer. Em um parto induzido, o cordão deve ser clampeado e cortado antes que a injeção de ocitocina sintética seja dada para induzir a saída da placenta; assim a droga não chega ao bebê. Entretanto, mesmo quando o parto é induzido – atualmente recomenda-se que o clampeamento e corte do cordão seja, em geral, adiado por pelo menos 1 minuto antes de dar a injeção.

- Outra alternativa em um parto natural, é esperar a placenta nascer e deixar tudo intacto, colocando a placenta sobre uma toalha, num prato sobre o seu corpo, ou ao seu lado. Você pode permanecer assim pelo tempo que desejar – o ideal seria entre 20 e 30 minutos. Não há nenhum risco em esperar mais tempo – inclusive, algumas horas, desde que você se sinta confortável e que tanto você quanto seu bebê permaneçam aquecidos. Esta abordagem está começando a ser introduzida no Reino Unido, mesmo após as cirurgias cesarianas, onde o bebê é retirado primeiro, e depois a placenta, sem que haja clampeamento e corte do cordão. O bebê é colocado, "pele com pele", atravessado sobre o peito da mãe – onde pode facilmente encontrar a mama. A placenta fica sobre um prato ao lado do corpo da mãe e o cordão é mantido intacto.

- Algumas mulheres que vivem um parto natural escolhem deixar o cordão se soltar por si mesmo – o que irá acontecer em alguns dias. Isto se chama "parto lótus". A placenta é embrulhada numa sacola especial, geralmente feita pela mãe. Sal ou ervas com propriedades preservativas são acrescentadas e a placenta é mantida junto do bebê. O cordão umbilical seca bem rápido e cai naturalmente em três a cinco dias. As pessoas que optam pelo parto lótus acreditam que ele traz uma completude natural e suave para o processo de parto, e que beneficia a mãe e o bebê. Certamente a mãe descansará com o bebê e não recebe visitas nos primeiros dias – o que é bastante benéfico para a sua recuperação e para que ela possa restaurar sua energia.

"Lotus Birth, or umbilical non severance, is the practice of leaving the umbilical cord attached to both the baby and the placenta following birth, without clamping or severing, and allowing the cord the time to detach from the baby naturally. In this way the baby, cord and placenta are treated as a single unit until detachment occurs, generally two to three days after birth."

"O Parto Lótus é a prática de manter o cordão umbilical ligado ao bebê e à placenta depois do nascimento, sem clampear ou cortar, permitindo ao cordão um tempo para se soltar do bebê naturalmente. Desta forma, bebê, cordão e placenta são tratados como uma unidade até que a separação aconteça, geralmente dois ou três dias após o nascimento."

Wikipédia

Se você for dar à luz naturalmente, por que não permitir que a natureza dê este presente precioso ao seu bebê? Você verá, quando o cordão não estiver mais pulsando – é óbvio, e mesmo então, não há pressa. Este primeiro amor entre mãe e bebê é o protótipo de todos os relacionamentos amorosos de uma vida inteira. Nestes momentos, quando você e seu bebê estão impregnados com os "hormônios do amor" do parto – ocitocina e endorfinas – o melhor é não fazer nada que possa atrapalhar ou interromper este momento precioso. Esta é a forma mais poderosa de garantir saúde física e emocional no futuro e um direito de nascença de todo bebê. Lembre-se que o parto não termina até que a placenta esteja fora do corpo da mãe, o bebê esteja sugando na mama e o cordão umbilical não esteja mais pulsando.

O que fazer com a placenta

Os hospitais costumam jogar a placenta no incinerador, junto com outros restos hospitalares a serem descartados. Num parto domiciliar, as obstetrizes podem levar a placenta para ser descartada em um hospital.

Você pode querer considerar o que acontece com a placenta do seu bebê. Aqui vão algumas opções alternativas:

- Você pode levar a placenta para casa e enterrá-la. Muitas pessoas escolhem esta alternativa e com frequência plantam uma linda árvore sobre ela; em reconhecimento pelo parto e pelo trabalho da placenta. Você pode mantê-la no congelador até que esteja pronta para fazer este ritual, criando uma cerimônia especial para ela.

- Muitos mamíferos comem a placenta, que é cheia de nutrientes e hormônios valiosos. Isto ajuda na recuperação depois do parto. Este comportamento dos mamíferos pode ter se originado no mundo selvagem, onde é perigoso deixar evidências do parto para trás – pode atrair um predador. Entretanto, há mulheres que também optam for fazer isso e que podem cozinhar a placenta para torná-la mais agradável. A experiente parteira Ibu Robin Lim, em Bali, diz que comer um pedaço da placenta – mesmo que seja bem pequeno – misturado com mel, pode ser o suficiente para estancar uma hemorragia (ver *Leituras recomendadas*, p.402).

- Muitas mulheres que desejam se beneficiar dos nutrientes da placenta preferem optar por desidratar a placenta, transformá-la em pó e colocar em cápsulas após o parto. Algumas obstetrizes e doulas oferecem este serviço; e eu já ouvi falar disso também no Brasil (ver website IPEN – www.placentanetwork.com). Vale a pena considerar esta possibilidade caso você se preocupe em relação à depressão pós-parto. As cápsulas podem ser consumidas durante duas ou três semanas, duas vezes ao dia. As que sobrarem podem ser mantidas no congelador, para serem ingeridas sempre que você se sentir desanimada ou cansada. Muitas mulheres que encapsularam e ingeriram suas placentas, dizem que se sentiram muito bem, com boas energias após o parto e que não perceberam nenhum "baby blues".

Os benefícios de retardar o clampeamento e o corte do cordão umbilical

"Quando me perguntam:

– Por que você não corta o cordão umbilical dos bebês?

Eu digo: "Será que a verdadeira pergunta não seria: Por que você corta o cordão umbilical dos bebês?"

É interessante verificar que aqueles que seguem no caminho da não-violência são sempre requisitados a justificar as não-intervenções pacíficas pelos perpetradores de protocolos insensíveis."

Ibu Robin Lim, CPM*.
Ubud Bali

No útero, o sangue do bebê circula do bebê para a placenta por duas artérias umbilicais pulsantes e volta para ele por uma veia umbilical. Quando o bebê está a termo, em qualquer momento deste processo, entre um terço e metade do volume de sangue do bebê encontra-se na placenta e no cordão.

Nos primeiros segundos após o parto, aproximadamente 66 ml de sangue oxigenado e aquecido, que pode ter sido retido por causa da compressão dos vasos sanguíneos durante a descida do bebê no parto, flui da placenta para o bebê.

À medida que o útero se contrai para baixo sobre a placenta, mais sangue é forçado para baixo, para o bebê. Algum sangue também retorna para a placenta numa troca que vai e volta, e que acontece em favor do bebê, até que o volume de sangue do recém-nascido

* CPM (Certified Professional Midwife) – Obstetriz Profissional Certificada. (N.T.)

esteja equilibrado. Basicamente, o bebê regula seu próprio volume, e demora em torno de dois a quatro minutos ou mais, dependendo das variáveis.

O volume final de sangue do bebê está sob o seu controle, mas isto só pode acontecer se o cordão umbilical não for clampeado.

Um cordão intacto e uma transfusão placentária sem perturbações ajuda a placenta a se esvaziar. Assim, ela perde o volume e se solta da parede uterina com mais facilidade.

Um verdadeiro terceiro estágio fisiológico só pode acontecer se o cordão umbilical não for cortado até que a mãe tenha parido a placenta do seu bebê.

Se o cordão umbilical é clampeado imediatamente após o nascimento, o bebê irá nascer com um volume sanguíneo significativamente menor do que aquele que a natureza planejou.

Entretanto, mesmo um pequeno adiamento no clampeamento do cordão irá trazer benefícios, já que a transfusão placentária inicial acontece muito rapidamente, nos primeiros minutos após o nascimento.

Por esta razão, as diretrizes de 2010 dos Conselhos Europeu e do Reino Unido de Ressuscitação ("European" e "UK Resuscitation Council") agora recomendam pelo menos um minuto de adiamento no clampeamento do cordão para todos os bebês sem comprometimentos (tal recomendação inclui bebês sem comprometimentos cujas mães tenham tido seus partos induzidos com ocitocina sintética).

Também pode haver benefícios na ressuscitação natural para bebês recém-nascidos comprometidos: O oxigênio, e mais o volume de sangue vindo da transfusão placentária ajuda muitos bebês a se "auto ressuscitarem".

> *"A ressuscitação com o cordão intacto é ideal, e os profissionais são estimulados a esperar pelo menos um minuto antes de clampear o cordão umbilical de bebês recém-nascidos com comprometimentos. (Weeks, 2007)"*

Benefícios da transfusão placentária com cordão umbilical intacto

- **Duas fontes de oxigênio:** Não clampear o cordão umbilical imediatamente facilita a transição do bebê do útero para o mundo. Dá ao bebê duas fontes de oxigênio num momento crítico. É um sistema de apoio durante a transição gradual para a respiração pulmonar independente.

- **Mais sangue para o pulmão:** Um suprimento de sangue completo para o pulmão do bebê enche os vasos sanguíneos, expande os alvéolos e torna mais fácil para o bebê receber a primeira respiração, e estabelecer a respiração pulmonar independente.

- **Mais sangue para os órgãos e tecidos:** Uma alta concentração de células vermelhas do sangue carrega hemoglobinas e, portanto, mais oxigênio para os tecidos e órgãos do bebê; necessário já que eles começam a funcionar após o nascimento.

- **Benefícios de ferro:** 30 gramas de ferro. O bebê precisa de muito ferro e ainda não pode conseguir isso de forma independente. Então, a natureza provê uma boa dose de ferro na transfusão placentária.

- **Benefícios de células-tronco:** Elas podem se tornar qualquer célula que o corpo precise para seus novos sistemas de órgãos enquanto eles começam a trabalhar e a se desenvolver no parto: respiração, digestão, pele, excreção. "Todas as evidências mostram que o melhor banco para este sangue é o bebê." (Diaz-Rosello, 2006)

- **Benefícios da icterícia fisiológica:** Há uma chance maior de icterícia fisiológica no recém-nascido, já que há a degradação de um maior volume de células vermelhas do sangue para formar a bilirrubina – um pigmento que deixa a pele dos bebês recém-nascidos amarelada. Ao contrário do que a maioria das pessoas acredita, isto é normal, e bom. A bilirrubina tem efeito antioxidante que protege contra danos dos radicais livres nos dias após o parto.

- **Benefícios no cérebro:** Mais sangue para o cérebro neste momento crítico é importante. Atualmente é possível perguntar se o clampeamento imediato, ou muito cedo, do cordão, pode resultar numa privação do suprimento de sangue para o cérebro. Talvez, contribuindo para desordens neurológicas que se tornaram tão comuns na infância atualmente.

- **Benefícios emocionais:** O bebê nasce extremamente sensível. Quando o cordão não é clampeado ou cortado, a transição para a vida fora do útero acontece de forma gradual, sem pressa e sem perturbações. A conexão entre mãe e bebê permanece intacta e o bebê não sofre assim nenhum estresse, medo ou ansiedade. Esta abordagem faz um contraste com algumas práticas neonatais rotineiras de cortar o cordão prematuramente e da desnecessária separação mãe-bebê – que pode levar a um registro de medo e ansiedade, e até de terror, ao bebê recém-nascido.

- **Benefícios para mãe e bebê:** A conexão entre mãe e bebê, não interrompida e sem perturbações ou interferências, com os níveis hormonais em pico, vinculação e amamentação, acendem os instintos maternos e os comportamentos de apego e vínculo.

> *"Outra coisa muito prejudicial à criança é amarrar e cortar o cordão umbilical muito rápido; o que só deveria acontecer quando a criança já tenha não só respirado repetidas vezes, mas quando toda a pulsação do cordão tenha parado. Caso contrário, a criança fica bem mais fraca do que deveria, uma porção do sangue fica na placenta quando deveria ter ido para o bebê."*
>
> *Erasmus Darwin*, (avô de Charles Darwin), 1801
> Conforme citado por Sarah Buckley

(Ver *Leituras recomendadas*: Gravidez e parto, p.402.)

8. Parto na água

A história do parto na água

Até aqui temos considerado a ação da gravidade na fisiologia normal do processo do parto, e como você pode posicionar seu corpo em harmonia com seus próprios instintos e de acordo com a força gravitacional terrestre. Ressaltamos as desvantagens de desafiar a gravidade quando se opta por deitar ou permanecer imóvel em uma posição horizontal.

Ao entrar em uma banheira com água morna durante o trabalho de parto, a flutuabilidade ou força ascencional da água reduz a ação da gravidade permitindo que você flutue facilmente ou varie as posições, quase sem peso. Muitas mulheres sentem atração pela água durante o trabalho de parto e acham que a imersão em água aquecida é um ótimo meio de relaxar e de se deixar levar pelas forças involuntárias que atuam no corpo e para aliviar a dor e o desconforto das contrações fortes. Algumas mulheres optam deliberadamente por continuar na água durante o período expulsivo e dar à luz dentro da água. A importância do uso de água morna durante o trabalho de parto é cada vez mais reconhecida e vai se tornar uma opção mais popular nas próximas décadas, de modo que cada vez mais mulheres terão acesso a uma banheira para uso no lugar onde escolherem dar à luz.

A água é nosso elemento de origem. Durante os nove meses de gestação o feto se desenvolve em um meio aquático – o útero com o líquido amniótico. Como um pequeno mar, o fluido intrauterino provê as condições ideais para o crescimento do bebê, o protegendo de choques e acidentes. O banho continua a desempenhar um papel importante durante toda a vida, na infância e na maturidade, como um meio de relaxar e liberar as tensões. A água tem seu uso terapêutico na hidroterapia e também na purificação ou santificação em rituais religiosos no mundo inteiro.

Nas últimas décadas tem havido um interesse crescente no uso da água durante a gravidez, no parto e na infância. Combinada com a prática de yoga, a natação durante a gravidez é um ótimo meio de se exercitar. Livre dos efeitos da gravidade a mãe pode desfrutar de uma gostosa e aliviante sensação de leveza, assim como maior possibilidade de movimentos, melhorando as condições cardiovasculares. As parteiras já sabiam, há muito tempo, que um banho quente de imersão pode relaxar e encorajar a mãe no progresso do parto. No entanto, a ideia de uma mulher entrar em uma banheira profunda o bastante para cobrir o corpo e a possibilidade de realmente dar à luz dentro da água foi explorada pela primeira vez pelo pesquisador soviético Igor Tiarkovsky na década de 1960, embora seu trabalho tenha sido precedido pelo trabalho de outros pesquisadores russos[1,2,3]. Um pouco depois, na mesma década, o obstetra francês Frédérick Leboyer criou a ideia de dar banho no recém-nascido imediatamente após o nascimento, para ajudar na aclimatação gradual e bem-sucedida à vida extrauterina.

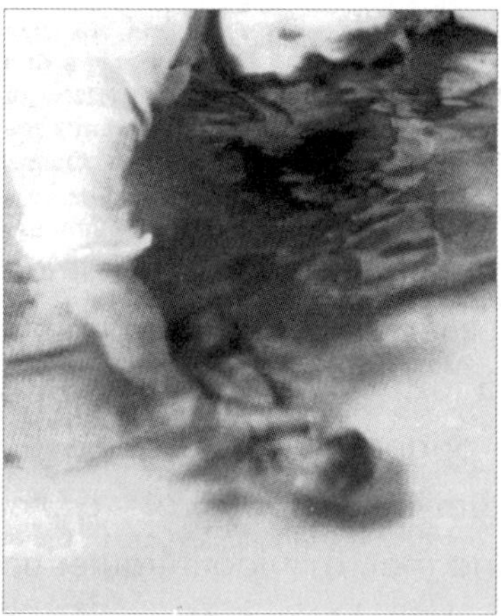

Michel Odent levanta um bebê nascido na água, de dentro de uma banheira de parto, em Pithiviers.

Dar à luz na água parece, para muitos pais, um modo de diminuir o trauma do parto para seus filhos e um meio de garantir uma transição suave do protegido mundo aquático uterino para o campo da gravidade terrestre. Até 1989 estimava-se que cerca de 3.000 bebês já haviam nascido na água em todo o mundo. Atualmente este número é certamente muito maior.

Outro pioneiro do parto subaquático foi Michel Odent que primeiramente pensou em usar a água quente como um meio para aliviar a dor durante o trabalho de parto. Ele instalou uma banheira arredondada na sala contígua à sala de parto por ele denominada de "salle sauvage", que funcionava no Hospital Geral de Pithiviers, França, em 1977. Até 1983, milhares de mulheres tinham usado a banheira durante o processo de parto e 100 delas tinham dado à luz na água[4]. Odent ressalta que, no seu ponto de vista, o objetivo não é dar à luz dentro da água, mas oferecer às mulheres que o desejam a possibilidade de desfrutar dela, já que a água aquecida é uma ferramenta para facilitar o trabalho de parto. Na experiência de Odent, a maioria das mulheres prefere sair da água no período expulsivo.

Odent descobriu que a banheira tinha uma validade especial para as parturientes que apresentavam trabalho de parto lento e dolorido (particularmente dor lombar) e para as que estavam tendo uma progressão difícil além dos 5 centímetros. Depois de entrar na água e com o ambiente na penumbra, geralmente a água morna ajuda a mãe a alcançar a dilatação completa em poucas horas.

Odent observou que o fato de a mulher estar dentro da água ao dar à luz parecia favorecer o primeiro contato mãe-filho e que não havia nenhum risco adicional ao parto por estar dentro da água[5]. No periódico médico inglês *Lancet*, Odent escreveu: "Deveria ser possível para todos os hospitais convencionais ter uma banheira situada perto da sala de parto e do centro cirúrgico... a imersão em água aquecida é um eficiente, prático e econômico meio de se reduzir o uso de medicamentos e a taxa de intervenções obstétricas".

Na década de 1980 o uso das banheiras de parto se espalhou por muitos lugares do mundo e vários grupos têm tido semelhantes resultados encorajadores, notadamente no Reino Unido, América do Norte, Bélgica, Escandinávia, Austrália e Nova Zelândia[6].

Atualmente, no Brasil, o parto na água também cresce. Os profissionais e equipes que atendem o parto domiciliar planejado costumam ter suas próprias piscinas de parto, ou então orientam os pais a adquirirem sua própria piscina com características técnicas que permitam seu uso no processo de parto. Nas instituições, em várias cidades brasileiras, também estão surgindo suítes de parto que já contam com uma banheira, tanto para o parto na água quanto para o alívio de dor e relaxamento do trabalho de parto.

Talia Gevaerd de Souza

Uso da água durante o trabalho de parto e no parto

É de consenso que a melhor hora para entrar na água é quando se atinge a metade do trabalho de parto, ou seja, quando a dilatação ronda os 5 centímetros e quando as contrações começam a ficar mais intensas. (Observou-se que quando uma mulher entra na água no início do trabalho de parto, isso pode aumentar a duração do mesmo e moderar a atividade das contrações.) Essa é uma regra que pode não ser válida para todas as mulheres, por isso, não deve ser encarada como lei. Se você sentir um irresistível desejo de entrar na água, então entre. Nesse momento é bom diminuir as luzes da sala, manter o ambiente calmo e tranquilo e reduzir as pessoas presentes ao estritamente necessário. É interessante também escutar o batimento cardíaco fetal (BCF) um pouco antes de você entrar na água. Esse procedimento pode ser repetido quantas vezes forem necessárias com um pequeno aparelho portátil de ultrassom conhecido como "Doppler", ou com o tradicional estetoscópio obstétrico de Pinard. (Você vai precisar se sentar na beira da banheira porque o transdutor do aparelho não pode ser molhado: algumas obstetrizes usam um pequeno envoltório plástico para cobri-lo e protegê-lo da água, mas se entrar um pouco de água por acidente, o aparelho pode ser danificado.)

Dentro de uma água quentinha você pode relaxar e se soltar respirando calma e profundamente durante as contrações, movendo-se e variando as posições para ficar mais confortável. É possível ficar de joelhos apoiada na borda da banheira, de cócoras, semi-sentada ou flutuar, como você quiser, e de vez em quando pode afundar o corpo todo e desfrutar desse momento, até mesmo cobrir a cabeça por alguns momentos. Vai descobrir que a água lhe permite desfrutar do prazer sensual que emana do seu corpo e que você entre no já alterado estado de consciência que naturalmente a envolve quando o útero se dilata a cada contração. Você nem vai se aperceber direito do que está acontecendo ao seu redor mas vai conseguir se render profundamente às necessidades instintivas e primitivas do seu corpo. Com a oportunidade de relaxar na água, geralmente o parto progride rapidamente e a maioria das mulheres diz que a percepção das dores se altera e se torna muito mais fácil lidar com a intensidade das contrações. Algumas vezes as contrações diminuem a frequência e a intensidade; se perdurar é melhor sair da água para que a força da gravidade atue. Depois de caminhar um pouco e repousar em algumas posições verticais as contrações devem recuperar seu ritmo e restabelecer o trabalho de parto. É importante que a temperatura da água seja agradável, não muito quente.

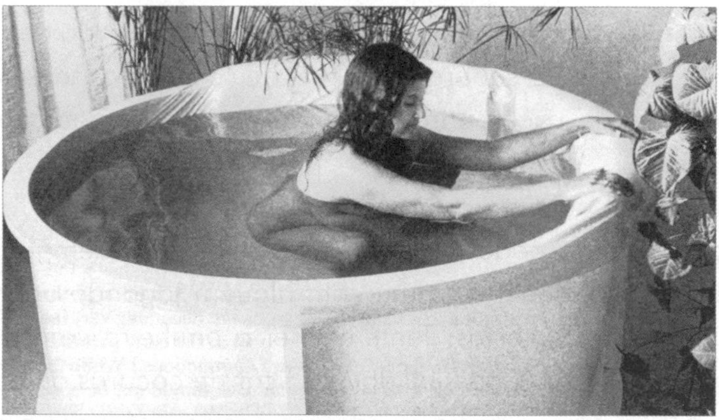

Ficar de joelhos ou de cócoras na banheira de parto durante as contrações fortes ajuda a diminuir a dor e a tirar mais proveito das contrações.

Quando o colo estiver com dilatação total você pode querer sair da água. No caso de a bolsa se romper – ou, numa situação excepcional, precisar ser rompida, não é necessário sair da água ou trocá-la, pois o líquido amniótico e o sangue que poderiam sair são estéreis. Michel Odent afirma, no *Lancet*: "Não tivemos nenhuma complicação infecciosa, mesmo nos casos de bolsa rota". Não há nenhuma evidência de aumento de infecções em nenhum outro serviço que oferece parto na água, na verdade, considera-se que o uso de uma banheira com água pode reduzir o risco de infecção, especialmente em um hospital onde infecções provenientes de bactérias exógenas do ar são mais frequentes.

Uma banheira grande para parto também pode aumentar seu senso de privacidade em um ambiente hospitalar possibilitando um lugar só para você, onde você pode relaxar, se sentir segura e se isolar mais. Ter o corpo todo coberto por água morna ajuda a baixar a pressão sanguínea decorrente da ansiedade e certamente alivia as dores[7]. Esses fatos decorrem da diminuição do efeito da gravidade e acredita-se que sejam devidos à redução na produção das catecolaminas (hormônios do estresse, como a adrenalina) e ao aumento na secreção dos opiáceos endógenos (hormônios naturais do corpo relaxantes e analgésicos) provocado pela ação da água quente.

Vários hospitais e obstetrizes que fazem restrições ao parto na água aceitam o uso da água durante o trabalho de parto. A possibilidade de um acesso à água na segunda metade do período de dilatação é um meio totalmente seguro e inócuo de facilitar o parto e é uma alternativa livre de riscos para a administração de medicamentos e de peridurais.

Se não for possível arrumar uma banheira especial, qualquer contato com a água poderá ajudar. É possível, por exemplo, ficar de joelhos em uma banheira comum com alguém jogando água quente suavemente nas suas costas. Tente encher a banheira com o máximo de água possível. Outra possibilidade é ficar de cócoras ou de joelhos no chuveiro com água quente caindo nas costas; até mesmo molhar o corpo com a mão ou com uma esponja com água aquecida de uma torneira pode ajudar. Algumas vezes só o som da água caindo pode desencadear contrações e ajudá-la a ficar menos inibida. Compressas de água quente ou fria, sprays de água industrializados, garrafas com água quente, gelo ou esponja natural embebida em água gelada são métodos que já foram testados e que comprovadamente facilitam o parto.

Dar à luz na água

Se o trabalho de parto progredir muito rápido pode não haver tempo de sair da água e o bebê acaba nascendo lá mesmo. Você pode também preferir ficar na banheira por querer ter o parto na água, ou pode sentir que o melhor é sair dela. É impossível prever com antecedência se o bebê vai nascer na água ou não. Algumas vezes é melhor ou necessário sair da banheira e tirar proveito da força da gravidade ou de uma atmosfera mais fresca para facilitar o período expulsivo.
Possíveis razões para sair da água:

- A mãe sente que quer deixar a banheira.
- Um segundo estágio prolongado.
- Indícios de possibilidade de condição fetal não tranquilizadora, como liberação de mecônio dentro da água.
- Parto pélvico (apesar de alguns afirmarem que a temperatura aquecida da água poderia reduzir o risco de o bebê "aspirar" e, como resultado, ocorrer a separação da placenta antes da saída da cabeça porque não haveria o estímulo da temperatura mais fria do ar atmosférico sobre a pele. Essa não tem sido uma opção largamente praticada. Levando em consideração que um parto pélvico requer mais atenção, seria melhor tirar maior proveito da gravidade na posição de cócoras sustentada. Michel Odent escreve no *Lancet*: "Nossa estratégia com os partos pélvicos é usar o trabalho de parto como um teste antes de decidir por um parto vaginal ou uma cesariana: nesses casos preferimos não intervir com medicamentos ou com um banho").

- Nos casos de um bebê muito grande. Isso pode ser significativo se o segundo estágio não progredir muito bem dentro da água.
- Em situações onde a placenta não está funcionando na sua melhor forma e enquanto não há sinais de condição fetal não tranquilizadora, existe a possibilidade de usar a água como facilitador do trabalho de parto, mas o parto na posição de cócoras sustentada semi-erguida é preferível.

É comum acontecer a eliminação de fezes no período expulsivo na medida em que a cabeça desce primeiro, comprimindo o reto e relaxando o esfíncter anal. Caso isso aconteça dentro da água, os excrementos devem simplesmente ser removidos, rapidamente, com algum tipo de peneira de plástico. Esse fato é comum tanto no parto dentro da água como fora da água e não há evidências de que isso contamine a água o suficiente para aumentar o risco de infecção. Pelo contrário, há uma acentuada ausência de complicações infecciosas relacionadas com o parto na água. Algumas parturientes optam por ter um enema (lavagem do intestino) no início do trabalho de parto para prevenir essa ocorrência, mas mesmo assim isso pode acontecer.

Posições para o parto na água

São várias as posições para o parto na água e você pode se movimentar e variar as posições como quiser. Pode se ajoelhar de quatro apoiada na borda da banheira com o bebê nascendo por trás ou ficar de cócoras segurando-se nos lados como apoio. É mais fácil ficar de cócoras sozinha dentro da água do que fora dela. Seu companheiro pode entrar na banheira para ajudar a segurá-la ou pode fazê-lo de fora, se colocando atrás de você, sentado em um banquinho ou um pufe[8]. Você pode ficar semi-sentada olhando para a frente. A parteira pode decidir entrar na água com você. Algumas obstetrizes preferem colocar um traje de banho e entrar na água; outras apenas usam calças de algodão com blusa de centro cirúrgico por cima e se preparam para entrar, mas só se for necessário. Muitas parteiras preferem não entrar na água e ficam observando tranquilamente o que está acontecendo do lado de fora.

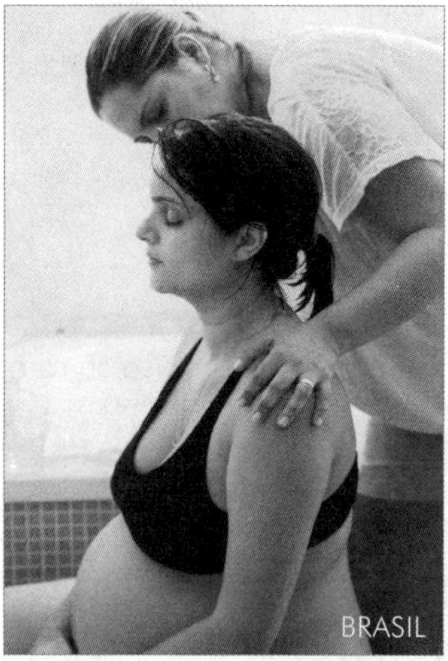

Patrícia praticou yoga durante a gestação, o que ajudou a manter tranquilidade e segurança no trabalho de parto (veja seu relato de parto completo p. 356-359).

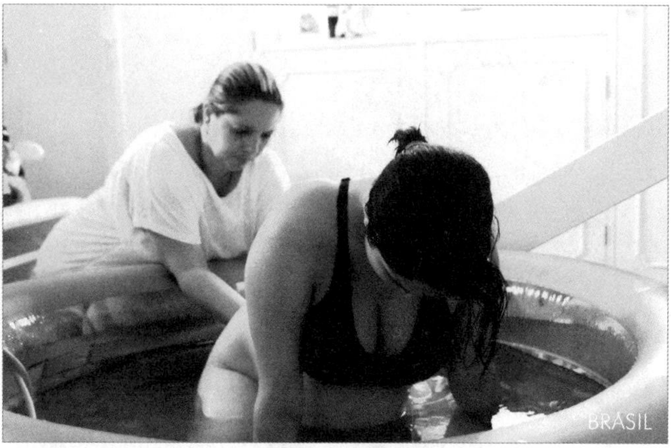

A água quente suavizou a dor lombar.

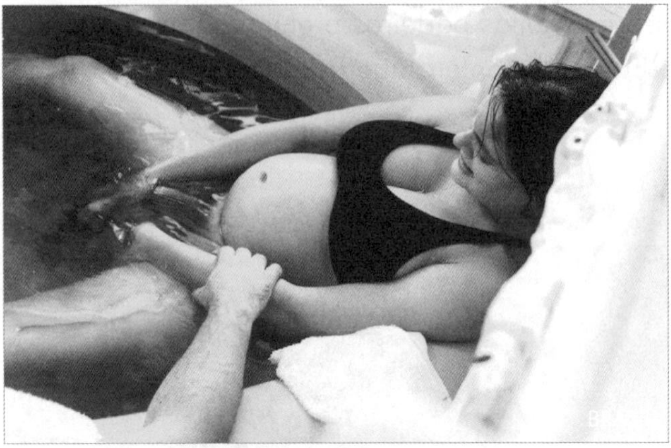

"Na primeira força a bolsa se rompeu."

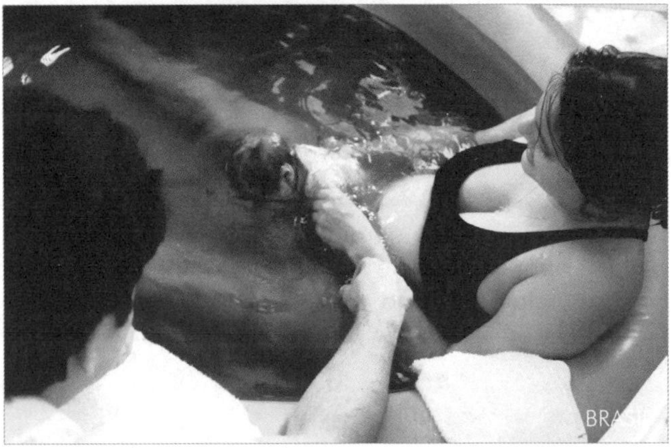

"Com as duas mãos senti o Arthur coroando."

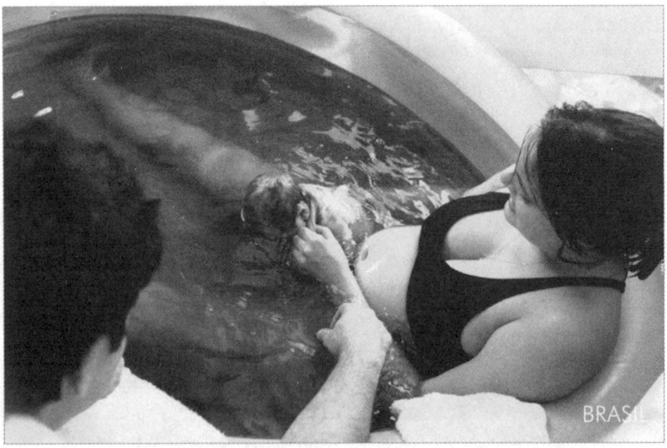

"Tirei o meu filho de dentro da água com as minhas mãos. Ele tinha, realmente, uma circular de cordão no pescoço. Pincei o cordão do seu pescoço..."

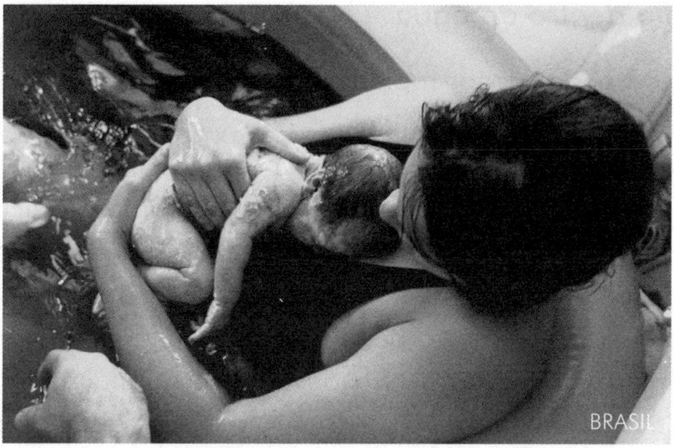

"... e coloquei o meu bebê em cima de mim.
Foi o momento mais precioso do parto."

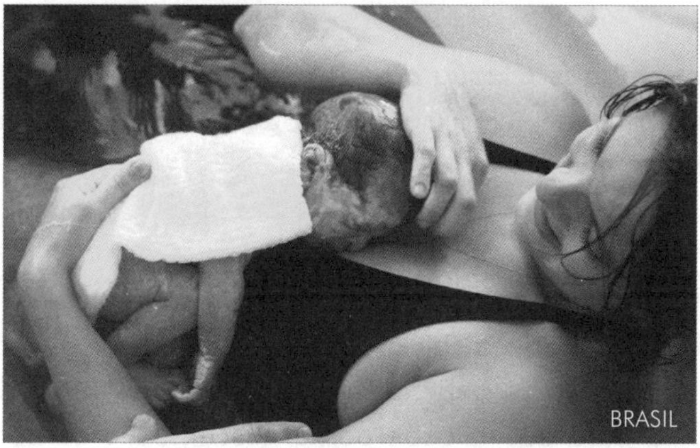

Sentimentos como alívio, alegria, realização, plenitude, amor – todos juntos e misturados – me inundaram.

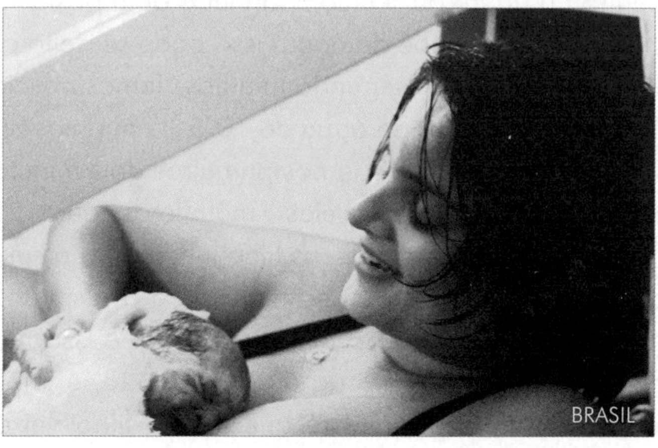

Nascimento dentro da água

O bebê pode coroar rapidamente ou levar um tempo para estar pronto para nascer. Eventualmente a cabeça vai aparecer e pode ser vista através da vagina. Pode ser que você ache mais fácil liberar suas emoções dentro da água, muitas mulheres gritam com vigor nesse momento. O calor da água ajuda a amolecer o períneo e isso pode ser útil; se você sentir vontade pode colocar as suas mãos para sentir o que está acontecendo e ajudar o bebê a sair. É muito raro acontecer uma rotura perineal importante dentro da água e normalmente a obstetriz não tem muito o que fazer, a não ser observar o bebê aparecer suavemente dentro da água. Se o corpo não nascer na contração que se segue à saída da cabeça, a obstetriz pode dar uma ajuda de leve para o término do parto.

É provável que a água da banheira fique bem vermelha após o nascimento do bebê. Não há perigo de infecção pois esse sangue proveniente da mãe é estéril.

O terceiro estágio – a saída da placenta

Assim que a cabeça sair a obstetriz vai verificar se o cordão está enrolado no pescoço do bebê: se estiver, simplesmente vai desenrolá-lo ou afrouxá-lo para que o bebê possa nascer. Se o cordão for longo o suficiente o bebê vai subir à superfície sozinho ou você mesma pode tirá-lo de dentro da água, ou seu companheiro ou a obstetriz. Não deve haver pressa para tirar o bebê da água, isso pode ser feito com tranquilidade dentro do primeiro ou segundo minutos. Temos notícias de bebês que permaneceram embaixo da água de 10 a 15 minutos após o parto, mas é melhor trazê-los à superfície nos primeiros dois minutos.

Golfinhos, leões do mar e baleias – mamíferos que dão à luz dentro da água – geralmente empurram seus filhotinhos para a superfície para respirar nos primeiros minutos. O estímulo para a respiração do bebê vem da temperatura mais fria do ar sobre a pele e isso não acontece até que o bebê venha para fora da água. Portanto, é importante que a sala não seja muito aquecida até que mãe e filho deixem a água.

Enquanto o bebê permanecer dentro da água vai continuar recebendo sangue e oxigênio através do cordão umbilical e da placenta. Você ou sua obstetriz podem apertar o cordão para conferir se ele está pulsando e se a placenta ainda está grudada em você.

Você pode pegar o bebê, trazê-lo suavemente para cima, abraçá-lo no colo perto dos seios, com o rosto fora da água, enquanto o resto do corpo permanece dentro da água. Raramente acontece alguma dificuldade para o bebê estabelecer a respiração pois a temperatura mais fria no rosto é o bastante para desencadear o reflexo respiratório. Muito raramente pode haver necessidade de desobstruir as vias aéreas superiores, o que pode ser feito com o corpo ainda dentro da água. Não é indicado cortar o cordão enquanto o bebê estiver se beneficiando das duas fontes de oxigênio. Nas raras circunstâncias em que o bebê não respira é melhor tirá-lo suavemente da água para um ambiente mais frio. Isso ajuda a ativar o reflexo respiratório.

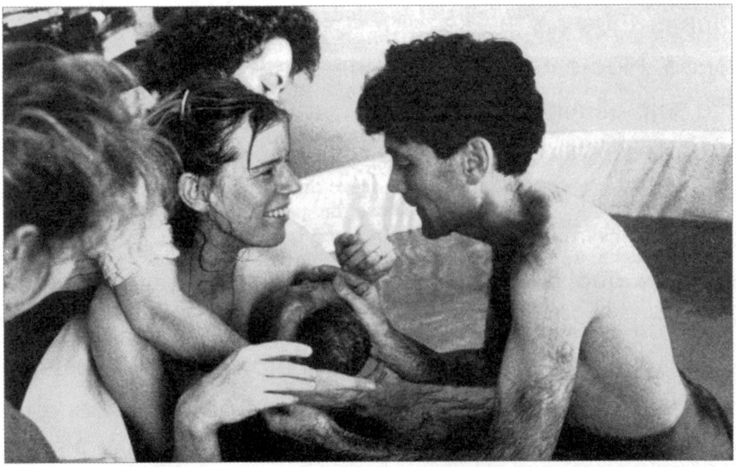

Logo depois do parto na água o pai traz o bebê suavemente para a superfície e o entrega à mãe.

O primeiro contato dentro da água entre você e seu filho, no momento em que o pega nos braços e o fita nos olhos pela primeira vez, é maravilhoso. Não há problema em permanecer na água até que o útero comece a se contrair novamente para eliminar a placenta (entre 10 e

20 minutos). Nesse momento é melhor assumir uma posição vertical, de joelhos ou sentada confortavelmente com o bebê no colo. Você provavelmente vai descobrir que o bebê tem um reflexo primitivo muito forte e logo vai estar virando o rosto para procurar onde mamar. Coloque o bebê virado para você, ventre no ventre, para facilitar a primeira mamada.

Agora o cordão merece maior atenção. Se estiver pulsando, a placenta ainda deve estar aderida. A diminuição da pulsação e as fortes contrações que acontecem quando o bebê suga são indícios de que a placenta está pronta para se separar. Então é hora de se levantar tranquilamente e deixar a água antes de a placenta ser eliminada. Normalmente é considerado mais seguro ficar em pé e deixar a água antes da expulsão da placenta, para prevenir a possibilidade de embolismo aquoso (a água entra na corrente sanguínea através de algum vaso sanguíneo que esteja aberto dentro do útero). Essa é uma precaução sensata, embora nenhum caso tenha ainda sido descrito. No caso de a dequitação ocorrer muito rapidamente, antes de você sair da água, simplesmente fique em pé sem pressa assim que perceber o que está acontecendo. Não é necessário cortar o cordão depois do parto até que a placenta seja eliminada.

Os profissionais que atendem o parto podem ajudá-la a se levantar e sair da água e já ter toalhas aquecidas prontas para a mãe e para o bebê; pode ser bom colocar uma saída de banho aquecida assim que você deixar a água. Nesse momento deve-se aumentar a temperatura da sala e é importante ter à mão um eficiente aquecedor de ambiente portátil para poder elevar bastante a temperatura da sala. Assim que sair da água você pode ficar de cócoras ou em pé para eliminar a placenta e depois se sentar um pouco. Certifique-se de que tanto você quanto o seu bebê estejam confortáveis enquanto continua a lhe dar as boas-vindas e a se regozijar com a primeira mamada depois do parto.

É possível dar um banho no bebê em uma banheira com água quente se você deseja que ele continue dentro da água ou se o bebê ficar frio, se bem que o calor do seu corpo costuma ser o suficiente. Depois de a parteira verificar o períneo e dar uma boa olhada no bebê, você pode querer relaxar e se deitar confortavelmente em uma cama com seu bebê grudadinho em você, em contato com o já familiar calor do seu corpo.

Após o parto

Nos primeiros dias que se seguem ao parto, bons momentos podem ser passados dentro de uma banheira; esse prazer pode ser compartilhado com os outros membros da família. Os outros irmãos terão grande satisfação em segurar o bebezinho dentro da água e o bebê vai curtir a liberdade de estar no familiar meio aquático enquanto ganha intimidade com você e com o resto da família, e descobre o mundo exterior. É importante que a temperatura do ambiente esteja bem quente; pode ajudar deixar um mínimo de luz nos primeiros dois dias. A água da banheira obviamente deve ser nova, límpida e estar em uma temperatura agradável, não muito quente. Recém-nascidos não gostam de mudanças bruscas de temperatura; então tire as roupinhas vagarosamente em um ambiente convenientemente aquecido e mantenha-o em contato com o seu corpo, coberto com uma toalha aquecida.

Entre na água bem devagar para que o bebê faça uma transição gradual, o mesmo sendo válido para a saída da água. É possível, e muito agradável, dar de mamar enquanto você estiver dentro da banheira, deixando o corpo do bebê com a maior parte possível coberta pela água. Nas primeiras vezes o bebê pode permanecer dentro da água de 30 a 45 minutos ou mais, se estiver se sentindo bem, e com o tempo este período pode ser aumentado.

Considerando a possibilidade de um parto na água

Ao considerar a possibilidade de lançar mão da água para seu parto é importante manter a mente aberta e evitar ter muitos preconceitos ou rígidas expectativas. É impossível saber o que vai realmente acontecer no futuro. No momento você pode não sentir nenhuma vontade de entrar na água ou pode acontecer alguma complicação inesperada que torne impróprio o uso de uma banheira. O parto pode acontecer tão rápido que não dê tempo de usar a banheira. Por outro lado você pode ter planos de usar a banheira somente para o trabalho de parto e acabar dando à luz na água. Algumas mães que tinham planejado usar a banheira portátil para o parto e acabaram não usando reconheceram que isso foi o melhor e curtiram assim mesmo os primeiros dias do pós-parto.

Não importa o que aconteça, o parto é uma aventura desconhecida mas é muito bom ter a possibilidade da ajuda de uma banheira com água, se (e quando) isso for apropriado.

Conselhos práticos

A banheira ou piscina para ser usada no parto deve ser grande e profunda o suficiente para permitir que você varie as posições e que acomode a entrada de uma outra pessoa. A profundidade ideal é aquela onde a mãe possa ficar sentada com o tronco erguido e com a água cobrindo os seios. Existe atualmente uma grande variedade de piscinas disponíveis para compra ou aluguel e algumas delas foram especificamente projetadas para serem portáteis, podendo ser instaladas em seu próprio lar ou em um hospital. É importante que a banheira seja equipada com uma boa bomba, aquecedor e termostato. Um termômetro de água e uma grande peneira de plástico para limpar a água são acessórios indispensáveis. A borda da piscina deve ser acolchoada, de modo que haja uma superfície macia onde se apoiar e alguns tipos de boias e travesseiros flutuantes podem ser interessantes.

A temperatura ideal da água é por volta dos 37,5°C (ou 99F), que é mais ou menos a temperatura do corpo humano, agradavelmente morna. A água muito quente ou muito fria pode influenciar o parto. Pode ser água da torneira mesmo e não há necessidade de se acrescentar nada, embora algumas pessoas coloquem um pouco de sal na água para criar um grau de salinidade semelhante ao do líquido amniótico (1 colher de sopa cheia para cada 5 litros de água). A piscina precisa ser limpa antes com um desinfetante não muito forte, a menos que se tenha uma capa plástica descartável para revestir a superfície interna.

Preparação para o parto na água

Os exercícios baseados no yoga, apresentados neste livro são ideais para o parto dentro ou fora da água. É muito bom praticar natação durante a gravidez e passar algum tempo relaxando dentro da água todos os dias, particularmente nos últimos três meses. Exercícios específicos para a água não são essenciais, mas você vai descobrir que várias posições que você já conhece podem ser feitas dentro da água também. O nado de peito e o de costas são os melhores estilos para você praticar.

Muitas mulheres gostam de se deleitar em um banho de banheira, algumas vezes, mais de uma vez por dia e pode ser relaxante acrescentar uma ou duas gotas de óleos essenciais de lavanda, tangerina, rosa, jasmim ou bergamota.

Obstetrícia para o parto na água

As obstetrizes ainda não foram treinadas durante seus períodos de formação a usar a água durante o trabalho de parto e o parto e podem ter algumas dúvidas. Ainda bem que logo teremos no mercado um monitor fetal manual à prova de água para se escutar o coração do bebê; enquanto isso não acontece, a mãe deve se sentar na borda da banheira para que a monitoração seja feita quando for necessário. Toques vaginais indispensáveis podem ser feitos facilmente dentro da água com a mãe ajoelhada de quatro. A progressão da descida da cabeça pode ser aferida em qualquer posição por *feeling* e o parto geralmente não necessita intervenção, embora a obstetriz deva estar pronta para agir, se necessário. Nos casos em que o período expulsivo não progride bem, a mãe deve deixar a piscina. Depois do parto o bebê deve ser colocado de barriga para baixo antes de ser entregue à mãe para facilitar a eliminação das secreções. Quando o cordão umbilical parar de pulsar é hora de sair da água. É importante aprender como se curvar para evitar dores lombares; o uso de um banquinho pode ajudar.

Referências

1. As fotografias e informações sobre Igor Tjarkovsky e seu trabalho podem ser obtidos no livro *Water Babies* de Erik Sidenbladh, Londres, Reino Unido, Adam & Charles Black. 1983.

2. Ver referência 6.

3. SIDENBLADH, E. *Water Babies*, p.58. Reino Unido, Adam & Charles Black. 1983.

4. ODENT, Michel. *Birth under Water* Lancet, dezembro 24-31. 1983.

5. ODENT, Michel. *Birth Reborn*. Pantheon. 1984.

6. Contatos internacionais sobre Parto Aquático e vídeo *Water Baby-Experiences of Water Birth* podem ser obtidos de *Water Baby Information Book* de Karil Daniels (Point of View Productions, 2477 Folsom Street, San Francisco, LA 94110, USA).

7. ROSENTHAL, M. *Water Birth: An American Experience em Water Birth Information Book* de Karil Daniels. Point of View Productions. 1990.

8. Tjarkovsky afirma que isso provavelmente não aumenta a possibilidade de infecção, na medida em que você compartilha o mesmo meio bacteriológico com seu companheiro.

9. Depois do parto

Seu corpo depois do parto

Depois do parto você pode ficar surpresa com a contração de seu útero cada vez que o bebê mama e essas contrações podem ser doloridas no princípio. São conhecidas como "contrações puerperais" e se parecem com fortes cólicas menstruais. Essas contrações ajudam o útero a se contrair e voltar para dentro da pelve com o tamanho e forma habituais. Depois de alguns dias essas dores vão diminuindo gradualmente e são substituídas por uma sensação de prazer e bem-estar quando você estiver dando de mamar ao seu filho.

Pode ser que você seja agraciada com um períneo sem roturas depois do parto. Nesse caso, podem acontecer pequeninas escoriações ou sensação de machucadura que vão passar logo. Por outro lado, podem acontecer algumas roturas superficiais a nível de mucosa que não precisam de sutura ou uma rotura que precise de pontos. Os pontos geralmente são dados logo depois de você ter recepcionado seu bebê e depois do primeiro contato; usa-se anestesia local para que você não sinta dor. Uma rotura espontânea geralmente se cura rapidamente com alguns dias e causa um pouco de incômodo. Sugiro que você tome um banho de imersão cicatrizante e antisséptico (ver p. 380-381) nos primeiros dois dias depois do parto, que vai garantir uma boa recuperação e prevenir infecções. Se você sentir algumas pontadas ao urinar, derrame um pouco de água morna com uma jarra entre as pernas durante a micção. Enxugue com uma toalha seca e passe na região afetada uma tintura homeopática de calêndula (pura ou 10 gotas diluídas em um pouco de água previamente fervida). Espere secar antes de se vestir. Não use pomadas ou cremes pois a umidade pode dissolver os pontos precocemente. Pode usar uma boia de piscina de criança para colocar no local onde pretende sentar se estiver com dificuldades para tal. Mais tarde, quando a cicatrização estiver mais adiantada (fase de formigamento), aplique um óleo de vitamina E depois do banho para prevenir uma cicatriz feia, e ajudar o término da cicatrização.

O sangramento uterino que continua por algum tempo (conhecido como lóquios) – pode ser até por um longo período – gradualmente vai diminuindo até o útero estar totalmente recuperado. Dê preferência para os absorventes higiênicos; os tampões internos podem favorecer infecções.

Nas horas que se seguem ao parto é praticamente impossível dormir, e você vai achar bom se recuperar do terremoto que aconteceu e repassar mentalmente os acontecimentos antes que o cansaço tome conta e você caia em sono profundo. O bebê provavelmente vai ficar desperto nessas primeiras horas e depois também vai adormecer profundamente. E ótimo manter seu corpo em contato com o corpo do seu bebê nos primeiros dias e curtir esse "namoro" o máximo que puder, limitando as visitas no pós-parto e na primeira semana. Não há palavras para descrever a importância desses primeiros dias em que vocês vão estar se descobrindo um ao outro como família.

Seu companheiro vai precisar de tempo e tranquilidade para entrar em contato com o bebê, enquanto vocês descobrem quais são as suas necessidades básicas. A atmosfera que se segue ao parto continua por um ou dois dias. Essa atmosfera pode se desfazer se houver muita perturbação ou intromissão insensível e vale a pena se preparar de antemão para esses primeiros dias. Muitos pais que tomaram essas precauções referem uma certa "euforia" depois do parto, que pode continuar por uma semana ou duas e certamente os ajuda a se acostumar à paternidade e maternidade.

O início da amamentação

Com a certeza do parto pela frente, costumamos dar pouca atenção à amamentação. Algumas vezes, em particular depois de um parto fisiológico, a amamentação acontece facilmente com pouca ou nenhuma dificuldade. Entretanto, muitas vezes há muito para se aprender e a primeira semana pode ser um grande desafio.

É bom que você entenda como o processo funciona antes de você começar. Nos primeiros dois dias seus seios produzem uma substância que se chama *colostro*. É um líquido espesso, amarelado, que já pode estar presente nas últimas semanas da gestação. Esse líquido maravilhoso é o alimento perfeito para seu bebê. É altamente nutritivo e contém importantes anticorpos que vão fortalecer o sistema imunológico do bebê para o futuro, ajudando a protegê-lo das bactérias do meio ambiente. Tem também uma propriedade laxativa e limpa o trato digestivo do bebê, preparando-o para absorver o leite nos dias que se seguem. Ajudará eliminar o mecônio do intestino do bebê, que é uma substância escura esverdeada que se acumula no intestino durante a gravidez. Depois do parto o bebê começa a defecar e não demora muito para que a primeira eliminação de mecônio apareça. Gradualmente, com a ajuda do colostro, o mecônio fica mais claro e por volta do terceiro ou quarto dia é substituído por fezes amareladas. Algumas vezes o mecônio pode levar um ou dois dias para aparecer, o que é perfeitamente normal.

Uma boa razão para manter o bebê bem próximo a você nos primeiros dias é encorajá-lo a mamar o tanto de colostro que quiser. Michel Odent em seu livro *Primal Health* (ver *Leituras recomendadas*, p.402), enfatiza a necessidade de o bebê consumir grandes quantidades de colostro. A sucção do bebê estimula a produção de leite; portanto, é importante não limitar esse tempo. Raramente precisamos acrescentar água, ou água glicosada para bebês que se alimentam dessa maneira, e a perda de peso é insignificante. O jeito certo de sugar o colostro estimula a liberação do primeiro leite. Um pouco antes de o leite descer o bebê pode estar um pouco agitado ou impaciente. Algumas gotas de água mineral em uma colher de chá vão acalmar sua sede. O leite geralmente desce de 2 a 4 dias depois do parto e esse momento pode ser um pouco complicado. As mamas provavelmente vão ficar quentes e aumentar de tamanho (diz-se que estão engurgitadas). Esse estado pode incomodar um pouco, mas geralmente não dura mais de 24 horas. Pode acontecer de você chorar sem motivo e ficar um pouco deprimida. Nessa fase em que o seio está aumentando pode ser mais difícil para o bebê pegar o bico do peito.

Conselhos práticos

- Se tiver uma banheira em casa, deite-se de barriga para baixo antes de dar de mamar e massageie os seios suavemente em direção ao mamilo, derramando um pouco de leite na água morna.
- Fique embaixo do chuveiro com a água quente caindo sobre as mamas.
- Aplique compressas quentes (uma fralda molhada com água quente).
- Se o engurgitamento mamário for muito grande, experimente tomar o medicamento homeopático *Belladonna D6* de meia em meia hora, até que os sintomas desapareçam.
- Em muitas sociedades antigas as parteiras "amarravam" os seios com uma faixa comprida de pano de algodão. Pode ser mais confortável usar uma faixa do que um sutiã tradicional. Aplique-a de maneira firme e que dê sustentação mas não muito apertada; amarre em volta do pescoço para maior firmeza. Alguns sutiãs especiais para esportes podem ser interessantes.

Como acontece a amamentação?

O primeiro princípio da amamentação é o da oferta e da procura. A quantidade que o bebê mamar vai determinar o quanto de leite será produzido. O bebê pode aumentar a produção simplesmente sugando mais (é o que acontece quando ele parece não querer largar o peito por nada). O leite é produzido em pequenas cisternas dispostas como cachos dentro da mama, parecem uma miniatura de um cacho de uvas. Quando o bebê suga, os estímulos são conduzidos por via nervosa até a glândula hipófise no cérebro; um hormônio, a ocitocina, é liberado e vai produzir uma contração das células produtoras de leite, que liberam o leite (leva a uma contração uterina ao mesmo tempo). O leite é ejetado dentro de pequenos ductos que o conduzem até as ampolas ou seios mamários, reservatórios logo atrás do mamilo. Você pode senti-los como pequenos nódulos na base da aréola (região em volta do mamilo). O leite sai desse lugar e é ejetado pelos pequenos "furinhos" do bico da mama. No início a produção parece ser muito grande, mas com o tempo a quantidade é determinada pelo tanto que o bebê mamar.

É importante compreender duas questões:

- O reflexo de eliminação do leite pode demorar um minuto ou dois. Pode ser percebido como uma sensação de formigamento na mama, que muitas vezes acontece só de pensar em dar de mamar, mas geralmente o ciclo completo leva um certo tempo. Portanto é fundamental não tirar o bebê do peito depois de poucos minutos (algumas mães são erradamente orientadas para no começo dar de mamar somente dois minutos em cada peito). Se você tirar o bebê antes de o leite sair, a produção deixa de ser estimulada e o leite pode secar.
- O bom relacionamento do bebê com as mamas ajuda a prevenir as rachaduras do mamilo:
    a. Sente-se com o tronco erguido, de maneira confortável, em uma cadeira ou na cama. Logo você poderá dar de mamar deitada na cama, com o bebê deitado ao seu lado. Se você passou por cirurgia cesariana, terá que ser na posição deitada desde o começo.
    b. Certifique-se de que está segurando o bebê de uma maneira confortável, o ventre do bebê encostado no seu, e o rosto dele bem virado para o mamilo.
    c. É fundamental que ele se encaixe corretamente. Espere que ele abra bem a boca. Isso pode requerer um pouco de jogo de sedução com o mamilo. Quando a boca estiver bem aberta, coloque o mamilo dentro da boca do bebê, pode usar a mão que estiver livre para ajudar a segurar o peito e facilitar para o bebê. Verifique que um bom pedaço da aréola e o mamilo por inteiro estão dentro da boca do bebê. A região logo abaixo do bico do seio é a mais importante e deve ficar, na sua maior parte, dentro da boca do bebê, a menos que sua aréola seja muito grande. Lembre-se de que o bebê extrai o leite do seio e não do mamilo, massageando as ampolas ou seios mamários com movimentos rítmicos da mandíbula. Uma vez que o bebê sugou a aréola e mamilo para dentro da boca, os movimentos

massageantes da mandíbula e da língua vão estimular a ejeção do leite. Se o bebê colocar o mamilo de maneira adequada na boca, este pode chegar até a porção posterior da língua. Para que você tenha uma ideia de como é isso, coloque seu polegar na boca e sugue por uns instantes. Se o bebê colocar o mamilo de maneira correta na boca, a maioria dos problemas poderá ser evitada. Algum desconforto e uma sensibilidade dolorosa, como de uma machucadura, podem ser normais, mas os mamilos vão se acostumar com a amamentação contínua e esses sintomas desaparecem.

d. Ofereça o peito quantas vezes o bebê solicitar. No início essa demanda pode ser contínua, pois o bebê tinha uma alimentação contínua dentro do útero. Com o tempo se estabelece um padrão de alimentação e de digestão. É importante que o bebê mame até esvaziar o seio em cada mamada, pois o leite tem consistência variável e o leite mais nutritivo está no final da mamada.

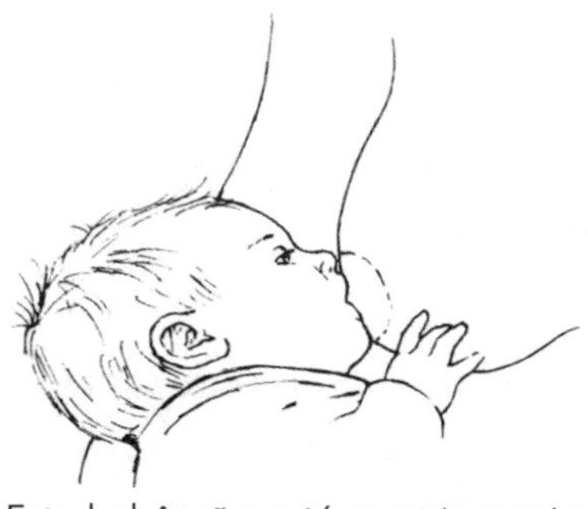

Este bebê não está corretamente adaptado ao seio e está sugando somente o mamilo.

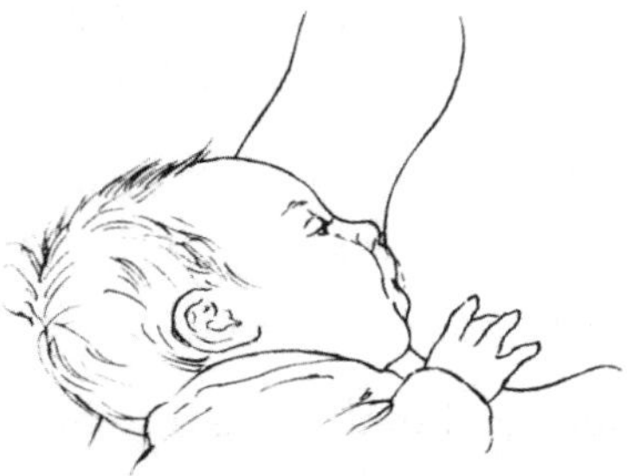

Da maneira correta, o mamilo e uma porção da aréola entram na boca e o lábio inferior fica perfeitamante adaptado.

e. Deixe que o bebê mame até ficar satisfeito. Geralmente ele cai em um sono profundo ainda no seio quando não quiser mais. Cada bebê tem seu tempo próprio para ficar satisfeito, e isso é variável; com o tempo as mamadas ficam mais curtas e aumenta-se o período entre elas. É bom não ficar cronometrando o tempo.

f. Se alguma dificuldade acontecer, contate um profissional que poderá dar a orientação precisa. Pode ser interessante contatar um conselheiro de amamentação antes de o bebê nascer.

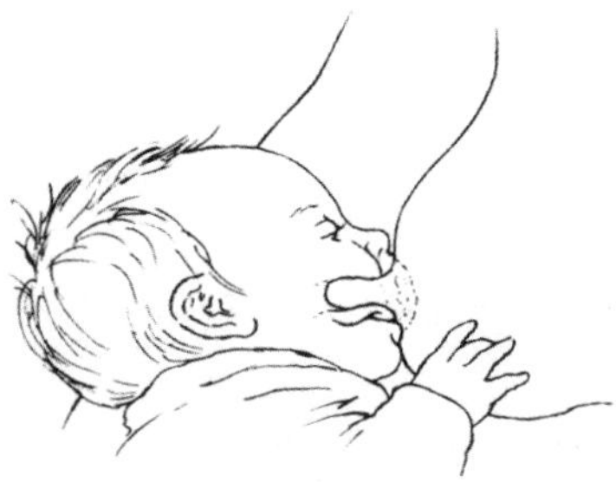

Quando o bebê está corretamente adaptado ao seio o mamilo alcança o palato mole. Os movimentos rítmicos ondulatórios da língua drenam o leite para sua garganta.

Cuidados com os seios

Aqui vão algumas sugestões:

- Massageie os seios e os mamilos nos últimos meses da gestação com óleo de amêndoas. Leia um bom livro sobre amamentação (ver *Leituras recomendadas*, p.402).
- Nunca use sabonete nas mamas, pois isso remove lubrificantes naturais.
- Não lave os seios entre as mamadas. O leite contém antissépticos naturais e um banho por dia é suficiente para a limpeza. Depois de dar de mamar, deixe que os seios sequem espontaneamente e em seguida massageie os mamilos com um pouco de óleo de amêndoas. Deixe os seios tomarem um pouco de ar antes de colocar o sutiã especial para amamentação. Prefira aqueles que têm uma abertura na frente e, se achar necessário, consulte uma pessoa especializada.
- Use coberturas de seios descartáveis ou laváveis que não tenham superfície plástica na face superior, e troque-as frequentemente.
- Se ocorrerem rachaduras, use creme de calêndula depois das mamadas. Isso não é prejudicial para o bebê. Deixe os seios ao ar livre o máximo de tempo que puder. Luz solar amena por períodos não muito exagerados pode ajudar.

- Na hora de tirar o bebê do seio, tome cuidado para não interromper a sucção; introduza seu dedo mindinho pelo canto da boca do bebê antes de tirá-lo do seio.

A continuação da amamentação

Depois de uma semana ou duas, dar de mamar vai se tornar um prazer para vocês dois. O leite materno é o alimento ideal para o bebê e assegura o fornecimento dos nutrientes adequados ao primeiro ano de vida.

Mesmo que você introduza uma alimentação sólida por volta dos 4 ou 6 meses, o leite materno deveria continuar a ser o prato principal da dieta até os 12 meses ou mais. Nenhum outro alimento é tão completo quanto o leite materno. As fórmulas lácteas feitas de leite de vaca podem ser substitutos adequados, se for necessário, e foram preparadas para se parecer o máximo possível com o leite humano. No entanto, não podem substituir as propriedades vitais e dinâmicas do leite materno.

Se as circunstâncias o permitirem, é bom ter em mente o seguinte:

- Dê de mamar para seu bebê como uma cigana – sem olhar no relógio e de acordo com a vontade dele. É impossível superalimentar um bebê que mama no seio. É normal que os bebês fiquem rechonchudos quando mamam no seio, essas gordurinhas vão desaparecer assim que o bebê começar a andar!
- Deixe o bebê estabelecer o ritmo da amamentação. Os padrões de amamentação são muito variáveis. Ele pode querer ficar pendurado em você a tarde inteira e quase nada pela manhã, ou o contrário.
- Se possível deixe que ele desmame por si mesmo. A amamentação pode perdurar por 3 ou 4 anos, o que é perfeitamente normal para algumas mães e seus bebês. Não há regras, mas o leite materno é muito importante para o bebê nos primeiros 6 meses de vida. Se você puder continuar por um ano ou mais, o bebê só vai tirar proveito disso.

10. Exercícios no pós-parto

Nas primeiras semanas depois do parto sua atenção vai estar dirigida para os cuidados e para a descoberta do bebê. Você vai precisar de muito descanso e de uma dieta nutritiva, e provavelmente não vai sobrar muito tempo ou motivação para exercícios formais. Muitas horas serão gastas em amamentação e essa é uma boa oportunidade para descansar, relaxar e praticar a respiração profunda (ver Capítulo 4, *Sequência de exercícios I*, p.125).

Entretanto, existem alguns exercícios importantes que você pode fazer para ajudar a recuperar a velha forma nesses primeiros meses. Você vai descobrir, em um pequeno programa de exercícios, uma valiosa maneira de relaxar e combater o cansaço ou falta de energia, muito comuns entre as mulheres que se tornam mães.

O programa de exercícios fundamentais que se segue foi preparado para ser seguido na ordem apresentada, cada exercício estirando um pouco mais o corpo e preparando-o para o próximo. Os exercícios começam no primeiro dia depois do parto e, gradualmente, chegam a um programa para os seis primeiros meses. Embora cada sequência tenha sido programada para uma semana, não tem importância se você precisar ficar mais tempo em cada uma delas antes de se sentir capacitada para prosseguir. É importante seguir o seu ritmo pessoal e encaixar os exercícios nos períodos em que o bebê não solicitar cuidados, que devem ser a sua prioridade.

Esse programa de exercícios pós-natais se concentra nas seguintes regiões:

- Tonificar e fortalecer os músculos do assoalho pélvico e ajudar o retorno do útero ao estado normal.
- Fortalecer a região lombar que suportou um peso adicional durante a gravidez.

- Tonificar os músculos abdominais e restaurar a força e a elasticidade.
- Liberar tensões dos ombros e pescoço, regiões que estão sob estresse de muitas horas carregando o bebê.
- Melhorar a circulação das mamas e manter a boa postura e o tônus dos músculos que as sustentam.
- Manter a mobilidade e a flexibilidade adicional das articulações, conseguidas durante a gestação, enquanto promove o fortalecimento dos ligamentos.
- Aliviar a região pélvica e ajudar o retorno à curvatura normal da coluna.
- Diminuir o cansaço e estimular o bom fluxo de energia e a circulação sanguínea.
- Relaxamento.

Nadar e caminhar também são excelentes associados ao programa de exercícios e são agradáveis para o bebê! Não há necessidade de fazer regime para recuperar a forma se você estiver se exercitando bem e amamentando o bebê. Uma dieta nutritiva e bem equilibrada é essencial. Muitos desses exercícios já são velhos conhecidos do programa de preparação para o parto.

Semana 1

1. No primeiro ou segundo dia após o parto, experimente deitar-se de barriga para baixo na cama e contrair e soltar os músculos do assoalho pélvico aproximadamente 10 vezes, várias vezes por dia. Pode ser um pouco desconfortável quando o leite descer e os seios ficarem doloridos. Você pode colocar um travesseiro sob o ventre ou fazer os exercícios de costas com os joelhos dobrados.
2. Deite-se no chão na posição horizontal básica (ver *Sequência de exercícios VIII, n.1*, p.163), com as mãos sobre o ventre e os joelhos dobrados. Respire fundo como antes, mas concentre-se em contrair os músculos abdominais e na descida deles quando expira, relaxando-os na inspiração. Repita 10 vezes.

3. Na mesma posição, contraia, segure e solte os músculos do assoalho pélvico 10 vezes.
4. Na mesma posição faça o exercício de tonificação abdominal (ver *Sequência de exercícios VII, n.1*, p.157-158). Seria bom iniciar esse exercício no primeiro ou segundo dia depois do parto. Vá aumentando até chegar a fazer 10 vezes.
5. Na mesma posição faça o levantamento pélvico (ver *Sequência de exercícios VIII, n.2*, p.164) e o relaxamento da região pélvica para alongar a coluna (ver *Sequência de exercícios VIII, n.3*, p.165-166).

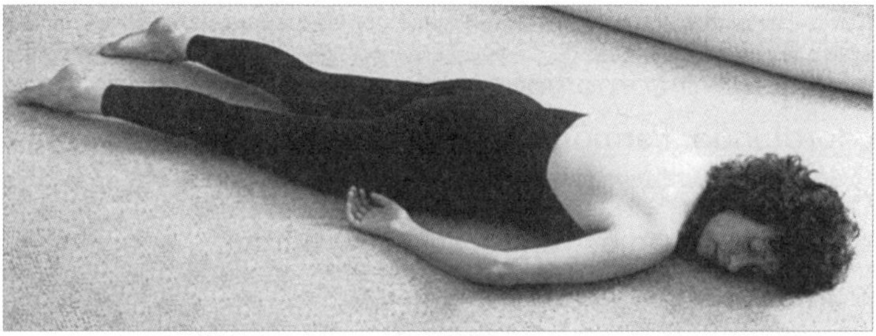

Posição para os exercícios do assoalho pélvico.

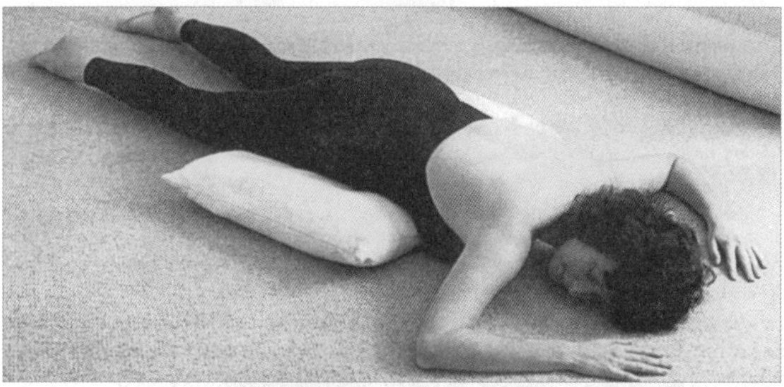

Alternativa para mamas doloridas.

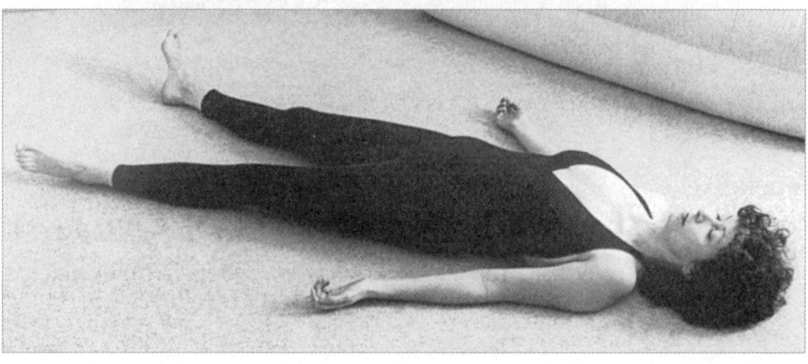

Relaxamento total.

6. O relaxamento total – conhecido no yoga como "postura do cadáver" – é provavelmente o exercício pós-natal mais importante e ajuda na recuperação do parto. Deve ser sempre feito no final da sessão de exercícios ou durante a mesma. Deite-se de costas, com as extremidades confortavelmente separadas. Coloque um travesseiro debaixo dos joelhos, se você preferir. Aproxime o queixo do peito para relaxar a porção posterior do pescoço e feche os olhos. Respire fundo, inspirando e expirando através do nariz procurando perceber a respiração no abdome. A cada expiração relaxe e solte cada parte do corpo sucessivamente, não esquecendo de manter a mandíbula e os olhos relaxados. Perceba as partes do seu corpo que entram em contato com o chão e libere todas as pequenas tensões a cada expiração, de modo que o corpo fique mais pesado à medida que o relaxamento se aprofunda. Permaneça nessa posição pelo menos por 10 minutos, cobrindo-se com um lençol se sentir frio. Esse exercício deve ser praticado todos os dias, entre 10 e 20 minutos, e pode ser tão relaxante quanto algumas horas de sono.

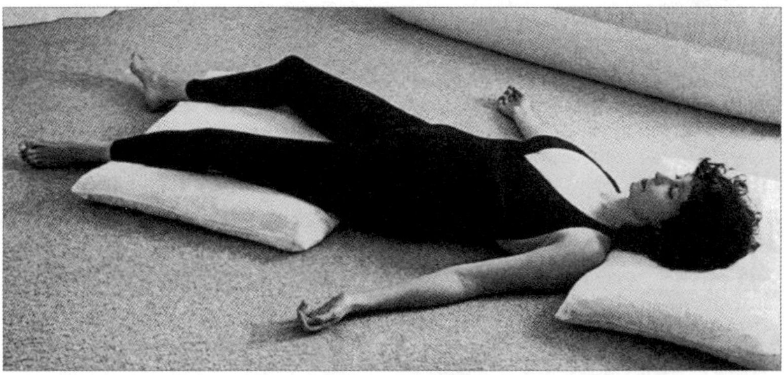

Semana 2

Acrescente a Postura da Borboleta (ver *Sequência de exercícios II, n.1*, p.128). E também o exercício de levantamento pélvico (ver *Sequência de exercícios III*, n.4, p.137).

Semana 3

Acrescente o exercício de ajoelhar com os joelhos separados (ver *Sequência de exercícios III, n.1*, p.133, 134) e a rotação da coluna (ver *Sequência de exercícios III, n.3*, p.136).

Semana 4

Acrescente a *Sequência de exercícios V inteira: Liberação dos ombros* (ver p.149).

Semana 5

Acrescente o exercício com as pernas abertas na parede, (ver *Sequência de exercícios VII, n.2a-b-c*, p.159, 160).

E também o de pernas para cima com o apoio dos braços.

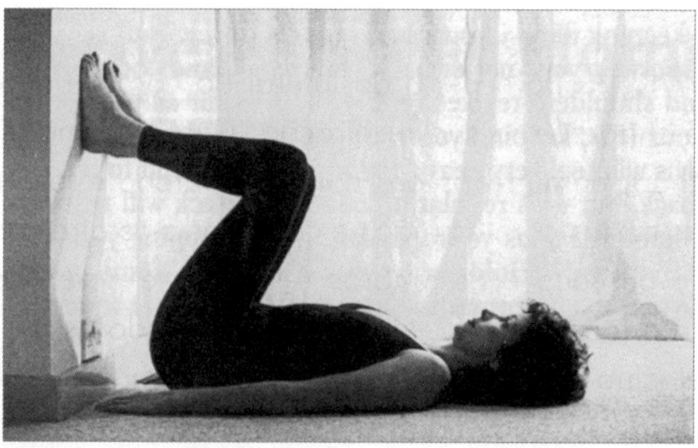

a

a. Deite-se de costas no chão com o bumbum perto da parede, na mesma posição de "pernas abertas na parede". Flexione os joelhos e coloque os pés juntos. Relaxe os ombros, coloque os braços ao seu lado com as palmas das mãos voltadas para baixo e aproxime o queixo do peito para relaxar e alongar a nuca.

Respire fundo direcionando o ar para o ventre, relaxe e solte toda a coluna, particularmente a região lombar, pescoço e ombros, em direção ao chão. (**Aviso:** *durante esse exercício não olhe para os lados. Se o bebê chamar abandone o exercício.*)

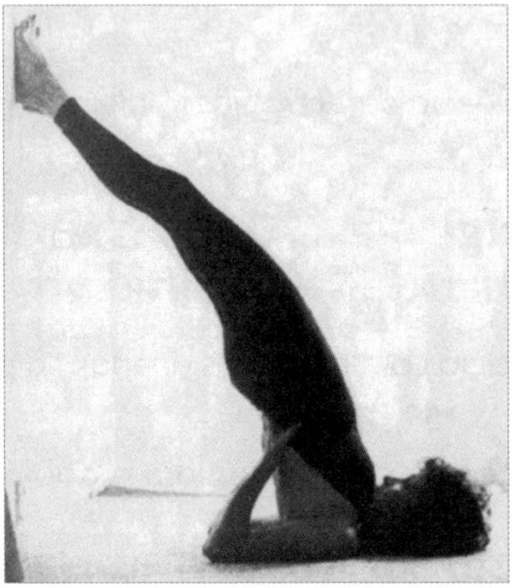

b

b. Traga os cotovelos para perto da lateral do corpo e deixe que eles adentrem o chão com a sua respiração. Depois, tomando-os como apoio no chão, empurre os pés contra a parede e levante o corpo apoiando as costas com as mãos e colocando-as atrás das costelas. Mantenha o pescoço e os ombros relaxados e pare quando sentir que começa a forçar. Estique as pernas mantendo os pés na parede e os cotovelos no chão. No início a bacia vai parecer bem pesada e é difícil colocar as mãos na parte superior das costas, mas com a prática regular o pescoço vai relaxar e a bacia se tornar mais leve. Direcione a expiração ao pressionar o chão com os cotovelos, fazendo isso lentamente. Segure um pouco e depois abaixe o corpo usando o tempo de uma expiração. Quando conseguir fazer tranquilamente 10 exercícios abdominais antes de abaixar o corpo direcionando o assoalho pélvico para baixo em direção ao umbigo quando o contrai, mantenha a posição por um segundo e depois relaxe. Abrace os joelhos antes de se levantar (e).

c. Quando ficar fácil fazer o exercício "b", flexione os joelhos e apoie-se na parede com os pés para trazer a bacia para cima dos ombros, de modo a formar um ângulo de 90° entre o tronco e o chão. Certifique-se de que os ombros estão bem apoiados. Coloque as mãos nas costas e respire levando os cotovelos para baixo quando expirar. Segure, depois relaxe e deixe a coluna descer com vagar e abrace os joelhos (e).

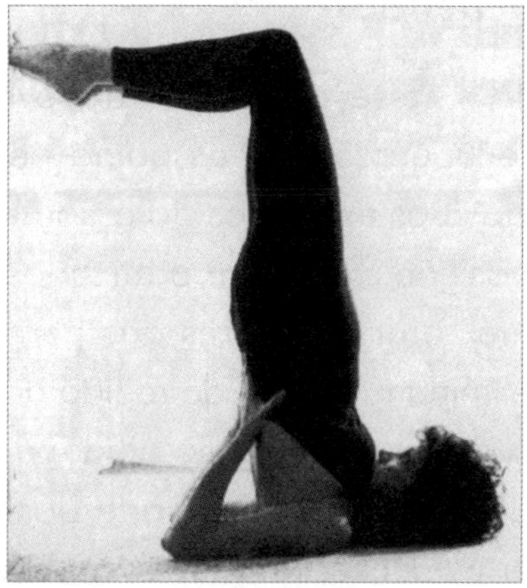

c

d. Quando a posição "c" se tornar fácil, o que pode levar semanas, tente esticar as pernas quando ficarem equilibradas. O peso do corpo deve ser sustentado pelos cotovelos e pelos braços enquanto ele estiver perpendicular ao chão. Para abandonar a posição, coloque os pés na parede e desça lentamente a coluna começando pelo pescoço.

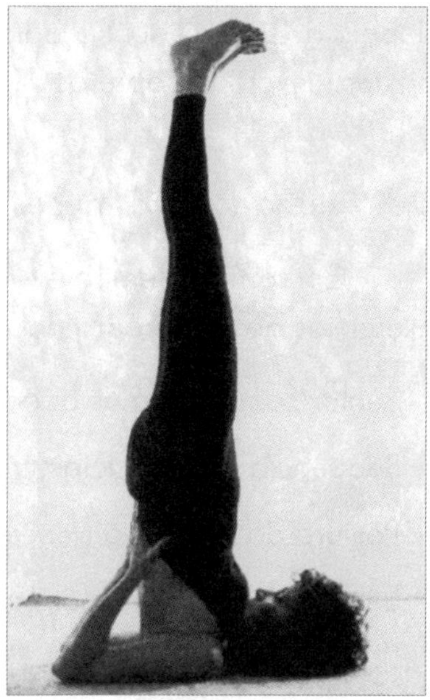

d

e. Abrace os joelhos para relaxar a região lombar.

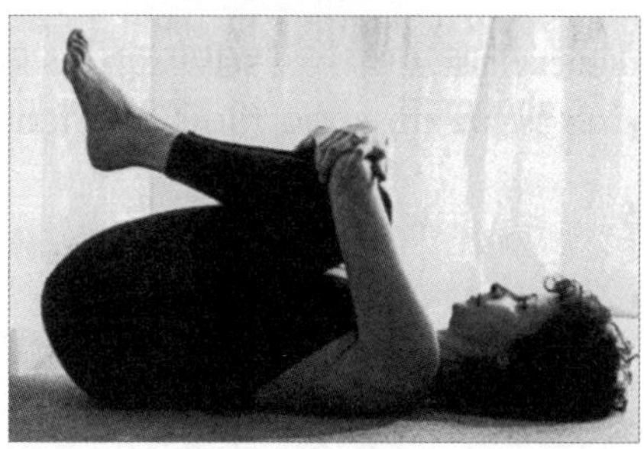

e

Benefícios

Esse exercício traz leveza e alívio à região pélvica e ajuda na recuperação do assoalho pélvico e do útero. Depois das semanas iniciais, os exercícios do assoalho pélvico deveriam ser sempre feitos nessa posição. Se forem praticados regularmente, podem curar um prolapso, melhorar as varizes das pernas e da vulva e as hemorroidas. Também eliminam tensões da região dorsal, do pescoço e dos ombros, e melhoram o sistema endócrino ajudando a recuperar o equilíbrio hormonal depois do parto. A maior parte dos exercícios mais importantes pode ser feita em apenas 10 minutos. Se você achar que tem tempo somente para uma Sequência de exercícios, comece com a das pernas separadas, depois a Postura da Borboleta na parede, o exercício abdominal e a postura invertida sobre os ombros.

De 6 semanas a 6 meses

Conforme o tempo e o interesse permitirem, acrescente os seguintes exercícios ao seu programa:

- Sentar com as pernas abertas (ver *Sequência de exercícios II, n.4*, p.131).
- Sequência de exercícios IV, "posições eretas", (p.140).
- Postura do cachorro (ver *Sequência de exercícios VI, n.2*, p.152).
- Sequência de exercícios VIII, relaxamento da coluna, mas não faça o n.5. (ver p.163-167).
- Termine as sessões sempre com o relaxamento total (ver p.289).

Nos meses seguintes você vai estar pronta para continuar com exercícios de yoga mais avançados (ver *Leituras recomendadas*, p.402).

11. Parto Ativo em casa ou no hospital

É provável que desde o início da gestação você ouça a seguinte pergunta: "Você já escolheu o lugar onde pretende ter o seu parto?" Você pode se sentir comprometida com essa opção (mas pense que pode sempre mudar de opinião). Não costuma ser fácil decidir nesse período, quando você ainda não tem muitas informações sobre o assunto nem conhece as possibilidades disponíveis. Com certeza ainda não sabe como a gravidez vai se desenrolar e o que pode influenciar a sua decisão. As mulheres, como outros mamíferos, têm um forte "instinto maternal"* que geralmente se manifesta no final da gravidez. Assim como a gata escolhe o lugar da casa onde pretende parir, um pouco antes da época em que os seus gatinhos forem nascer, você também pode não estar certa onde pretende dar à luz até chegar perto do final, embora possa ter algumas preferências ou ideias.

Se for possível, aliste-se para o pré-natal com sua obstetriz, seu clínico geral ou hospital mais próximo e mantenha a cabeça aberta antes de tomar uma decisão; enquanto isso, explore as possibilidades. É possível que você mude de clínico geral durante a gravidez, ou que escolha um hospital particular que pode não ser o mais próximo da sua casa, mas que você prefira pelo tipo de atendimento. Visite o hospital que você está cogitando antes de tomar uma decisão e faça perguntas sobre o tipo de abordagem utilizada na sala de parto e se o Parto Ativo é permitido.

Se preferir, explore outras opções disponíveis.

* *Nesting instinct* no original. (N.T.)

Em casa ou no hospital?

Não há como eliminar todos os riscos de um parto. Embora a grande maioria dos bebês nasça sem problemas, o resultado final de um parto é sempre uma interrogação. Complicações inesperadas podem acontecer, os aparelhos podem quebrar, as pessoas podem cometer erros. Não há evidências que provem que o parto hospitalar é mais seguro que o domiciliar, ou vice-versa. Evidências recentes indicam que um parto não é necessariamente mais seguro porque acontece no hospital – mesmo se for o primeiro filho, vale a pena considerar cuidadosamente qual é a melhor opção para você. Diversos fatores como saúde, idade, surgimento de algum problema durante a gravidez e as opções realmente possíveis para você, vão ajudar a determinar o lugar mais apropriado para você dar à luz.

O mais importante é pesquisar todas as possibilidades, considerar suas prioridades e escolher o caminho que você sente ser o melhor. Seus sentimentos intuitivos são muito importantes e vão emergir com mais intensidade no final da gravidez. As possibilidades são as seguintes:

a. Parto domiciliar.

b. Esquema domino (*domiciliary care in and out of hospital*). Nesse sistema a obstetriz comunitária que você já conhece, com quem fez seu pré-natal, virá a sua casa quando você entrar em trabalho de parto, levará você para o hospital, atenderá seu parto lá e a trará de volta 6 horas depois do parto ou um pouco mais. No período que se segue ao parto cuidará de você na sua casa. A grande vantagem é conhecer a obstetriz.

Esse sistema pode ser um intermediário entre o parto domiciliar e o hospitalar e a parturiente desfruta da continuidade do cuidado. Geralmente não é fácil descobrir se essa opção é possível em qualquer lugar, mas pergunte ao seu clínico geral, ao hospital regional ou à supervisora regional das obstetrizes.

c. Uma "GP *unit*" (GP = *General Practioner*), ou Unidade do Clínico Geral. É a possibilidade de você ter seu bebê em um hospital, mas sob os cuidados do seu GP, com as obstetrizes comunitárias locais atendendo você. A equipe do hospital será chamada somente se ocorrer alguma complicação e você pode voltar para casa com o bebê 6 horas depois do parto, se tudo correr bem. Muitas mulheres acham que esse é um bom meio de dar à luz ativamente em um hospital e desfrutar da atmosfera mais caseira e da familiaridade do médico e da parteira que você já conhece.

d. Um grande hospital. (Alguns têm leitos reservados para as GPs). Atualmente cada vez mais hospitais encorajam o Parto Ativo e alguns têm uma sala de parto especial funcionando.

Janet descreveu um pouco do sistema de saúde britânico. Aqui no Brasil temos outras possibilidades, que variam um pouco de região para região. Vamos conhecê-las:

- *Você pode dar à luz num grande hospital ou maternidade. Há lugares onde você pode optar por ser atendida pelo médico obstetra de plantão ou pela enfermeira obstetra. Você pode também ser atendida por plantonista, pelo seu médico obstetra particular ou do seu plano de saúde. Em alguns lugares, há ainda a opção de parir no quarto ou no centro obstétrico. Caso você deseje ter o bebê no quarto, deve conversar com seu médico sobre essa possibilidade durante o pré-natal.*
- *Parto domiciliar planejado, com profissionais independentes. Há quem trabalhe em equipe ou sozinho. Os profissionais que atendem o parto domiciliar são enfermeiras obstetras, obstetrizes, médicos obstetras e parteiras tradicionais.*
- *Centros de Parto Normal, popularmente conhecidos como "Casas de Parto". São como clínicas que atendem partos de baixo risco. Costumam ser mantidas por enfermeiras obstetras e só têm estrutura para partos normais sem grandes intervenções. Cesarianas,*

anestesia ou analgesia, por exemplo, não são oferecidos nas Casas de Parto. Geralmente são lugares familiares e acolhedores, e que costumam manter a família unida. Ainda há poucas "Casas de Parto" no Brasil apesar do incentivo do Ministério da Saúde.

– Finalmente, há a opção do parto domiciliar planejado atendido por enfermeira obstétrica pelo SUS – Sistema Único de Saúde. Até o presente momento, apenas o Hospital Sofia Feldman de Belo Horizonte (MG), oferece este serviço.

Talia Gevaerd de Souza

Se você tiver algum dos problemas descritos a seguir, o seu parto terá que ser no hospital.

Toxemia ou pré-eclâmpsia

A pressão arterial sobe e atinge níveis perigosos. Não tem nenhuma relação com a pequena elevação na pressão bastante comum no final da gravidez que precisa de controle cuidadoso, mas não apresenta maiores

problemas, a menos que a pressão continue a aumentar ou suba de maneira rápida. A pressão sanguínea está ligada às emoções e algumas vezes a excitação da aproximação do parto pode provocar de um pequeno aumento da pressão (ver *Prevenção e tratamento da pressão alta*, p.391).

Apresentação pélvica

Costuma-se dizer que o bebê está sentado. Envolve mais riscos do que na apresentação normal. (Ver *Apresentações incomuns*, p.313)

Complicações prévias

Nem todas as complicações têm a mesma chance de se repetir em outras gestações. No entanto, se houve um problema no último parto que possa afetar o atual, será melhor estar em um hospital.

Placenta prévia

Às vezes a placenta se insere na porção inferior do útero cobrindo parcial ou totalmente o orifício do colo uterino. Nesse caso, existe a possibilidade de a placenta se separar e nascer antes do bebê, implicando a interrupção da nutrição vital do bebê.

Embora os casos de placenta de inserção baixa terminem em parto normal, pode ser interessante não estar muito longe de um auxílio em caso de necessidade de uma cirurgia cesariana. (Nos casos de placenta prévia verdadeira, ou total, a cesariana é sempre necessária.)

Parto Ativo em casa

> *"Pairava uma sensação de muita calma, paz e relaxamento no ambiente, e todos dormimos juntos no leito familiar, a noite inteira. Foi muito bom não ficar nenhum instante longe de Kurt e de David."*

Existem muitas vantagens no parto domiciliar. No seu lar você é o centro em torno do qual todas as coisas giram, e não uma paciente que tem que se adaptar à rotina de uma grande instituição. As pessoas que vão cuidar de você virão como convidadas à sua casa. Você pode relaxar no conforto e segurança do ambiente familiar tendo ao seu redor pessoas que você ama. O parto é um acontecimento na vida de sua família, uma ocasião especial, um momento para celebrações. Para os outros filhos, particularmente se ainda são pequenos, um parto domiciliar é bom porque eles podem participar da chegada do novo membro da família sem ter que se separar da mãe. Se tudo está evoluindo bem, alguns pais permitem que os outros filhos vejam como o irmãozinho nasce participando totalmente da experiência.

"Depois que o nenê nasceu e estávamos esperando o cordão parar de bater, tomei consciência do quão maravilhoso era para nós estarmos todos juntos naquele momento. As garotas presenciaram o nascimento do irmão e isso gerou entre eles uma grande proximidade."

Existe a vantagem de ser atendida por pessoas que você já conhece. Durante a gravidez há tempo suficiente para conhecer a obstetriz ou obstetrizes que vão atender você e conversar sobre como você gostaria que tudo acontecesse. Em casa também é possível ter a presença reconfortante do seu médico de família no momento do parto. Tire o máximo proveito das várias oportunidades de discutir com o seu médico ou com a obstetriz, sobre o que você pretende fazer. Se você sente que pode contar com as pessoas que vão atender o seu parto e que vão lhe dar apoio e encorajamento para dar à luz ativamente, isto a ajudará a chegar ao final da gestação com confiança. Caso esta seja a primeira experiência deles com o Parto Ativo, empreste-lhes este livro!

"Comecei a ficar com medo da possibilidade de enfrentar uma dificuldade, por menor que fosse, de uma hora para outra; mas estar em casa amparada por braços carinhosos tornou mais fácil enfrentar esse medo. No hospital fui encorajada a lutar contra as interferências, contra minha própria fraqueza; em casa senti-me mais segura."

Se você está almejando um parto totalmente natural, pode evitar a rotina hospitalar; além disso, em casa é menor a tentação de recorrer a drogas ou a intervenções nos seus momentos de fraqueza. Você é a única pessoa em trabalho de parto e o parto pode se desenrolar naturalmente. Terá todo o tempo do mundo e sem a inconveniência de precisar se deslocar até o hospital. Ir de um lugar para outro durante o trabalho de parto geralmente perturba o ritmo das contrações, que se tornam menos frequentes. Você pode criar o ambiente que quiser, usar o banheiro todas as vezes que desejar, fazer o barulho que tiver vontade, ouvir música e se servir da bebida ou comida preferidas. Dispõe de completa liberdade de movimentos e privacidade, e de dar à luz na própria cama ou no chão. Pode inclusive escolher ficar sozinha ou compartilhar a experiência com as pessoas com quem quiser dividir esse momento. Depois do parto pode comemorar com a família toda, a alegria do evento. Pode dormir quando o bebê estiver dormindo e tê-lo na cama de dia ou de noite. É mais fácil você estabelecer uma rotina de amamentação e aprender a cuidar do bebê nessas condições.

Em termos médicos, é essencial que você esteja na categoria de gravidez de "baixo risco", com saúde perfeita e sem problemas durante a gestação ou histórico de doenças, ou complicações obstétricas que possam influenciar o parto. Algumas vezes, no entanto, uma mulher com gravidez considerada de "alto risco" poderá ficar melhor em casa se puder contar com o atendimento de pessoas experientes.

Como sempre existe a possibilidade de você precisar ser removida para o hospital, deixe as coisas estruturadas de antemão.*

O local do parto

> *"Fui para o quarto, no andar superior, que havia preparado para o parto. Lá, eu tinha um colchão de espuma perto da lareira, coberto com um lençol, um enorme e macio pufe também coberto com um lençol encostado nos pés da cama e um banquinho para sentar entre as contrações."*

Providencie um ambiente agradável onde você possa ter várias alternativas para variar a posição. Não é preciso nenhum equipamento especial, a maioria das casas tem tudo que é necessário. Providencie um bom número de almofadas e um banquinho ou uma pilha de livros para ajudar a ficar de cócoras.

A sala deve ter uma temperatura levemente aquecida, com a possibilidade de aquecimento extra para o momento do parto, pois o bebê precisa ser mantido bem quentinho imediatamente após o parto. A luminosidade não deve incomodar. Baixa luminosidade propicia maior relaxamento durante o parto. Não se esqueça de providenciar um abajur ou dessas lâmpadas portáteis que se fixam, caso a obstetriz precise. Sua obstetriz ou hospital mais próximo vão providenciar uma "cesta maternal"

* É o famoso "Plano B", necessário ao planejar o parto domiciliar. (N.T.)

para o parto. Mesmo tendo tudo esquematizado, é bom lembrar que o bebê pode nascer em qualquer lugar. Não é raro que o parto aconteça no chão do banheiro!

Durante o trabalho de parto, tire o máximo proveito da banheira ou do chuveiro. É improvável que o bebê nasça dentro da água; no entanto, se isso acontecer não há nenhum problema. É melhor esperar que você esteja pelo menos na metade do caminho (cerca de 5 centímetros de dilatação) antes de passar longos períodos dentro da água, ou você pode desperdiçar essa excelente opção antes de realmente precisar dela (ver Capítulo 8).

> *"Decidi relaxar na banheira. Quando percebi uma contração, saí logo da banheira para me debruçar na pia e fazer movimentos rotatórios lentos com a bacia, girando como se tivesse um bambolê. Continuei assim, esperando que a banheira enchesse com água quente enquanto tive três contrações, cada uma durando mais ou menos um minuto."*

Um monitor portátil de batimentos cardíacos fetais tipo doppler, aumenta a sua segurança.

Se você decidir tomar um banho com o bebê na banheira ou dar um banho nele em uma banheirinha apropriada, a água deve estar morna, jamais muito quente, pois ele está acostumado à temperatura do seu corpo.

Depois do parto não é necessário vestir o bebê por alguns dias. É bom ter à mão muitas fraldas ou toalhas macias, de confecção flanelada para envolver o bebê, porque ele deve ficar sempre aquecido. Por um ou dois dias (ou talvez mais) depois do parto, o melhor para o bebê é estar perto do calor do seu corpo e do conhecido som do seu coração batendo. Não há problema em dormir junto com o bebê (e tomar banho junto) nessa fase. Isso vai garantir que o bebê obtenha o máximo do valioso colostro, que contém anticorpos para fortificar as defesas contra bactérias. O colostro também tem um efeito laxativo no trato digestivo, preparando-o para absorver o leite quando ele "descer" no segundo ou terceiro dia depois do parto.

Nas horas que se seguem ao parto, a obstetriz vai ajudar a arrumar e limpar a casa e depois vai embora. Vale a pena pensar com antecedência no que vai ser necessário nessa hora e providenciar para que tudo esteja ao seu alcance, do lado da cama. É indispensável ter recipientes para água quente e algodão para limpar o bebê quando o intestino funcionar pela primeira vez. O que sai é uma substância pegajosa, de coloração negra ou verde-escura, chamada mecônio. Em pouco tempo as fezes vão se tornar amareladas. É necessário também algum tipo de fralda. As fraldas descartáveis, tamanho pequeno, são práticas e evitam que você passe muito tempo lavando fraldas nesse começo. É bom ter muitas! Uma boa ideia também é ter óleo de amêndoas ou creme de calêndula para passar no bico dos seios depois das mamadas. Ajuda a prevenir rachaduras (ver Capítulo 9).

Você pode estar se sentindo radiante depois do parto, mas tome cuidado para não deixar de descansar e dormir o suficiente e direcionar suas forças para o seu bebê. Sem a proteção dos horários estabelecidos pelos hospitais, as visitas podem chegar sem parar depois de um parto domiciliar.

Você vai precisar de um bom tempo e de tranquilidade para conhecer o seu bebê.

Parto Ativo no hospital

Não há nenhuma razão para que o Parto Ativo não possa acontecer em qualquer ambiente onde aconteçam partos. Em Londres e em outros locais existem muitos hospitais onde mulheres grávidas se prepararam para um Parto Ativo e conseguiram. Se você decidir ter seu bebê no hospital, procure antes saber se vão permitir que você se movimente como quiser e se pode usar posições naturais durante o parto. É aconselhável, para você e seu companheiro, fazer uma consulta e conhecer o chefe do serviço do local onde vai parir, e ter suas preferências escritas no cartão de pré-natal com a assinatura dele. Pergunte tudo o que você quiser saber, já que muitos hospitais terão interesse em você. Conversar com a enfermeira supervisora da maternidade pode ser muito útil pois ela estará mais familiarizada com o modo como funciona a sala de parto.

Dúvidas que você pode ter:

- É possível dar à luz no chão em vez de utilizar uma cama ou mesa de parto?
- O Serviço tem monitores fetais portáteis que permitem escutar o coração do bebê em uma posição vertical sem perturbar a evolução do trabalho de parto?
- O Serviço usa medicações rotineiramente no terceiro estágio (como Syntocinon e Methergin) ou é a favor de uma recuperação fisiológica? É flexível nesse aspecto?

Muitos hospitais reconhecem as vantagens do Parto Ativo, embora existam muitos que se baseiam na intervenção e no uso da tecnologia. Em alguns hospitais a equipe encoraja o Parto Ativo; já em outros, essa ideia pode não ser bem-vinda. É importante que você descubra o melhor lugar, reservando-se antecipadamente, o direito de mudar para um hospital que satisfaça as suas necessidades. O "esquema domino" ou o Sistema da Unidade do Clínico Geral são, geralmente, os caminhos mais fáceis para conseguir um Parto Ativo dentro de um hospital, com a vantagem de ser a mesma pessoa que vai se ocupar de você e possibilitar a oportunidade de poder discutir suas vontades com a obstetriz ou com o médico.

"Já tinha dito com antecedência que não ia querer lavagem do intestino, monitores, medicamentos, nem que cortassem meus pelos, a menos que fosse absolutamente necessário; uma vez que a obstetriz confirmou minhas vontades, nada mais foi discutido a esse respeito."

Independente de ter seu bebê em casa ou em um hospital, você vai precisar de um bom pré-natal e de se preparar para o parto durante a gravidez.

O que levar com você

Uma almofada ou duas firmes e grandes (no máximo, 1 metro quadrado) ou um pufe, desses que se amoldam ao corpo, para se debruçar sobre ele, pois as almofadas pequenas que os hospitais têm não oferecem segurança. A almofada deve ser firme, bem larga e, é claro, muito limpa. Provavelmente você vai usar também os travesseiros do hospital. Pode solicitar mais travesseiros quando estiver lá.

Muitos hospitais têm banquinhos, ou escadinhas, que são usados para subir nas camas. São ótimos para ficar de cócoras. Coloque um travesseiro nele ou solicite papel descartável para forrá-lo. A mesa de parto geralmente é muito estreita, por isso não é o lugar ideal; mas é larga o suficiente para se ajoelhar ou ficar de cócoras de uma maneira razoavelmente confortável*. As barras na parte posterior da mesa de parto se tornam pontos de apoio muito práticos quando você estiver de joelhos ou de cócoras na cama; se houver espaço atrás da cama, seu companheiro pode se acomodar lá para servir de apoio para você.

Em geral, as mesas de parto são reguláveis: podem ser abaixadas, a parte onde se apoiam as costas pode se elevar e, às vezes, a parte mais anterior e o encosto podem ser removidos. Explore essas possibilidades antecipadamente. Se os seus atendentes assim o permitirem, seu companheiro pode se sentar na cama com você para a apoiar ou massagear. O ideal é que você possa se movimentar como quiser durante o trabalho de parto e ter a escolha de estar no chão ou no leito. Embora as mesas de parto sejam um pouco altas, o que de certa forma pode limitar seus movimentos, elas tornam possível que você seja amparada e que a pessoa que atende o parto possa ver e ter acesso facilmente. Muitos hospitais se propõem colocar colchonetes no chão para as mulheres que querem ficar de cócoras, ou mesmo um banquinho ou cadeirinha de parto. Isso é muito bom!

* As mesas de parto na Inglaterra são mais largas do que as usadas no Brasil. (N.T.)

Faça um giro pela enfermaria obstétrica antecipadamente, localize os banheiros e os chuveiros de modo que possa se utilizar deles durante o parto.

Também é bom levar algo onde possa se ajoelhar. Um pedaço de espuma ou emborrachado com cerca de 5 centímetros de altura sob uma almofada limpa é o ideal. Assim você pode se ajoelhar no chão ou usar na cama, e proteger os joelhos.

Muitos casais gostam de levar um dispositivo eletrônico com músicas previamente escolhidas, isso pode ser muito relaxante até para os atendentes.

Leve seu próprio traje de dormir – assim vai se sentir melhor. Sugiro algo de algodão, curto e abotoado na frente (ou um pijama masculino, ou blusa de pijama). Pode ser que você aprecie uma esponja úmida (natural, se possível) e uma toalhinha de rosto para umedecer o rosto entre as contrações, e um ventilador, se estiver muito quente. Se a sala estiver superaquecida (frequente nos hospitais), experimente desligar os aquecedores.

Se você quiser, leve seus próprios chás naturais (camomila ou framboesa), e um pouco de mel puro. Uma colher de vez em quando com chá aromático garante que a glicemia não abaixe e afasta a necessidade de soro glicosado. Suco de maçã natural ou de uva terá o mesmo efeito, como também pastilhas de glicose (não tome suco de limão, é muito ácido). Seu companheiro, é claro, vai precisar de comida.

Movimentos para o parto

Provavelmente vão aconselhar você a permanecer em casa na primeira parte do período de dilatação; assim, quando chegar no hospital você vai estar mais animada. Assim que chegar vão fazer um exame para checar sua dilatação e você será internada. Em seguida, vão avaliar a posição do bebê e ver se está tudo bem com ele, normalmente prescrevem um enema (lavagem do intestino) e um banho, se você quiser. Você pode recusar o enema se preferir, ele não é essencial. Quando chegar no hospital, não se surpreenda se o ritmo do trabalho de parto não se desenrolar como antes – tão logo você relaxe e se assente, ele volta.

Um banho de banheira ou de chuveiro é muito relaxante – não tenha pressa, curta o momento. Muitas enfermarias obstétricas têm um banheiro com chuveiro e, se seu período de dilatação for muito longo, pode desfrutar deste privilégio de vez em quando. Caminhe pela sala de parto ou pelo corredor. Quando as contrações ficarem mais fortes você pode querer ficar de pé ao lado da mesa de parto; se for assim, coloque sua almofada grande na sua frente e se debruce nela durante as contrações, use o banquinho para colocar um pé.

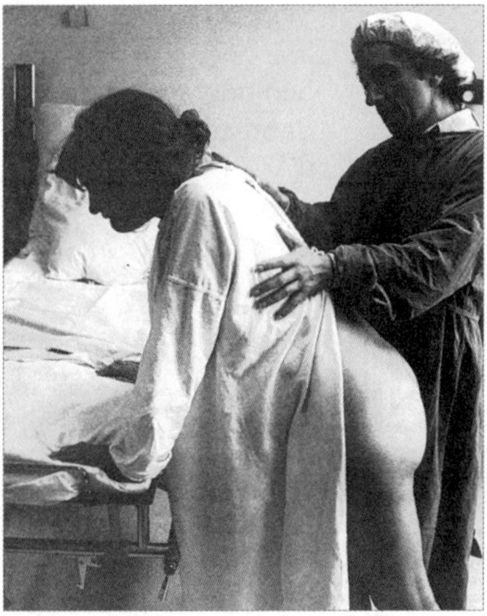

Em pé durante o trabalho de parto apoiando-se na mesa de parto do hospital.

Outra boa ideia é se sentar com a cadeira virada para a cama e se debruçar nela.

Pode usar o banquinho para ficar de cócoras, ou ficar assim no chão segurando alguma parte da cama. Quando o trabalho de parto ficar mais intenso você pode subir na mesa de parto, se quiser e for possível. Peça para levantarem o encosto e colocarem suas almofadas como apoio, de modo que possa se debruçar nelas e descansar, totalmente amparada, na posição de joelhos, entre as contrações.

É possível ficar de cócoras segurando na cabeceira da cama. Outra possibilidade é se apoiar no seu companheiro, que deverá ficar ao seu lado ou atrás da cama para servir de apoio. Experimente ficar de cócoras nas laterais da mesa de parto, colocando as mãos em volta do pescoço do seu companheiro como apoio.

Você pode também ficar de cócoras, com ele atrás de você. Siga seus instintos para adaptar o ambiente às suas necessidades.

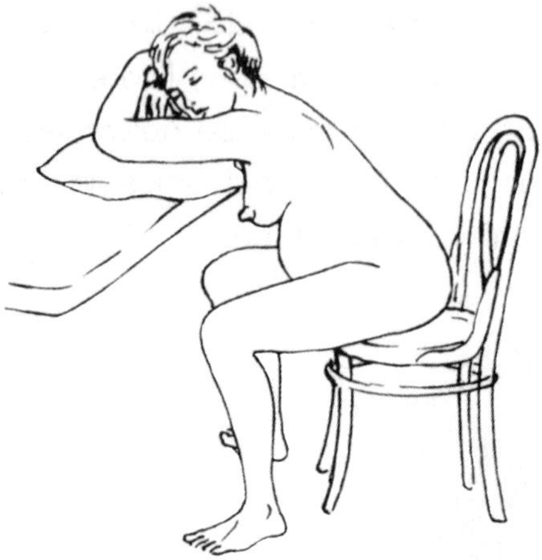

Sentada em uma cadeira, debruçada na mesa de parto.

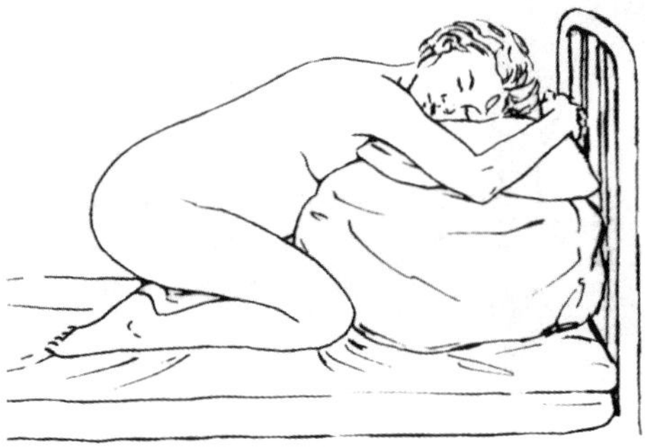

De joelhos durante o trabalho de parto.

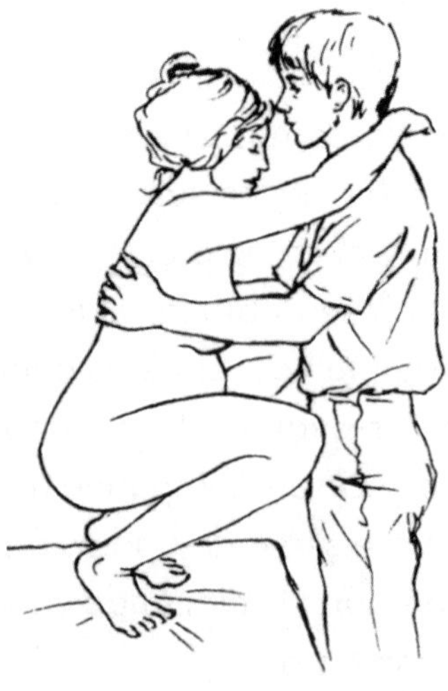

Cócoras amparada durante o trabalho de parto.

O período expulsivo em um hospital

A posição de joelhos não apresenta nenhum problema na cama de parto; simplesmente se debruce em um monte de almofadas e travesseiros. Se for possível permanecer no chão, pode seguir as sugestões do Capítulo 7 para o período expulsivo. Alguns hospitais ainda insistem que o período expulsivo deve acontecer sobre uma mesa de parto. Se for esse o caso, aqui vão as sugestões para poder ficar de cócoras, amparada, sobre uma mesa de parto, ou maca obstétrica.

Cócoras com duas pessoas amparando

"Assim que cheguei comecei a sentir vontade de fazer força, fui examinada e me disseram que estava com dilatação total. As contrações estavam vindo uma atrás da outra e eu ficava de cócoras o tempo todo apoiada em meu marido e em um médico que tinha ido ver o que estava acontecendo."

De cócoras na cama. Coloque um travesseiro por baixo do bumbum, isso vai tornar mais fácil ficar de cócoras. As pessoas que vão servir de apoio devem ficar uma de cada lado da mesa de parto. Se tiverem aproximadamente o mesmo peso, você poderá se apoiar colocando confortavelmente os braços em torno do pescoço de cada uma. Elas podem pôr um braço por trás de você como apoio e o outro segurando uma perna, se você se sentir bem assim. Se o período expulsivo estiver demorando muito, espere até que a cabeça do bebê esteja aparecendo para ficar de cócoras, assim evita um cansaço desnecessário.

Como variação e para descansar, você pode inclinar o corpo para a frente e ficar de joelhos. É possível também se levantar durante as contrações, apoiando-se nos ombros das duas pessoas que lhe servem de apoio.

"O médico e meu marido me ajudaram a ficar de cócoras. Foi maravilhoso! Pude fazer força muito mais facilmente e foi reconfortante sentir a força deles ajudando a me segurar. Permaneci de cócoras e isso fez a cabeça dela descer bem rápido!"

Outra possibilidade de apoio é alguém ficar por trás. Isso funciona bem quando é possível abaixar o encosto. Seu companheiro pode ficar por trás da cama e amparar você como na posição de "cócoras sustentada" descrita no Capítulo 7.

Outra opção (e provavelmente a mais confortável) é a mãe ficar de cócoras na lateral da mesa de parto, caso a obstetriz se permitir ajudar ao lado.

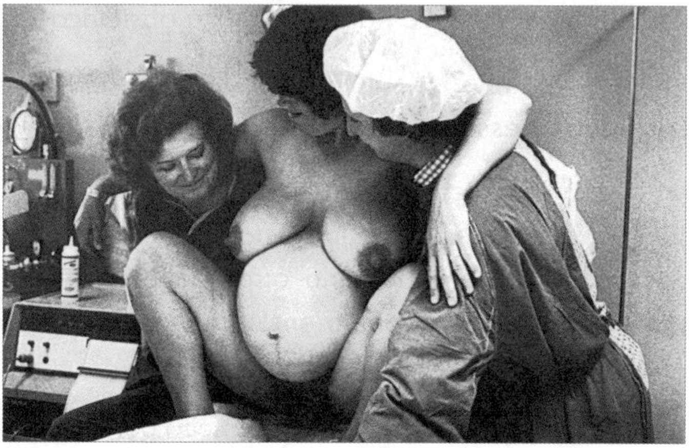

Os ajudantes se colocam ao lado da mesa de parto e amparam a mãe na posição de cócoras.

Outra variação é o companheiro sentado em um monte de almofadas, ou um pufe colocado sobre a cama, por trás da mãe. Desse modo ela pode ficar de cócoras no meio das pernas dele, usando o corpo como apoio. Se nenhuma posição vertical for possível ou confortável, experimente ficar deitada de lado, preferindo essa posição a ficar em decúbito dorsal, mesmo que seja um pouco inclinada.

Os exemplos mencionados a seguir foram tirados de situações em que as pessoas conseguiram encontrar maneiras de se adaptar com o que era permitido e com as possibilidades no local. É importante visitar a sala de parto com antecedência para avaliar as possibilidades disponíveis e discuti-las com o corpo de profissionais que lá trabalha.

Parto na posição de cócoras sustentada em uma mesa de parto hospitalar

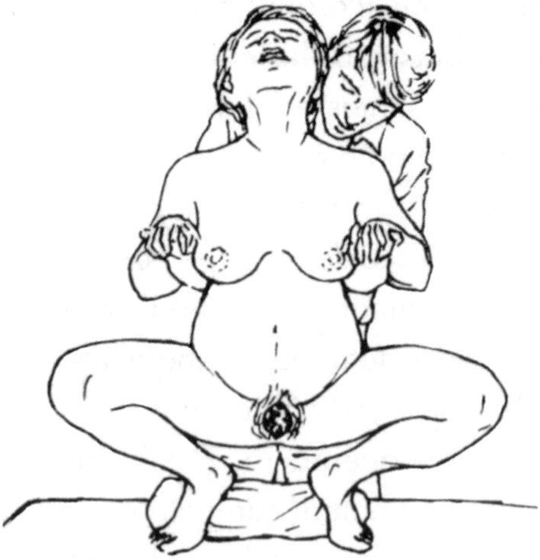

O companheiro fica por trás da mesa de parto e da mãe.

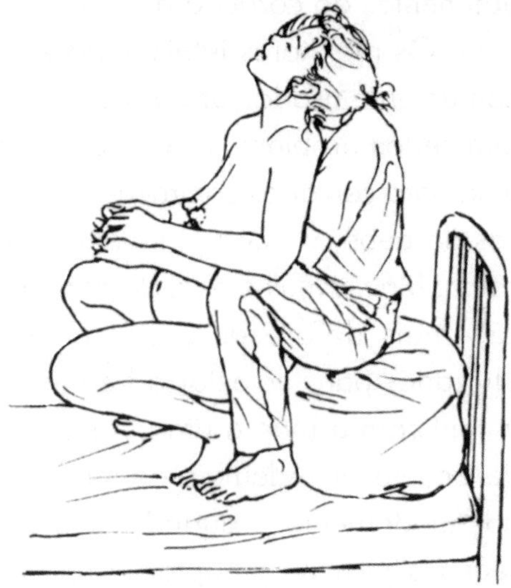

A mãe fica de cócoras, entre as pernas do companheiro, que está sentado em um pufe, por trás dela, na cama.

Monitoração do bebê para um Parto Ativo

Isso quer dizer checar os batimentos do coração do bebê, o que precisa ser feito com regularidade durante o parto. É possível ouvir os batimentos cardíacos do bebê colocando apenas o ouvido no ventre. O estetoscópio de Pinard, que foi usado até a descoberta dos meios eletrônicos é suficiente, e a obstetriz pode solicitar que você se sente mais verticalmente ou que se deite um pouco enquanto ela escuta. Algumas parteiras, com um pouco de boa vontade, escutam os batimentos com a mãe ajoelhada durante as contrações, por baixo. O estetoscópio é mais fácil de usar nessa posição. O melhor tipo de monitor é o detector de batimentos fetais portátil, conhecido como Doppler. Não costumam ser muito caros e a maioria dos hospitais e médicos possui um. Podem ser usados com a mãe em qualquer posição e não causam desconforto para a mãe ou para o bebê. Não há evidências de que as ondas de ultrassom utilizadas causem efeitos prejudiciais no bebê, embora isso ainda esteja sendo pesquisado. Há detectores portáteis que podem ser usados em domicílio. É reconfortante escutar o som ampliado dos batimentos do coração do bebê.

Os monitores fetais maiores, abdominais (cardiotocografia), mais comumente usados até o momento da publicação deste livro, apresentam certos problemas. A mãe fica com duas cintas em torno do ventre, uma para captar as contrações uterinas e outra para os batimentos cardíacos do bebê, o que geralmente implica manter a mãe deitada em uma cama. Muitas mulheres reclamam que isso é desconfortável. As contrações são mais dolorosas e geram uma contradição: os monitores são utilizados para detectar a frequência cardíaca fetal não tranquilizadora e confinam a mãe a uma posição onde essa condição é mais provável de acontecer. Ademais as máquinas podem quebrar e não funcionar adequadamente, e quando as obstetrizes se orientam somente por elas, seus instintos para captar estresse e complicações atrofiam. Usando o meio-termo para a monitoração contínua, alguns hospitais pedem para você aguentar o monitor durante vinte minutos para obter um gráfico contínuo. Isso não é necessário e pode perturbá-la, no caso de achar as cintas desconfortáveis. Muitas mulheres não fazem objeções.

Algumas grávidas que frequentaram nossas aulas têm feito a monitoração com a cinta abdominal na posição de joelhos, o que ajuda a eliminar alguns problemas.

"Tiveram que me colocar na mesa de parto para uma monitoração porque o médico estava preocupado achando que meu bebê era pequeno. Assim que me deitei, as contrações foram mais doloridas e tão logo os fios do monitor foram ligados, levantei-me e fiquei de joelhos na cama, com o tronco erguido. Imediatamente as dores desapareceram e o trabalho de parto ficou mais tranquilo."

Existe uma outra forma de monitoração, geralmente como continuação da forma abdominal, que se utiliza de um eletrodo no couro cabeludo do bebê. Foi originalmente usada em bebês de gestação de risco, sem nunca se ter pretendido utilizar essa forma de monitoração como rotina em trabalhos de parto não-patológicos. O eletrodo fica conectado a um fio com um pequeno araminho em forma de mola, que é inserido no couro cabeludo do bebê através do colo do útero.

Essa forma de monitoração confere à mãe grande mobilidade, dependendo do comprimento do fio e da flexibilidade de quem presta auxílio obstétrico. Porém, existe uma desvantagem, deve-se romper a bolsa artificialmente para poder inserir o monitor e isso implica certos riscos: pode acelerar o parto, algumas vezes de forma violenta, e aumentar o risco de infecção. A rotura de membranas também implica em uma pressão desnecessária do útero, que se contrai sobre a cabeça do bebê (ver *Rotura artificial da bolsa*, p.313).

Seus efeitos no bebê, por ser a primeira coisa que toca nele vinda do mundo exterior, também são questionáveis. Alguns bebês ficam com uma feridinha e ocasionalmente com uma pequena área sem cabelo no local onde o eletrodo foi inserido.

No caso de uma complicação natural na evolução do processo de parto, por exemplo, uma frequência cardíaca fetal não tranquilizadora, essa forma de monitoração é bastante indicada, pois sabe-se que ela oferece um traçado mais fiel do que a captação abdominal e, nesses casos, a segurança do bebê vem em primeiro lugar. Se o médico insistir nessa forma de monitoração, cite um artigo do *Lancet* (ver *Referências* do Capítulo 1, p.72) sobre monitoração com eletrodo de escalpo.

Existe uma nova forma de monitoração por ondas de rádio (telemetria), que já se encontra à venda e que permite completa liberdade de movimentação da mãe, mas que também necessita da rotura da bolsa para inserir o eletrodo no escalpo.

O mais importante é que a forma de monitoração não venha a perturbar ou interromper o desenrolar fisiológico normal do parto. Se isso acontecer, o próprio monitor poderá se tornar a causa de um problema que ele se propõe prevenir.

As obstetrizes avaliam os batimentos cardíacos fetais de hora em hora, ou em intervalos mais curtos. Quando o trabalho de parto se desenvolve sem complicações, a parteira pode não necessitar avaliar os batimentos do coração do bebê com tanta frequência e confiar na intuição. No período expulsivo os batimentos cardíacos fetais podem ser avaliados com maior frequência mas, repetindo, isso pode não ser necessário.

Toque vaginal

É a maneira que a obstetriz tem para avaliar o progresso do trabalho de parto. Ela introduz dois dedos dentro da vagina da parturiente para sentir o colo do útero e a cabeça do bebê, a fim de obter informações sobre a dilatação e a apresentação do bebê.

Quando o parto é ativo e o trabalho de parto progride naturalmente bem não é necessário fazer esses toques com muita frequência, e algumas vezes nenhum toque é necessário. A maioria das obstetrizes gosta de avaliar a dilatação no final do primeiro estágio para ver se já está completa. Por outro lado, você também pode querer ser examinada para saber a velocidade da dilatação.

Algumas mulheres não se importam em ser examinadas, mas outras se queixam de que é desconfortável ser tocada numa região tão sensível durante o processo de parto. Os toques vaginais podem ser feitos delicadamente e, de preferência, entre e não durante as contrações, na posição que for mais confortável para você. Podem ser feitos com você em pé (com um pé sobre a cadeira), sentada na beira de uma cadeira ou ajoelhada em quatro apoios.

"Os médicos consentiram e conseguiram fazer os toques comigo sentada na borda de uma cadeira. Escutaram o coração do bebê com regularidade com um monitor portátil e isso não me perturbou em nada."

Essa posição deve ser bem menos desconfortável do que se deitar para ser examinada.

Normalmente os obstetras e obstetrizes fizeram todo o período de treinamento examinando as mulheres na posição deitada, e em geral não gostam de alterar seus métodos, o que é compreensível. Mesmo assim, não custa pedir para que eles tentem examinar em outra posição, concordando em se deitar no caso de surgir alguma dúvida; provavelmente eles vão descobrir que isso não aumenta as dificuldades. Se, por qualquer razão, eles pedirem para você se deitar, isso não vai ser prejudicial e assim que o exame terminar você pode voltar à posição em que estava. Para ajudar, respire fundo e relaxe o máximo que conseguir durante o exame.

A posição de joelhos propicia a quem estiver atendendo o seu parto uma excelente visão do que está acontecendo no momento do parto. Na verdade, no que tange ao acesso e à visão, essa é a melhor posição. A dificuldade aqui reside no fato de que a visão obstétrica está literalmente de cabeça para baixo, o que não é tão complicado assim. Quando uma obstetriz acompanha um parto espontâneo, onde a parturiente segue seus instintos, ela também estará, por conseguinte, mais espontânea e instintiva. Nos poucos lugares do mundo ocidental onde o parto é conduzido dessa maneira, as estatísticas são bem melhores do que aquelas dos nossos hospitais com alta tecnologia, e fundamentam a justificação do argumento de que a "obstetrícia espontânea" é mais segura, melhor, e mais satisfatória para todos os envolvidos.

Na posição de cócoras a obstetriz vai ter que se basear nas suas mãos para avaliar o progresso do trabalho de parto, ou terá de se abaixar e olhar. Como a sua bacia está mais aberta e o períneo mais relaxado nessa posição, não há tanta necessidade para toques, e raramente é preciso proteger o períneo.

Depois que a cabeça do bebê sair, a parteira vai passar o dedo no pescoço do bebê para ver se o cordão está enrolado ali. Isso não é muito raro de acontecer, e tudo o que se precisa fazer é afrouxar o cordão, tão somente puxando-o um pouco, para desfazer a volta, permitindo que a cabeça e o corpo passem, ou pode ser feito imediatamente após o bebê nascer.

Obstetrizes com experiência em parto na posição de cócoras, dizem que uma circular não implica grandes problemas e que essa situação pode ser resolvida da mesma maneira que seria se a mãe estivesse deitada.

Se o cordão estiver enrolado duas ou mais vezes no pescoço, o melhor para a mãe é estar de cócoras nesse momento (preferencialmente de cócoras sustentada), pois a bacia atinge seus maiores diâmetros e o bebê vai nascer mais rápido do que se a mãe estivesse em uma posição horizontal. A mãe deve se sentar logo depois de o bebê nascer, tornando mais fácil para a obstetriz desenrolar o cordão. Cortar o cordão não é o melhor nessa situação, a menos que esteja impedindo o bebê de nascer; nesse caso, as posições de cócoras sustentada ou de joelhos são imprescindíveis. Normalmente, assim que a criança nasce, o cordão é desenrolado rapidamente e espera-se que pare de pulsar; o bebê deve ser colocado no meio das pernas da mãe, de barriga para baixo, que é a "melhor" posição para ele.

Acelerando o trabalho de parto

Se um trabalho de parto se desenrola lentamente, não há por que se preocupar, contanto que os batimentos do coração do bebê estejam normais, a mãe estiver suportando bem as contrações e o trabalho de parto estiver progredindo. Muitas mulheres precisam de um bom tempo para se aprofundar mais no período de dilatação, outras precisam de tempo para o bebê descer no segundo estágio e nascer. Nos partos mais arrastados, a imersão em água depois dos 5 centímetros de dilatação é muito útil. Caminhar (parando para inclinar o corpo para a frente durante as contrações), ou mesmo, andar pela rua se o clima estiver bom, pode ajudar.

O melhor meio de ajudar um trabalho de parto demorado é apagar as luzes da sala e deixar a mãe sozinha por um tempo, com privacidade. Algumas vezes estimular os mamilos ajuda a intensificar as contrações.

Em relação ao posicionamento e aos movimentos, as posições verticais ajudam a descida do bebê e aumentam a pressão sobre o colo do útero. A posição de cócoras determina contrações mais fortes. A movimentação geralmente acelera o trabalho de parto, e a posição semi-ajoelhada pode acelerar a dilatação do colo do útero. É comum o progresso ser lento, e de um momento para o outro, evoluir rapidamente. A mulher pode levar 12 horas ou mais para atingir 6 centímetros e levar 10 minutos para avançar de 6 para 10 centímetros (dilatação total). Algumas vezes a fome pode retardar o trabalho de parto. Pode acontecer de a mãe estar com medo de algo que não pode expressar, ou duelando com suas inibições inconscientes. Se ela receber compreensão e espaço, poderá encontrar por si mesma o modo de superar suas dificuldades.

Um trabalho de parto pode se interromper e depois recomeçar, durante o primeiro estágio, isso é perfeitamente normal. Se um trabalho de parto não progredir depois de um bom tempo e parecer não haver uma razão óbvia para isso, deve-se começar a pensar na possibilidade de algum problema físico, como uma apresentação problemática ou a forma interior da bacia da mãe, e ser necessário recorrer a uma intervenção.

Reduzindo a velocidade do trabalho de parto

Se o processo de parto está evoluindo muito rapidamente, a posição genupeitoral pode ajudar a não perder o controle. Essa posição pode auxiliar a reduzir a velocidade das contrações (ver p.217). Respirações lentas e profundas também podem ajudar.

Apresentações incomuns

Normalmente antes de nascer, a cabeça do bebê dentro da bacia materna se apresenta na posição que é conhecida como anterior. As costas do bebê vão estar viradas para sua parede abdominal e os membros dobrados, virados para sua coluna vertebral. O bebê estará com o queixo praticamente encostado no peito, com a cabeça pronta para o parto. Essa é a melhor maneira de descer o canal de parto. Entretanto, por vezes, há variações na maneira como o bebê se apresenta.

A utilização de posições naturais verticais permite que a condução dessas variações seja feita sem intervenções. Nos casos em que a mãe varia as posições durante o trabalho de parto, a possibilidade de o bebê se mover para a posição correta aumenta.

Apresentação posterior

Essa apresentação é razoavelmente comum e pode ser causada pela posição da placenta. Os bebês costumam ficar virados para a placenta dentro do útero; então, se a placenta estiver na parede anterior do útero, o bebê estará com a parte de trás da sua cabeça virada para as suas costas.

O bebê em uma apresentação posterior.

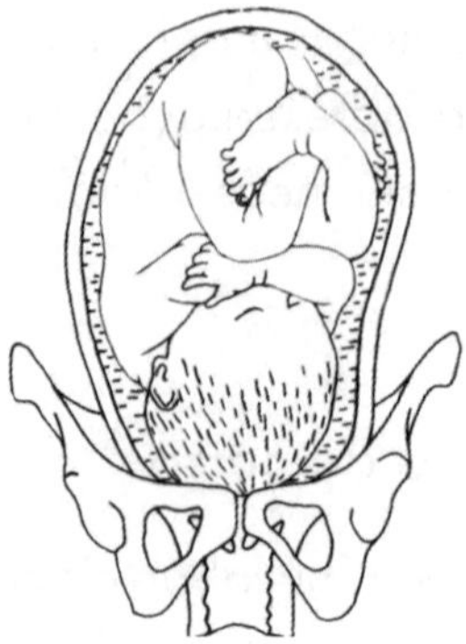

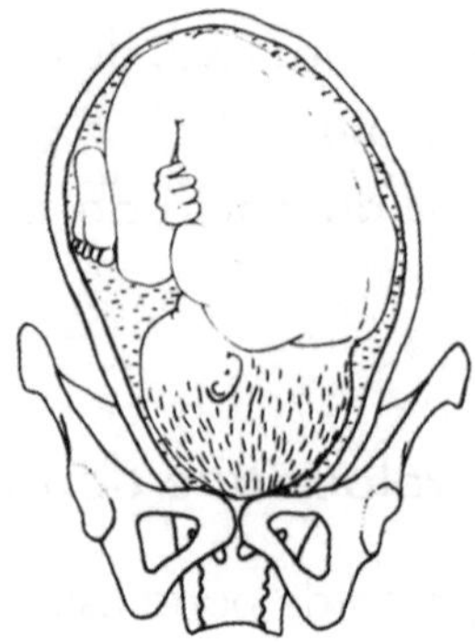

O bebê em uma apresentação anterior.

Na apresentação posterior o bebê se apresenta com as costas viradas para a sua coluna vertebral e os membros virados para a parede abdominal. Geralmente o bebê vira para a posição anterior um pouco antes do parto, ou mesmo durante o nascimento mas, às vezes, permanece na apresentação posterior. Com a utilização de posições verticais isso não representa um grande problema; entretanto, a cabeça do bebê exerce maior pressão sobre o sacro, o que geralmente resulta em dores lombares durante o trabalho de parto. A adaptação entre a cabeça do bebê e a sua bacia não é tão perfeita, então o parto tende a ser mais demorado. O modo instintivo de trabalhar com as apresentações posteriores é ficar de joelhos com o corpo inclinado para a frente, para aliviar a pressão do bebê nas suas costas, diminuindo a dor. Nessa posição, a coluna e a parte posterior da cabeça, que são a parte mais pesada do bebê, tenderão a rodar para baixo, seguindo a lei da gravidade, o que torna mais fácil para o bebê rodar para uma apresentação anterior. Movimentos giratórios com o quadril podem ajudar. Ficar em pé e com o corpo inclinado para a frente também pode ser interessante.

Para o período expulsivo a posição de cócoras ou de cócoras "quase em pé" são as melhores, pois a bacia alcança a máxima abertura e a participação da força da gravidade. Algumas vezes a posição de joelhos é mais confortável e mais prática para o parto propriamente dito.

Apresentação pélvica

Normalmente ouvimos dizer que o "bebê está sentado", ou seja, a cabeça está para cima e o bumbum encosta no colo do útero. Um parto normal nessas condições é perfeitamente possível, mas existem maneiras de favorecer o bebê a virar a cabeça para baixo antes de entrar em trabalho de parto. É preferível que isso aconteça, porque um parto pélvico pode ser problemático já que a cabeça é a maior parte do corpo do bebê e vai nascer por último. Se levar muito tempo para nascer, poderão surgir alguns problemas. Se a mãe tiver condições de ter um Parto Ativo os riscos são minimizados e, enquanto o período de dilatação transcorrer normalmente e a posição de cócoras amparada for usada, a maior parte dos partos pélvicos acontece sem nenhuma complicação. Entretanto, pode ser difícil encontrar um obstetra com experiência em partos pélvicos na posição vertical, e em alguns Serviços, as intervenções como fórceps ou cesarianas são realizadas de maneira rotineira nas apresentações pélvicas. Muitos bebês que estão sentados viram por conta própria antes do parto. Isso pode acontecer poucos dias antes do parto. Andar ao ar livre uma hora por dia estimula o bebê a virar. A cabeça, que é a parte mais pesada do bebê, tende a se direcionar para baixo segundo a lei da gravidade, impulsionada pelo movimento de deambulação.

Se descobrir que seu bebê está sentado por volta da 35ª semana, evite ficar de cócoras e só volte a essa posição depois de ter discutido esse assunto com seu obstetra ou obstetriz.

Uma nota de precaução: muitas crianças que estão sentadas 6 semanas antes do termo, acabam virando espontaneamente; portanto, não faça nada até a 35ª semana.

Apresentação pélvica

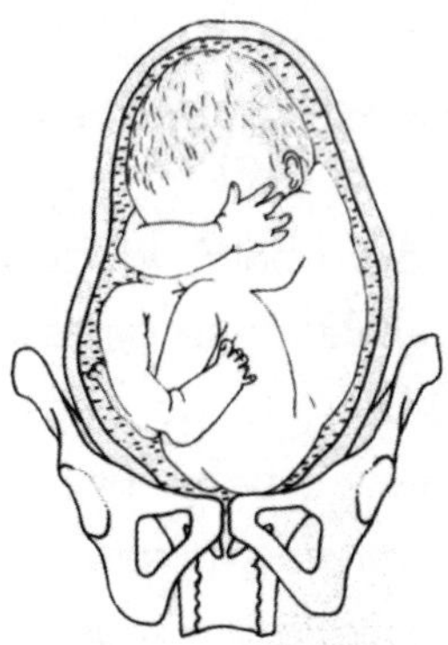

Exercícios que favorecem o bebê a virar

*(**Atenção:** se você ficar tonta quando se deita evite fazer estes exercícios e experimente passar mais tempo na posição genupeitoral; ver p.217)*

O importante é não forçar, mas tentar fazer certos movimentos que, por si mesmos, podem levar o bebê a virar de cabeça para baixo. Se o bebê persistir nessa posição, então deixe a natureza se encarregar do caso. Antes de tentar estes exercícios, converse com seu médico ou obstetriz para ver o que eles pensam e para que a ajudem a perceber em que posição o bebê está antes de começar. Descubra o local exato da cabeça, dos braços, das pernas, das costas do bebê e da placenta, se for possível.

TENTE FAZER O SEGUINTE:

Coloque uma ou duas almofadas grandes no chão e deite-se por cima, de costas para baixo, com a bacia por cima das almofadas e a cabeça no chão, de modo que a bacia fique mais alta do que a cabeça. Um travesseiro sob a cabeça ajuda a protegê-la.

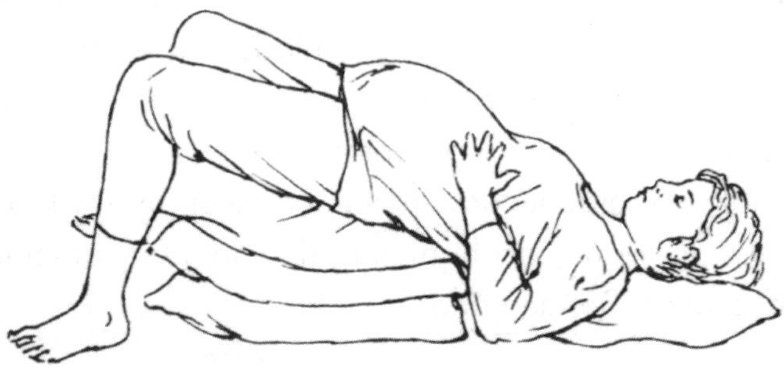

Exercício que favorece o bebê a virar de cabeça para baixo.

Nessa posição o bebê vai desencaixar um pouco da bacia e pode começar a se mover. Permaneça nessa posição por 10 minutos, várias vezes ao dia. Relaxe e respire fundo. Massageie o ventre com as mãos e tente suavemente incentivar o bebê a virar. Pergunte ao seu médico ou obstetriz qual seria a melhor direção da rotação que o bebê poderia fazer e massageie nessa direção somente, assim suas mãos estarão transmitindo a mensagem ao bebê. Use um óleo vegetal na pele para que a massagem fique mais fácil. Não é preciso fazer muita força, mas os movimentos e a pressão devem ser firmes e consistentes. Sob vários aspectos, essa é uma questão de comunicação entre vocês dois e pode levar uma ou duas semanas para que algo aconteça. Quando acontecer, provavelmente você vai perceber alguma mudança. Deixe mais ou menos combinado com seu médico ou obstetriz um exame de confirmação para quando você sentir que algo diferente aconteceu. Se a confirmação for positiva, pare com esses exercícios e comece a ficar de cócoras para ajudar o bebê a encaixar na pelve.

Tanto a homeopatia quanto a acupuntura podem ajudar um bebê a virar. Uma dose única do medicamento homeopático *Pulsatilla* C 10.000 pode fazer o bebê mudar de apresentação, assim como aplicações de um tratamento de acupuntura chamado "moxa" sobre um ponto no dedinho do pé. O calor da moxa é preferível às agulhas, e o acupunturista pode fazer isso enquanto você estiver praticando o exercício que favorece a virada do bebê.

Se seu companheiro estiver presente na sessão de acupuntura, o acupunturista pode ensiná-los a fazer o mesmo tratamento em casa. Faça acupuntura e o tratamento homeopático associados ao exercício e a caminhadas diárias.

É difícil o bebê não virar depois de tudo isso. Porém, se ele persistir na posição pélvica até o dia do parto e o obstetra concordar, fique o máximo possível em posições verticais e agachadas para abrir mais espaço para a passagem do bebê e para tirar todo o proveito da gravidade.

Michel Odent adverte que nos casos de partos pélvicos a posição de cócoras sustentada é imperativa para o nascimento, pois ela permite a rápida descida do bebê através da pelve. Odent acredita que esse método de permitir que um bebê sentado, nasça, é mais seguro do que o uso de fórceps, onde sempre existe a possibilidade de danos ao bebê com as colheres do fórceps. Muito raramente, a fim de acelerar o nascimento da cabeça, uma episiotomia pode ser feita (enquanto você permanece vertical) um pouco antes de a cabeça começar a sair (ver *Episiotomia*, p.325). Se o período de dilatação não progredir de maneira satisfatória, será indicada uma cesariana. Entretanto, ela não deve ser indicada até que se tenha feito uma tentativa de trabalho de parto. Se em um parto vaginal de um bebê pélvico, a cabeça encontrar alguma dificuldade para sair, há um fórceps especial para essa situação.

Apresentação transversa

Se o bebê estiver disposto transversalmente ao maior eixo do útero até um mês antes da data provável do parto, faça o mesmo exercício para a apresentação pélvica. Ficar de joelhos e girar o quadril durante o período de dilatação pode ajudar o bebê a mudar de posição. Se o bebê permanecer transverso, a solução é uma cesariana, mas ele pode virar a cabeça para baixo até o último minuto. Vale a pena tentar! Caminhar durante uma hora por dia também pode ajudar o bebê a ficar na posição correta, com a cabeça para baixo.

Existe uma situação muito rara onde o bebê fica de uma maneira incomum com o pescoço hiperestendido, ou seja, hiperfletido para trás, pois geralmente é fletido para a frente. Dessa maneira, a cabeça não desce e não dá para acontecer um parto normal. Mas isso é difícil de acontecer se você estiver se movimentando de maneira instintiva durante o trabalho de parto.

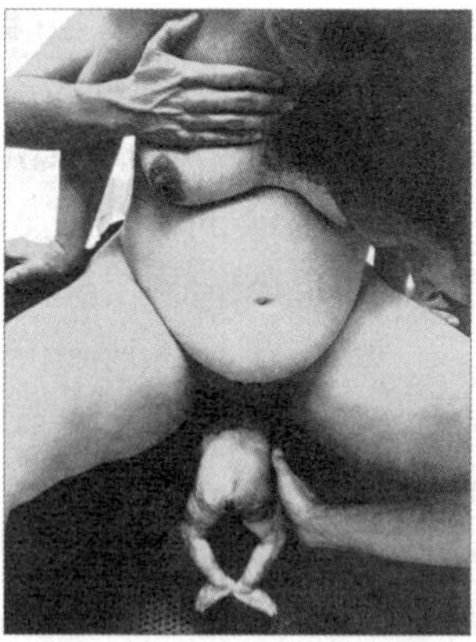

Apresentação pélvica
A posição de cócoras sustentada, quase-em-pé, é fundamental para otimizar o auxílio da força da gravidade para que um bebê nasça de maneira ativa, mesmo estando sentado.

É muito importante ter a sua bacia avaliada no início da gestação, pois você já ficará sabendo que o tamanho e a forma da bacia não trarão nenhuma dificuldade para o parto. Normalmente isso faz parte da rotina do início do pré-natal, mas é um pouco deixado de lado nas nossas clínicas superlotadas.

Roturas perineais

No segundo estágio do parto, quando a cabeça do bebê alcança a parte mais inferior da pelve e começa a coroar, o períneo, entre o ânus e a vagina, se abre e se estira. Na posição de cócoras e na posição de joelhos, a bacia atinge sua maior possibilidade de abertura dos diâmetros e a porção posterior ou sacral do assoalho pélvico é empurrada para trás, ficando em estado de relaxamento passivo e possibilitando a máxima abertura da vagina. A probabilidade de roturas nessa posição é menor do que se você estiver deitada. No entanto, as roturas, de certa maneira, fazem parte do parto. Geralmente cicatrizam facilmente e os pontos podem ser dados com o uso de anestesia local.

Como evitar as roturas

Durante a gravidez, faça com regularidade os exercícios baseados no yoga e os exercícios para o assoalho pélvico.

- Nas últimas seis semanas, você pode massagear o períneo e toda a região vaginal com óleo de oliva depois do banho. Algumas obstetrizes recomendam distender o períneo com os dedos. Muitas culturas têm essa prática como tradição, mas seu períneo vai ficar mais macio mesmo que você não faça nada.
- A posição de cócoras quase-em-pé e a posição de joelhos são indicadas para o momento do nascimento do bebê.
- Não tente apressar ou fazer força para o bebê nascer durante o período expulsivo. Deixe o útero fazer o trabalho da expulsão, deixe ele ser seu guia, siga seus ditames interiores para trazer seu filho ao mundo. Se você não tentar apressar o processo, em geral o períneo terá tempo para se acomodar, relaxar e se abrir.

- Peça para quem for atender seu parto não usar substâncias esterilizantes, pois elas simplesmente removem sua lubrificação natural e tornam mais provável a ocorrência de roturas.
- Nas posições naturais, geralmente não é necessário que a obstetriz proteja o períneo*. Porém, se o períneo estiver muito tenso, compressas quentes no local podem ajudar bastante. Uma toalha de rosto, uma toalha pequena ou uma fralda de pano podem ser usadas. Separe várias delas e coloque em uma bacia, depois derrame água quase fervendo por cima. Assim que for possível colocar a mão, retire uma e abra-a até que esfrie um pouco (teste a temperatura com seu pulso), e coloque-a no períneo. Troque de compressa a cada contração. É muito relaxante, ajuda a levar mais sangue à região e relaxa os tecidos. Uma maneira fácil de preparar compressas em um hospital é usar uma toalha de rosto com água quente da torneira, caso tenha água aquecida. Depois é só torcer para retirar o excesso de água e colocar no devido lugar. Seu companheiro, uma enfermeira ou a obstetriz podem preparar as compressas. Eles devem testar a temperatura para que você não se queime.
- Quando a cabeça começar a forçar o períneo, coloque sua mão no local para sentir o que está acontecendo, para separar um pouco os tecidos, ou para massagear a região com um pouco de óleo. É interessante observar que as mães que usam suas mãos para ajudar seu bebê a nascer raramente têm roturas!
- Se você sentir vontade de gritar quando o bebê estiver nascendo, grite – quando sua garganta relaxa, o períneo também relaxa!
- Quanto menor for a luminosidade e o número de pessoas na sala, mais propício fica o ambiente para você dar à luz, e será mais fácil deixar as coisas acontecerem sem a sensação de estar sendo "observada" – essa é a melhor maneira de evitar roturas no períneo.

* Colocar uma mão ou compressa no períneo que se abre para retardar a velocidade de saída da cabeça com a mão. (N.T.)

Sutura das roturas

Normalmente pequenas roturas não precisam ser suturadas. Mas se for necessário, uma anestesia local pode ser usada para eliminar a dor e não vai afetar seu bebê. Fique certa de que realmente não está sentindo nada e solicite mais anestesia se estiver sentindo dor, mesmo que seja para fazer um só ponto. Ele pode ser dolorido sem anestesia. Na medida do possível, tente se certificar de que a pessoa que está dando os pontos tem experiência suficiente para fazer um bom trabalho (ver no Glossário, um maravilhoso remédio de ervas para harmonizar e favorecer a recuperação nos primeiros dias).

Não é necessário colocar as pernas nas perneiras para o reparo do períneo; na verdade, você estará mais bem posicionada com os joelhos bem flexionados e as pernas abertas.

Episiotomia

É uma incisão ou um corte cirúrgico feito no períneo com uma tesoura, para aumentar a abertura vaginal. A injeção prévia de anestésico local na região torna esse procedimento indolor. Você não vai sentir dor quando a episiotomia* estiver sendo feita, mas provavelmente vai sentir um desconforto na recuperação quando a cicatrização estiver acontecendo. O tamanho do corte varia, em média, de 2 a 4 centímetros de comprimento, atingindo a pele e os músculos mais profundos, podendo ser na linha média (chamada de episiotomia mediana) ou direcionado para um dos lados, precisando ser "costurado" depois do parto, ao contrário da rotura espontânea, que é mais superficial e não atinge a camada muscular.

A necessidade de realizar tal procedimento é certamente a exceção e não a regra, mas com a evolução da obstetrícia moderna a episiotomia tornou-se um procedimento de rotina, sendo feito atualmente na Inglaterra na maioria das mães que têm um bebê pela primeira vez, e entre 30% e 70% de todos os partos.

* No Brasil é popularmente conhecida como "pique" ou "corte". (N.T.)

Em 1981 o *National Childbirth Trust* publicou um livreto sobre episiotomia escrito por Sheila Kitzinger, leitura obrigatória para todas as futuras mães e para os profissionais envolvidos com o atendimento obstétrico. Os resultados dos estudos realizados revelam que a episiotomia geralmente é um procedimento desnecessário, e que uma rotura espontânea cicatriza melhor e traz menos consequências físicas e psicológicas que um corte. Nossas observações confirmam o mesmo.

A necessidade de uma episiotomia diminui consideravelmente nas seguintes condições: quando um parto é ativo e natural; quando o bebê nasce com a mãe em uma posição vertical; quando a mãe não é dirigida durante o parto e seu ritmo é respeitado; quando é encorajada a seguir seus próprios instintos, em vez de fazer força para o bebê nascer. Em alguns poucos casos a "episio" é realmente necessária: quando um períneo está muito tenso ou se uma episiotomia vai salvar a vida do bebê fazendo-o nascer mais rápido. No Parto Ativo a episiotomia é colocada no seu devido lugar: um procedimento de emergência.

Combinada com o Parto Ativo, a posição ajoelhada em quatro apoios é a melhor para se realizar uma episiotomia. Nessa posição o bebê continua recebendo uma boa quantidade de oxigênio, pois o útero não comprime os grandes vasos abdominais, a mãe está mais confortável, o períneo mais acessível e mais relaxado, é menor o perigo de a episiotomia "correr" (ou seja, se prolongar depois de feita) e é menor a pressão sobre o períneo quando o bebê está nascendo. Se o bebê está com frequência cardíaca fetal não tranquilizadora, o aumento da abertura do estreito inferior que ocorre nessa posição vai acelerar o parto. Vale a pena salientar que quando uma episiotomia é realizada, deve ser suturada logo depois do parto para evitar perda de sangue, infecção e favorecer a cicatrização. É importante a anestesia local*.

Muitos especialistas reconheceram recentemente que as episiotomias são realizadas desnecessariamente. No entanto, por toda a parte

* A ênfase nesse aspecto se deve ao fato de que na Inglaterra algumas obstetrizes não anestesiam quando as roturas são pequenas. (N.T.)

esse procedimento é realizado de uma maneira rotineira. É a cirurgia mais frequente de toda a obstetrícia e geralmente realizada sem o consentimento de uma parturiente não-patológica. Como os efeitos imediatos podem ser muito dolorosos e a operação propriamente dita, embora não leve muito tempo, pode perturbar e interromper uma das experiências mais íntimas e pessoais de toda a sua vida, vale a pena discutir o assunto com as pessoas que vão atender o seu parto, antes de ele acontecer, e ter suas preferências escritas em seu cartão de pré-natal ou descritas num plano de parto.

> *"Nós, obstetras, ensinamos que a episiotomia previne roturas e diminui a possibilidade de futuros prolapsos, mas temos pouca ou nenhuma evidência dessas afirmações. Não somente não há evidências de que a episiotomia previne roturas, como há algumas provas do contrário..."*
>
> M.J. House, MRCOG, Consultant Obstetrician,
> *Episiotomy – Physical and Emotional Aspects*,
> National Childbirth Trust, 1981.

Parto Ativo e Obstetrícia

Normalmente, as mulheres conseguem combinar bem o Parto Ativo com o atendimento obstétrico oferecido. Seguem alguns exemplos:

Indução do parto

Há menor necessidade de indução artificial do parto com o Parto Ativo. Mas se você apresenta uma pré-eclâmpsia ou se o seu bebê precisa nascer sem demora – ou seja, se a indução está medicamente indicada, então damos preferência para os supositórios de Prostaglandina ou para o Syntocinon oral* que não restringem seus movimentos. Normalmente, quando um parto é induzido, é necessária uma cuidadosa

* No Brasil temos a forma "spray" nasal. (N.T.)

monitoração. Se os supositórios vaginais não derem resultado, o soro pode ser colocado com você verticalmente ajoelhada, o que vai ajudar a suportar melhor as contrações. Essas contrações, por serem artificiais, são muito mais dolorosas do que as naturais. Alguns hospitais possuem suportes móveis de soros, que lhe dão a liberdade de caminhar ou de ficar em pé. A monitoração também pode ser feita com você nessa posição (ver também *Parto Induzido*, p.390).

"Apesar de meu parto ter sido induzido, tive muitas oportunidades de ficar ajoelhada de quatro, balançando o corpo para a frente e para trás durante as contrações, e me sentar sobre os calcanhares entre duas delas, conseguindo até meditar quando relaxava."

Você vai precisar de uma pilha de almofadas ou de um pufe para se apoiar quando estiver ajoelhada, para que possa descansar entre duas contrações.

Peridural

Nesse caso a posição deitada costuma ser a mais usada, pois talvez sua mobilidade fique prejudicada: dê preferência para o decúbito lateral e evite ficar em decúbito dorsal, podendo alternar o lado de quando em vez. Você pode se sentar com o tronco erguido, incliná-lo um pouco para a frente ou se sentar na beira da mesa de parto e pender o corpo para a frente com o auxílio da parteira. A variação das posições ajuda bastante, pois a peridural geralmente implica uma diminuição da força contrátil e faz com que as contrações se tornem menos eficientes. O decúbito dorsal pode também reduzir o fluxo de sangue que chega ao útero; assim, a mudança de lado ajuda a prevenir uma frequência cardíaca fetal não tranquilizadora. Para o momento do nascimento a posição de lado* é preferível a ficar deitada de costas: se o efeito da peridural já tiver passado, pode ser possível ficar de cócoras amparada ou de joelhos.

* Posição de Sims. (N.T.)

Temos conhecimento de inúmeros casos de mulheres que optaram por uma peridural depois de um longo e difícil trabalho de parto, conseguiram dar à luz na posição de cócoras e curtiram todas as sensações de um período expulsivo espontâneo. Entretanto, muitas vezes é preciso que você seja ajudada a ficar na posição de cócoras pelas pessoas que estão na sala de parto. Um caso recente, onde o coração do bebê estava diminuindo os batimentos, voltou a bater normalmente depois que a mãe assumiu uma posição vertical e deu à luz de maneira totalmente natural. A obstetriz disse que nesse caso, a posição de cócoras evitou o uso de fórceps. Se você tem intenção de dar à luz de cócoras, é melhor que tenha uma peridural com baixa dosagem de anestésico (que pode sempre ser aumentada, se necessário), de modo que o efeito passe no final do período de dilatação. Ao atingir a dilatação total, pode ser que as pessoas que atendem seu parto precisem ajudá-la a sair da mesa de parto e ir para o chão, e apoiá-la na posição vertical que você preferir. Isso vai aumentar muito as suas chances de um parto vaginal espontâneo e tornar mais fácil ficar agachada.

A melhor maneira de evitar a necessidade de uma peridural ainda é entrar na água no momento em que o parto estiver muito dolorido (ver Capítulo 8).

Fórceps ou ventosa

Os dois instrumentos são usados na ocorrência de uma emergência durante o parto, para ajudar o bebê a sair.

O fórceps se parece com uma longa colher de metal para salada, vazada na extremidade, que o obstetra pode colocar nos dois lados da cabeça do bebê para ajudá-lo a sair. A ventosa, ou vácuo extrator, é grudada por pressão negativa no couro cabeludo do bebê para, através de uma tração, facilitar a sua saída.

Geralmente, a utilização de meios analgésicos como uma peridural, enfraquece a capacidade de contração do útero, sendo necessária alguma intervenção (fórceps ou ventosa) para ajudar o bebê a nascer. A ventosa é preferida nos países do continente europeu, enquanto o fórceps é mais popular no Reino Unido. Algumas vezes é possível escolher, embora seja difícil saber qual dos dois é menos prejudicial para o bebê. A ventosa é certamente melhor para a mãe, que não precisa necessariamente ser anestesiada nem se submeter a uma episiotomia, como às vezes é necessário quando se usa o fórceps.

A sua chance de precisar de medicações analgésicas com o Parto Ativo é pequena. Da mesma maneira, a necessidade de indicação de fórceps ou ventosa é bastante reduzida quando a mãe permanece em pé, de cócoras ou de joelhos. Muitas vezes, depois de um Parto Ativo, as parteiras comentam que se a parturiente tivesse ficado deitada teria, provavelmente, precisado da ajuda de fórceps. Algumas vezes uma apresentação incomum, uma súbita elevação da pressão sanguínea ou um sofrimento fetal têm indicação de fórceps ou ventosa. Embora isso nunca tenha sido experimentado até o presente momento, parece que a posição ajoelhada em quatro apoios seria muito melhor para a realização desses procedimentos do que a posição usual deitada, pelos seguintes motivos:

1. Os grandes vasos abdominais não são comprimidos, portanto, é maior a quantidade de oxigênio que vai para o bebê.
2. Maiores diâmetros no estreito inferior e maior ajuda da força da gravidade.
3. Relaxamento máximo do períneo.
4. Contrações mais eficazes.
5. Maior conforto para a mãe.
6. Fácil acesso.

Parto Ativo e medicamentos

Todas as drogas que você usar durante o parto ou a gravidez vão atravessar a placenta e entrar na corrente circulatória do bebê. Nenhuma delas vai fazer bem para ele. Opositores do parto natural dizem que não estão preparados para "deixar" a natureza atuar de uma maneira desimpedida, até que seja provado que isso é mais seguro que o uso de alta tecnologia. Apesar disso, a maioria dos medicamentos usados na obstetrícia nunca foi submetida a uma avaliação científica convenientemente controlada, e não há provas de que esses medicamentos sejam seguros no que tange aos efeitos no desenvolvimento do bebê (tanto no parto como a longo prazo). As pesquisas realizadas indicam claramente que, quando os medicamentos são usados de maneira rotineira para partos normais, em vez de usados em casos realmente necessários, podem ocasionalmente provocar algum efeito prejudicial para a mãe e para o bebê, ou sobre o estabelecimento da ligação que acontece entre mãe-bebê depois do parto (ver Capítulo 1).

No Parto Ativo

- É menor a necessidade de anestesia
- A dor e o desconforto são menores
- O útero se contrai melhor, normalmente não havendo necessidade de auxílio medicamentoso
- Os partos são mais rápidos
- É maior a quantidade de sangue que vai para o bebê
- É menor a necessidade de fórceps e de ventosa
- A secreção dos hormônios que regulam o processo como um todo não é perturbada

Apesar de os resultados de pesquisas que confirmam essas afirmações estarem prontos e à disposição, a maior parte das mulheres na Inglaterra ainda é confinada ao leito durante o trabalho de parto, recebe drogas e é presa, pelo ventre, a um monitor fetal. O parto é ainda induzido artificialmente e conduzido* ao menor indício de desvio da média. Essa "condução ativa do parto" é feita com a melhor das intenções para a mãe e para o bebê, em nome da segurança.

---

* Estímulo menos intenso que o da indução. (N.T.)

Sem dúvida existem situações onde os medicamentos melhoram essa experiência e aumentam a sua segurança. No entanto, cabe a pergunta: "Quando usados de maneira rotineira, será que os efeitos danosos compensam os benefícios?" Partindo da premissa de que a maior parte dos partos deve transcorrer sem complicação, não há seguramente evidências suficientes a favor do uso de medicamentos para justificar uma política de uso indiscriminado.

Restringir uma parturiente na cama aumenta a necessidade de medicações analgésicas e estímulo artificial das contrações uterinas. Quase todas as parturientes que tiveram a liberdade de se movimentar durante o trabalho de parto reportaram depois que, quando se deitavam, ficavam espantadas do quanto a dor das contrações aumentava.

> *"As únicas vezes em que a dor foi insuportável, aconteceram quando tive que me deitar para ser examinada. Não creio que conseguiria suportar tudo sem nenhuma droga como suportei se tivesse ficado deitada."*

Existem poucas mulheres que poderiam passar pelo parto na posição horizontal sem auxílio medicamentoso. Impedir que uma parturiente consulte seus instintos profundos para encontrar as posições mais agradáveis implica em um aumento de medicamentos e intervenções. A possibilidade de posições verticais e de entrar na água durante o parto abrem novas perspectivas para a condução de uma velha prática.

Considerações importantes

É importante estar capacitada a fazer uma opção consciente frente à necessidade de qualquer medicamento. As indicações dos medicamentos estão amplamente descritas na literatura obstétrica (ver Glossário, p.374 e *Leituras recomendadas*, p.402) mas frequentemente alguns inconvenientes bem conhecidos não são mencionados.

Valium

Produz amnésia (perda da memória) em 70% das parturientes que fazem uso dele, e passa rapidamente para o bebê.

Dolantina (ver Capítulo 1)

Deprime a capacidade respiratória do bebê. Um bebê que recebeu uma boa dose de Dolantina pode ter dificuldade em estabelecer a respiração e pode sofrer privação de oxigênio (particularmente se o cordão umbilical foi cortado imediatamente após o nascimento). Pode ser necessária a administração de uma medicação antidepressiva no bebê, para contrabalançar os efeitos da Dolantina. O bebê pode precisar ser reanimado (administração de oxigênio e ventilação artificial). A Dolantina também apresenta as seguintes reações:

- Pode prejudicar o reflexo de sucção por deixar o bebê sonolento e atrapalhar o início do estabelecimento da amamentação, perturbação que pode durar muitas semanas, ou mesmo, impedir o processo.
- O efeito analgésico não é muito bom a menos que seja administrado em grandes quantidades, o que geralmente deixa a mãe "grogue", com náuseas e menos capaz de lidar com a situação (particularmente se for associada a náuseas intensas, o que geralmente acontece).
- É um bom relaxante muscular, e pode ajudar na dilatação se for administrada em pequenas doses (25-50 mg).
- Se for administrada após 7 centímetros de dilatação, o efeito pode ser arrasador para o período expulsivo e mais ainda para o bebê, pois vai permanecer no corpo dele por vários dias depois do parto, quando não tiver mais a ajuda do corpo da mãe para filtrar e eliminar as toxinas do corpo do bebê.
- Se ambos, mãe e filho, estiverem entorpecidos, o primeiro contato e a ligação mãe-filho serão prejudicados.

Bupivacaína

- Medicamento usado nas peridurais, tem excelente efeito, removendo a dor da cintura para baixo, na maioria dos casos, e não leva à perda da consciência. É particularmente válido nas cesarianas onde não se precisa de efeito analgésico por períodos muito longos e tem menos efeitos no bebê. Nesses casos propicia o estabelecimento de uma boa relação entre os dois, pois a mãe continua consciente.

- A peridural leva a uma diminuição do tônus muscular do útero e da bexiga, que perdem um pouco de sua eficácia. Normalmente, é colocada uma sonda vesical para ajudar o esvaziamento da urina. A diminuição da força de contração uterina aumenta a necessidade de fórceps em 20% dos casos (a permanência da parturiente em posições verticais no segundo estágio, depois que o efeito da peridural já diminuiu bastante ao final do primeiro estágio, levaria à diminuição desse percentual).
- A mãe perde a capacidade de desfrutar das sensações agradáveis e também da dor, e pode não ser capaz de empurrar o bebê para fora por si mesma, espontaneamente.
- Nem todas as peridurais funcionam bem, algumas vezes só anestesiam um lado e outras vezes são tecnicamente difíceis.
- Existem alguns efeitos que se seguem à aplicação, como as cefaleias, que podem durar uma semana após o parto.
- Muito raramente uma peridural pode resultar em paralisia. Toda peridural determina uma queda na pressão arterial, o que pode levar à diminuição da oferta de oxigênio para o bebê, e os longos períodos em posição deitada, muitas vezes requeridos pelas peridurais, reduzem ainda mais o aporte de oxigênio. Se há uma acentuada queda da pressão, a mãe pode ficar meio entorpecida e até desmaiar.
- A diminuição da pressão arterial pode ser vantajosa nos casos onde seu aumento for comprometedor.
- As pesquisas mostram que, embora a condição de um bebê depois de uma peridural seja muito melhor do que depois da aplicação de Dolantina, da anestesia, pode derivar tanto um bebê nervoso e agitado como um bebê entorpecido e deprimido.
- Os efeitos desse anestésico sobre o bebê são ainda desconhecidos mas sabe-se que alcançam a corrente circulatória do bebê e suas células cerebrais em minutos. Um estudo recente indica que poderia interferir com o desenvolvimento do cérebro e do sistema nervoso do

bebê, o que acontece durante o período que margeia o trabalho de parto e o parto (ver *Referências* do Capítulo 1, p.72).

*Gás e Oxigênio (Entenox)**

- Atravessa a placenta e alcança o bebê, e seus efeitos estão ainda sendo pesquisados.
- Grandes quantidades podem fazer a mãe se sentir como em um pesadelo, desligada ou "fora do corpo".
- Algumas aspiradas podem ajudar certas mães a suportar as contrações mais intensas. Mas, geralmente, "gás e ar" (como é popularmente chamado no Reino Unido) levam a uma sensação de confusão e podem retardar o reflexo expulsivo.

Trilene

- Possui efeito cumulativo e pode deixar a mãe e o bebê bem entorpecidos e perturbados.

Bloqueio paracervical

- Afeta o bebê imediatamente e leva a bradicardia, o que pode resultar em morte para o bebê nos casos extremos. Por esse motivo não é muito usado na Inglaterra.

Infusão de Syntocinon (ver Capítulo 1)

- Possui a propriedade de desencadear contrações uterinas. É usado para acelerar ou induzir o parto. As contrações artificiais são mais

---

* Sistema de aspiração de gás por meio de uma máscara facial que a parturiente utiliza durante as contrações; esse sistema diminui a sensibilidade à dor e é muito usado na Europa. (N.T.)

fortes e mais próximas umas das outras do que as contrações espontâneas. Se as contrações forem muito intensas, podem interromper o fluxo de sangue normal à placenta, o que aumenta a possibilidade de frequência cardíaca fetal não tranquilizadora.

- Há maior possibilidade de o bebê nascer antes do tempo e precisar de cuidados especiais, prejudicando o estabelecimento da relação mãe-filho. Um bebê prematuro corre mais riscos e tem maior chance de desenvolver icterícia patológica.
- As contrações são mais violentas, com dois picos, e mais difíceis de suportar.
- Uma "falha de indução" pode acabar em cesariana.

Syntometrine

- Usado como injeção intramuscular logo depois da saída do bebê. Isso implica o clampeamento imediato do cordão e a tração dirigida do cordão, aumentando a possibilidade de deixar restos placentários dentro do útero, que podem causar uma infecção.
- Interrompe a troca final de sangue através da placenta, que acontece antes de a respiração estar totalmente estabelecida, reduzindo a oferta de oxigênio.
- Contrações uterinas intensas, seguidas do clampeamento do cordão, podem levar a uma supertransfusão para o bebê.
- Aumenta o risco de icterícia patológica e perturba a sequência natural do terceiro estágio.
- Pode deixar a mãe meio nauseada e, muito raramente, pode levar a uma complicação mais grave como a inversão uterina.
- A melhor aplicação seria endovenosa depois do parto e somente nos casos onde uma grande perda de sangue indique a ocorrência de uma hemorragia uterina.

Quando há complicação ou risco de vida, a intervenção obstétrica e as drogas adequadas trazem a segurança necessária. Muitas vezes isso pode acontecer conjuntamente com o Parto Ativo, trazendo mais vantagens para a mãe e para o bebê. Quando são usadas de maneira rotineira, as medicações podem levar a problemas e efeitos danosos, tanto físicos como psicológicos.

Óbito intrauterino

O Parto Ativo também pode acontecer na ocorrência do óbito do bebê ainda dentro do útero materno. Permite que a mãe entre em trabalho de parto espontaneamente, sem a necessidade do uso de drogas, o que algumas vezes se constatou ser de grande valia, pois a mãe sente que tirou algum proveito da experiência e poderá usar o conhecimento adquirido em um futuro parto. Pode não ter um bebê vivo, mas ao menos teve um trabalho de parto. Esse pode ser o lado positivo da experiência. Se a parturiente conseguir dar à luz na posição de joelhos, tanto ela como a atendente terão tempo suficiente para preparar tudo de modo que a mãe possa ver e pegar o bebê nos braços, se assim desejar. A mãe terá uma recuperação mais rápida e se sentirá fisicamente bem, o que vai ajudar a suportar a dor emocional, que é inevitável depois de tal experiência.

Adicionalmente, se o pai do bebê estiver junto da mulher, a experiência provavelmente vai aprimorar a relação, o que só pode ajudar.

> *"Fazendo uma retrospectiva de minhas duas gestações, a impressão maior é de paz e bem-estar. Em ambas comecei a me exercitar com regularidade desde os três primeiros meses e tive grande satisfação quando atingi todo o potencial que meu corpo podia oferecer. Infelizmente na primeira delas o bebê faleceu antes de nascer, mas, encorajada a usar todos os elementos positivos que adquiri nas aulas, tentei e consegui um parto o mais natural que a situação permitiu. Tenho certeza de que isso contribuiu grandemente para aumentar minha capacidade de aceitação e possibilidade de viver com a dor da perda. Dar à luz ao meu segundo nenê me proporcionou uma alegria enorme, mas o primeiro parto, do jeito que ele aconteceu, também contribuiu para isso."*

Uma palavra aos parteiros

"A confiança inata do meu obstetra na fisiologia normal do parto em um corpo saudável foi um ponto importantíssimo para a calma e a segurança que tive tanto na gestação como no parto."

Se você tomou conhecimento deste livro através de alguma gestante que gostaria de pôr em prática os ensinamentos nele contidos, espero que você tenha prazer em ajudá-la. É de se esperar que a prática do Parto Ativo traga uma atmosfera mais caseira e informal ao hospital para aquelas famílias que preferirem, ou por indicações médicas, ter seus bebês no hospital. É perfeitamente possível combinar algumas das vantagens psicológicas do lar à segurança de um hospital com a realização de algumas mudanças básicas. O mais importante é a maneira adequada de tratar, de lidar com as mulheres.

"Fui atendida por uma obstetriz malásia muito simpática e por uma estudante (que já tinha conhecido antes). Elas foram muito amáveis, disseram: "Faça da maneira que você se sentir melhor." O mesmo aconteceu com a enfermeira-chefe responsável pelo plantão, que eu já conhecia do meu primeiro parto, (naquela época ela estava na enfermaria de pós-parto) – ela nos reconheceu e nos deu as boas-vindas e se dispôs a pôr um cobertor no chão, caso eu quisesse colocar minha almofadona no chão."

É essencial que a parturiente não seja considerada uma paciente. Os atendentes do parto deveriam se considerar convidados da parturiente, que estão lá para ajudá-la na missão de dar à luz, o que é um acontecimento muito especial na sua vida sexual, social e emocional. Observando cuidadosamente o progresso da mãe e do bebê, os atendentes deveriam tentar não perturbar o processo natural do parto. As intervenções devem ser reduzidas a um mínimo aceitável que garanta segurança. Isso significa que tanto a mãe como os parteiros vão se fundamentar mais nos seus instintos e intuições. Estudos mostraram que tanto em casa como nos hospitais, quando o parto é encarado como um acontecimento natural e instintivo e a interferência é mínima, as estatísticas de segurança são impressionantemente melhores (i.e. na Holanda e em Pithiviers, França). Com o Parto Ativo a arte obstétrica volta às suas origens e os parteiros podem se tornar mais espontâneos e mais flexíveis no seu modo de agir.

> *"Fui levada diretamente para a sala de parto e me deram uma almofada para evitar que sujasse a minha própria. Só havia uma obstetriz por lá e ela me deu permissão para fazer o que eu quisesse, ajudou-me a ficar de cócoras, a respirar e até fez algumas massagens."*

A sala de parto

Algumas sugestões:

- Cortinas que possam ser abaixadas para escurecer a sala.
- Possibilidade de diminuir a intensidade da luz.
- Um pufe ou uma boa quantidade de grandes almofadas de cores atraentes.
- Um banquinho confortável para poder ficar de cócoras, e por que não uma cadeirinha de parto de madeira?
- Uma poltrona confortável.
- Música.
- Monitor cardiofetal pequeno e portátil.
- Uma bolsa de água quente.
- Algo onde se possa esquentar água, tipo uma chaleira.
- Um colchonete lavável de ginástica é o lugar ideal para a mãe ficar em pé ou de cócoras no momento do parto.

A água é algo tão bom para as parturientes que as salas de parto dos hospitais deveriam ter uma banheira ou um chuveiro, ou ao menos permitir livre acesso aos já existentes. O ideal seria ter uma piscina pequena ou uma banheira do tamanho de uma de hidromassagem (o mais profunda possível), pois seriam extremamente úteis.

As mesas de parto não devem ser nem muito altas nem muito estreitas. Um estrado baixo (20 cm do chão) com um colchão duro é mais confortável. É bom lembrar que a mobília da sala de parto dita as regras de comportamento desse lugar. Se a primeira coisa que uma mulher vê ao entrar em uma sala de parto for uma mesa de parto, imediatamente ela vai querer subir nela, passando a ser uma "paciente".

Encorajar a mãe a dispor livremente do seu corpo durante o trabalho de parto e durante o parto faz com que ela se sinta mais à vontade, e permite que dê à luz no chão, se quiser. Um lençol limpo com a habitual almofada de papel esterilizado podem ser colocados entre as pernas da mãe quando o bebê for nascer ou um colchão duro pode ser colocado no chão, ou mesmo um colchonete firme de ginástica.

Durante o trabalho de parto intenso e no período de transição, a mãe precisa de privacidade para permitir o processo interior acontecer e se abrir, e deve-se minimizar tudo o que distraia a atenção da mãe, particularmente no início do período expulsivo. Toques vaginais de rotina para avaliar a dilatação são, geralmente, desnecessários. Raramente uma parturiente precisa que lhe digam o que deve ser feito ou como deve fazer no período expulsivo, mas deve ser encorajada a deixar acontecer e fazer força quando sentir que está na hora de fazer. Não é necessário ficar na posição de parto até que a cabeça esteja realmente coroando (ver p.226).

Avaliações da dilatação e do batimento cardíaco fetal podem ser feitas durante o trabalho de parto quando necessárias, com um mínimo de desconforto e interrupção para a mãe, e em uma posição que lhe agrade. É bom não perder de vista que o colo que se dilata é a parte mais delicada e vulnerável do corpo da mulher e o centro dos seus sentimentos mais profundos. Para alguns casais, trazer alguma amiga próxima ou parente para a hora do parto pode ser muito bom. O apoio emocional é maior assim, o que também é interessante para o pessoal obstétrico. Se a mãe tiver outras crianças é aconselhável que estejam por perto logo depois do parto (na primeira hora) para facilitar o estabelecimento de uma relação entre eles.

Uma boa ligação mãe-filho pode ser favorecida se o exame que é feito logo depois do parto for feito com o bebê no colo da mãe. Depois a família deve ser deixada sozinha, com a obstetriz discretamente por perto, pelo menos por meia hora, e em seguida a mãe pode tomar uma boa xícara de chá. O bebê deve ficar peladinho, coberto com algo macio, que o esquente e que permita que a mãe o "descubra". Um exame mais detalhado do bebê e a sutura podem ser feitos em seguida, se tudo estiver correndo bem.

Uma separação depois de tão sublime ocasião pode ser traumática para um casal. Portanto, se for possível o pai ficar com a mãe na primeira noite ou nos primeiros dias, isso ajudaria muitas famílias a desfrutarem suas primeiras horas juntos como família, e traria muitas vantagens psicológicas.

> *"Depois que todos se foram e eu já tinha tomado meu banho, e estava deitada em lençóis limpos com meu marido dormindo de um lado e o pequenino do outro, pude sentir uma nítida sensação de paz e de estar totalmente de acordo com as leis da natureza e com o mundo."*

Para quem trabalha em um hospital, um parto é um acontecimento que faz parte da rotina diária, mas não podemos esquecer que para a família que vai ter o bebê acontece uma vez, ou talvez poucas vezes na vida. A mulher precisa sentir que está no centro do que está acontecendo, que aquele é o seu dia. Sua privacidade e a natureza íntima e profunda do que ela vivencia devem ser respeitadas o tempo todo.

A obstetrícia, de certa maneira, é uma profissão social. Quando se atende um parto, estamos lidando com uma família ou com um casal que está se tornando família. Para a parturiente, a pessoa que atende seu parto é muito importante. Se ela percebe a pessoa como uma amiga, alguém em quem pode confiar totalmente e ficar relaxada em sua presença, o trabalho de parto vai evoluir melhor e a experiência como um todo será mais gratificante para todos.

> *"Susan, nossa parteira, chegou bem depressa, assim como uma amiga íntima. O calor humano e a suavidade delas nos tranquilizaram e nos deixaram confiantes."*

Muitos dos elementos a serem considerados são de natureza psicológica e social. Naturalmente a preocupação maior de quem atende o parto é que o bebê nasça bem, e que a mãe também esteja bem. Ao estimular as mães a darem à luz ativamente, você as estará ajudando a atingir esse objetivo de uma maneira satisfatória e segura.

Os exercícios que recomendo para as mães neste livro são também interessantes para quem vai atender os partos ativos, assim ficará mais fácil ficar na posição de joelhos ou de cócoras na hora do parto (ver também *Leituras recomendadas*, p.402).

Para uma obstetriz que pretende atender um Parto Ativo, é melhor pensar em vestir uma calça. Algumas acham que as roupas hospitalares de centro cirúrgico são ideais para esse propósito. Tome cuidado com suas costas enquanto estiver agachada ou com as costas curvadas, prefira dobrar os joelhos ou sentar-se em um banquinho pequeno. Os fisioterapeutas do seu hospital podem ajudar a encontrar as posições mais adequadas.

12. Histórias de Parto Ativo no Brasil

Um dos objetivos desta nova edição é adequar o livro ***Parto Ativo*** *à realidade obstétrica brasileira, e demonstrar que o* ***Parto Ativo*** *já é uma realidade no país. Seja em hospitais, maternidades, casas de parto ou em partos domiciliares, inúmeras mulheres têm vivido o nascimento de seus filhos de forma segura, saudável, respeitosa, com atendimento obstétrico de qualidade, embasado por evidências científicas, e que têm como princípio o protagonismo da mulher.*

Comecei minha jornada estudando e trabalhando na atenção ao nascimento em 1995. Neste ano, aluna da faculdade de psicologia da UFSC (Universidade Federal de Santa Catarina), fui doula pela primeira vez! De lá para cá, acompanhei os progressos e lutas em relação à assistência obstétrica e neonatal no Brasil. Inúmeras participações em reuniões, grupos de estudo, passeatas, estágios, trabalhos, cursos... Posso constatar, com alegria, o que Janet sempre diz: a mudança acontece através das ações das mulheres!

Muito mudou nesses anos todos. Para melhor! Hoje, temos cursos e congressos sobre o assunto acontecendo com frequência. Vários profissionais brasileiros em contato com as mais atualizadas evidências científicas, e aplicando este conhecimento em sua prática profissional, com resultados excelentes: taxas de complicações e de intervenções baixas, contato precoce entre mãe e bebê preservado, proteção ao aleitamento materno, mãe e pais satisfeitos com a experiência de dar à luz, e bebês nascendo fortes, tranquilos e em total amor.

Por isso, selecionamos neste capítulo algumas histórias de partos brasileiros, com o intuito de inspirar e encorajar você.

Graças a uma infinidade de pessoas, dentre elas mães e pais, profissionais de diversas áreas da assistência à saúde materno-infantil, e pessoas vindas de outras áreas do conhecimento mas com interesse no assunto do nascimento, a cada ano, a situação vem melhorando. O número de mulheres vivendo o **Parto Ativo** *vem crescendo. É um grande motivo de comemoração pois, como você aprendeu ao longo do livro, quando o processo fisiológico do nascimento é respeitado e favorecido, e quando as intervenções obstétricas são utilizadas de forma correta e apenas quando necessárias, o resultado é mais proteção, saúde e segurança para a mãe e o bebê – a curto, médio e longo prazo.*

Às famílias que permitiram reproduzir aqui seus relatos de parto, muito obrigada!

E a você, boa leitura! Que o seu coração se encha de otimismo e força, e que o seu processo de parir, e o nascimento do seu bebê, seja também fabuloso, saudável e cheio de amor!

Com muito carinho,
Talia Gevaerd de Souza

1) *Mãe:* Júlia Alface

Parto domiciliar planejado em Curitiba/PR, atendido pelo Grupo Luar.
Pai: Rodrigo Cervelin / *Bebê:* Antônio
Fotos: Edu Camargo

Não posso falar do parto do Antônio, meu segundo filho, sem falar do parto do Pedro, meu primeiro. Um me levou ao outro...

Quando fiquei grávida do Pedro, tudo o que eu queria era que ele chegasse da forma mais tranquila possível, esperando o tempo dele, esperando o sinal dele de que estava pronto para nascer, de preferência, pela via vaginal, porque detesto cortes e me dava certo pânico pensar na minha barriga sendo cortada, músculos, gordura, útero etc. O parto do Pedro também daria um lindo relato, mas o que realmente importa agora, é que apesar de nós dois termos passado por diversas intervenções desnecessárias, o que eu vivi e senti foi muito além das minhas expectativas e nunca mais esqueci aquele momento. Eu imaginava que parto era só dor, mas senti prazer durante o trabalho de parto, e isto jamais pensei que fosse possível! Imaginei que duraria muitas horas, mas foi super rápido e tranquilo. Depois do nascimento, a sensação foi mais intensa ainda e eu vivi um verdadeiro transe.

Sete anos depois o Antônio anunciava sua chegada. E logo que eu soube da gravidez já reservei a data (provável) com a equipe de enfermeiros de minha confiança, o Grupo Luar Parto Domiciliar Planejado.

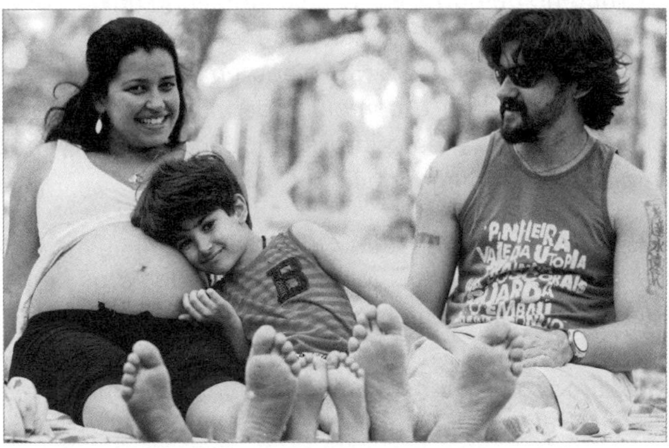

Júlia Alface grávida com o outro filho e o marido no parque.

Gestação deliciosa, um médico obstetra que não apenas apoiava minha escolha, mas que logo se prontificou a me acompanhar caso fosse necessária a remoção para o hospital, garantindo que sofreríamos o mínimo de intervenções possível.

Minha relação com meu marido era infinitamente mais madura e ele me deu todo o apoio. Participamos de diversas rodas de gestantes do Centro de Parto Ativo, fizemos o 'Janet Balaskas Workshop de Parto Ativo©' e com a bagagem do parto anterior, eu me sentia pronta e super segura para parir em casa, até sozinha se precisasse. Engraçado, mas cheguei a sonhar que paria sozinha em casa, ao lado da minha cama.

Era época de festas e eu estava entrando na 39ª semana de gestação. Como minha família mora longe, estavam na minha casa minha mãe, meu padrasto e minha irmã, para passarmos juntos o Natal. No dia em que eles chegaram eu já estava tendo contrações doloridas há uns dois dias, porém, bem espaçadas e irregulares, daquelas bem gostosinhas, como eu sempre digo. Mas no dia da chegada deles elas foram ficando bem mais intensas, embora ainda bem irregulares, e eu pressenti que algo estava mudando. Meu amado estava no trabalho e eu comecei a sentir muita falta dele, apesar de a casa estar cheia. Pedi que voltasse para casa. Também avisei minha mãe que gostaria de ter mais privacidade, porque as contrações estavam ficando mais fortes, e ela aceitou ir com o meu padrasto para casa dos meus sogros. Eu não sabia se realmente estava chegando a hora, só sabia que precisava do meu ninho aconchegante, de ficar com o meu amor e de me sentir à vontade.

Nesse dia as enfermeiras vieram para a visita semanal, como eu já estava nos pródromos (o pré trabalho de parto), uma delas me perguntou se eu queria fazer um exame de toque para termos ideia de como estava evoluindo o trabalho de parto, eu aceitei. Não tinha havido praticamente dilatação, um dedo no máximo, colo do útero grosso e posterior, sinal de que o mais provável era demorar ainda um bom tempo para o bebê nascer. Elas foram embora e combinamos manter contato. Junto com elas, foram minha mãe e meu padrasto. Fiquei apenas eu, meu marido, meu filho mais velho e minha irmã.

Incrivelmente, assim que eles foram embora, tudo mudou. As contrações ficaram muito mais fortes, mais longas e com intervalos bem menores. Eu falava que vinha a "avalanche" quando sentia que estava chegando mais uma contração, mas logo percebi que não conseguia mais falar porque precisava me concentrar. Num determinado momento perguntei se não era melhor marcarmos o tempo e os intervalos das contrações, mas ele já estava marcando: um 1 minuto cada contração, em intervalos regulares de 3 minutos. Isto tudo num espaço de tempo de aproximadamente 30 minutos após a saída das enfermeiras.

Pensei: "Uau, agora ficou bom!", mas em muito pouco tempo meu pensamento mudou para: "Meu Deus, o que está acontecendo, será que está tudo normal?" porque já não tinha mais intervalos entre as contrações, a sensação era de que uma emendava na outra e eu não estava conseguindo mais respirar profundamente, ou relaxar entre uma e outra, nem por alguns mínimos segundos. E aí comecei a achar estranho, porque no parto do Pedro eu consegui, até a hora dele nascer, respirar e relaxar entre uma contração e outra. E senti que estava perdendo minhas forças por isto. Também comecei a sentir náuseas, e pedi para meu marido ligar para a enfermeira e avisar o que estava acontecendo. Ela sugeriu que meu marido tentasse me levar para o chuveiro para eu relaxar. Eu tirei forças não sei de onde porque o caminho até o banheiro durou uma eternidade, muitas contrações em 5 metros de caminhada. Quando chegamos ao banheiro, meu amado me deixou por alguns instantes para ligar o chuveiro. No momento em que fiquei de pé apoiada na pia, senti a cabecinha do bebê. Quando olhei para baixo vi sangue e me assustei, pedi para ele ligar de novo para as enfermeiras e avisar que eu já estava sentindo a cabecinha dele. Pedi para elas voltarem.

Desisti do chuveiro. O dia estava meio frio e tudo o que eu queria era me sentir quente. Fiquei a maior parte do tempo sentada na banqueta de parto com uma bolsa de água quente na lombar, encostada no meu marido, com as suas mãos quentinhas no meu ventre. Já não sei como, mas fui andando até o quarto e subi na minha cama, sem apoio. Pedi para minha irmã trazer a bola de pilates, que eu usei bastante durante os pródromos para relaxar. Na mesma hora em que me apoiei na bola senti a bolsa das águas romper. Nesse momento tive muito medo, porque a dor já estava além das minhas forças e me lembrei que, no parto do Pedro, quando a bolsa rompeu as contrações se intensificaram. Imaginei que não iria suportar se a dor aumentasse mais do que eu já estava sentindo. Entrei em desespero pensando que se algo estivesse fora do normal e a enfermeira sugerisse a remoção para o hospital eu não conseguiria ir sentindo aquela dor, e seria o meu fim. (Risos agora!)

Mas imediatamente após a bolsa romper senti vontade de fazer força. Pronto, mais medo, porque eu sabia que não era bom fazer força antes de estar com a dilatação total para não prejudicar o colo do útero. A equipe de enfermagem já estava a caminho da minha casa, e uma enfermeira disse que eu podia fazer força se estava assim sentindo, mas avisou minha irmã para ir aquecendo o quarto e se o bebê nascesse era somente para colocá-lo no meu colo e nos aquecer.

Autorizada a fazer força, eu fiz, ainda achando que algo estranho estava acontecendo e que ainda ia ficar fazendo força por um bom tempo, mas não, na primeira força já senti o bebê e gritei: "Ele vai nascer!" e meu amado disse: "Tudo bem, eu estou aqui!". Na força seguinte ele nasceu! E o milagre da vida aconteceu... o Antônio respirou pela primeira vez nos braços quentes, aconchegantes e acolhedores do seu papai. E logo veio para o meu colo, para o colo desta mamãe que ainda não tinha entendido tudo o que havia acontecido. Eu ainda estava meio zonza, mas podia ver a emoção nos olhos do pai, da tia e a pura serenidade naquele serzinho lindo que dormia respirando profundamente nos meus braços...

Cinco minutos depois chegaram as enfermeiras que com todo carinho e alegria cuidaram da gente, da placenta e tornaram o pós-parto um momento maravilhoso.

Ainda hoje fico pensando na surpresa que foi este parto para mim.

Diante desta vivência pude ter uma grande lição e finalmente admitir e reconhecer a mulher forte, intensa e poderosa que sou. Meu parto foi o reflexo disso. O único problema é que eu não acreditava que tudo podia ser mais do que perfeito, sendo eu como sou. O medo é apenas uma descrença, é não acreditar no nosso poder, na nossa força e na perfeição da vida, que se manifesta primordialmente quando não temos o controle dela em nossas mãos. E isto vale para todo mundo.

PS: Há uma informação bem importante que meu filho mais velho pediu para eu não esquecer de colocar, que o Apgar dele e do irmão foi quase igual, ele teve 10 e 10 e o Antônio teve 9 e 10.*

Júlia Alface

---

* *Apgar é um método simples, geralmente utilizado pelo pediatra para avaliar o ajuste do bebê recém-nascido à vida extra-uterina. Este índice foi criado pela anestesista Virginia Apgar, na década de 1950. Cinco aspectos do bebê são observados e avaliados: frequência cardíaca, esforço respiratório, tônus muscular, irritabilidade reflexa e cor da pele. Tal avaliação é feita com 1,5 e 10 minutos de vida, e as notas variam de 0 a 10. Um bebê com Apgar com notas de 8 a 10 – que é o mais comum – está em ótimas condições de saúde, por exemplo.*

Talia Gevaerd de Souza

2) *Mãe:* Inês Baylão de Morais Monson

Parto domiciliar planejado em Curitiba/PR, atendido pelo Grupo Luar, com remoção para hospital e completado com o atendimento do médico obstetra Álvaro Silveira Neto.
Pai: Márcio Monson / *Bebê:* Lucas
Doula e fotos p.350: Talia Gevaerd de Souza; *Foto p.353:* Francine Barros

Este é o relato de minha experiência com o nascimento do meu segundo filho. Quando tive minha primeira filha entrei em trabalho de parto normalmente, mas após a dilatação total acabei em uma cesariana desnecessária. Algo muito comum no Brasil! A vivência desta cesariana, quando tudo parecia estar bem me fez ir em busca de respostas. Senti que havia sido submetida a uma cirurgia sem necessidade. Foi neste processo que descobri o Parto Ativo e comecei a trabalhar como doula. Conheci então Janet Balaskas e tive o privilégio de organizar seus cursos e treinamentos no Brasil.

Em outubro de 2012, quando tive o meu segundo filho, já havia organizado a vinda de Janet ao Brasil por duas vezes! Foram três palestras, quatro treinamentos para profissionais e três workshops para casais. Tornei-me uma apaixonada pelo Parto Ativo, e o trabalho com mulheres grávidas e partos passou a fazer parte da minha vida.

Agora era a minha vez de parir! Após tanto trabalho e dedicação ao movimento da humanização do parto no Brasil, eu estava prestes a ter o meu segundo filho em um trabalho de parto ativo, com uma equipe de parto domiciliar planejado, no aconchego do meu lar.

Tudo começou no silêncio da noite. Fui pega de surpresa quando as contrações já começaram muito fortes e próximas. Não eram ondas suaves com longos intervalos, mas uma sensação intensa que subitamente exigiu de mim muito foco e concentração. Parecia o final de uma fase ativa! Pedi para meu marido chamar a minha parteira e a doula. Sabia que tinha começado o trabalho de parto, mas tudo era forte demais e eu estava um tanto assustada. Então, me concentrei dizendo para mim mesma: "Calma, este é o meu trabalho de parto, não o do livro nem do vídeo, mas o meu".

A dilatação do colo do útero prosseguia como o esperado, com ondas intensas que pareciam querer me engolir, e eu ia lidando com todas aquelas sensações recebendo o alívio da água quente da banheira e o apoio do meu companheiro, que parecia saber exatamente como me segurar e ajudar. Estávamos muito conectados, ele era quase uma extensão de meus braços e pernas.

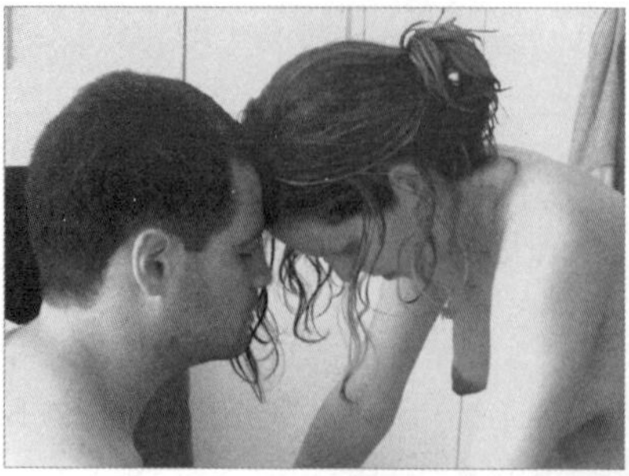
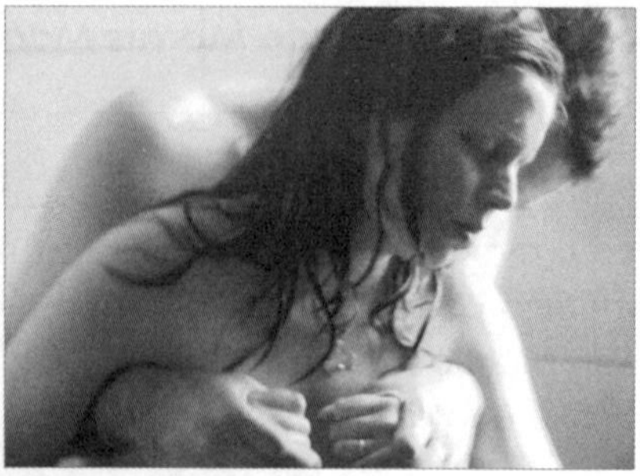
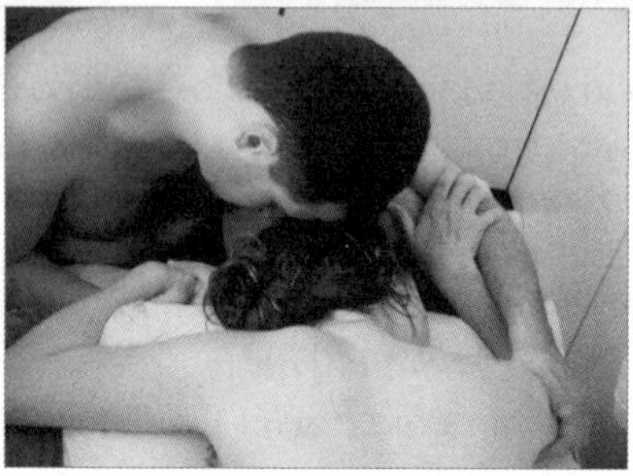

Foi um intenso trabalho de parto, vivido com muita entrega, respiração e apoio.

Lembro-me que senti os primeiros puxos quando o dia começou a clarear. Aquilo era muito bom! Uma sensação nova, uma nova coragem, meu filho estava a caminho. Era muito bom poder fazer força. A banheira já não era mais confortável para mim, então, do lado de fora, eu caminhava um pouco, me agachava, levantava, acocorava e esperava. As parteiras que estavam comigo começaram a se preparar para o nascimento. Trocaram o lençol, aqueceram o quarto, trouxeram as roupinhas. Eu pouco falava. Observava tudo sem me desconcentrar, pois a intensidade daquele parto não diminuíra e eu precisava estar 100% ali.

Estava no período expulsivo há um bom tempo e o bebê não avançava. Então, após um toque vaginal veio o diagnóstico da parteira, meu filho estava transverso no canal de parto. Tinha a cabecinha mal posicionada e, para que ele nascesse, precisávamos ajudá-lo com manobras para girar sua cabeça. Ele estava quase ali, víamos o seu cabelinho durante as contrações, mas ele não conseguia sair, necessitava se reposicionar.

Iniciamos as manobras para ajudá-lo a girar. Rotação de quadril, acocorar, movimentos da parteira com os dedos para tentar girá-lo mecanicamente durante as contrações... Algumas vezes ele respondia começando a girar a cabeça, mas depois voltava. Não me lembro quanto tempo exatamente ficamos nisso, mas, de repente, tudo parecia não funcionar. Eu estava com muita dor, era como se uma bola de canhão estivesse alojada entre minhas pernas. E eu pensava: "Não está funcionando desta forma, precisamos tentar algo novo". Este pensamento era muito forte, mas continuávamos com as mesmas manobras aguardando a resposta do bebê, que até aquele momento estava bem.

"Precisamos fazer algo diferente" eu continuava pensando, mas tinha pouca força para colocar em palavras o que pensava. Consegui pedir que chamassem minha mãe para fazer uma oração por nós. Eu estava exausta e senti que uma oração nos faria bem, traria energia e inspiração para o caminho que deveríamos seguir. Minha mãe não estava presente, eu não a tinha visto ainda, mas sabia que ela se encontrava a poucos metros dali, bastaria chamá-la. Minha família é muito religiosa, somos espíritas e acreditamos muito na proteção espiritual que todos temos.

As parteiras e a doula nos deixaram a sós no banheiro (eu e meu marido dentro do box). Minha mãe do lado de fora fez uma linda prece pedindo força, coragem, inspiração. Ao terminar cantou uma linda música, e isso me deu muita paz e confiança. Então me levantei, pedi um pouco de melado para ganhar energia e pensei: "Vamos fazer o que for preciso para este bebê nascer". Seguimos para o quarto onde a parteira iria ouvir o bebê e fazer o toque.

Quando ela escutou o bebê pela primeira vez, seus batimentos desaceleraram e se mostraram não tranquilizadores. No toque, sua mão saiu tomada de mecônio. Escutou novamente os batimentos e ele ainda não havia se recuperado. Eu estava recostada na cama enquanto ela me examinava. Tinha os olhos fechados; tão entregue e relaxada como em nenhum outro momento daquele trabalho de parto. Sentia-me leve e, pela primeira vez desde que tudo começou tive um intervalo sem dor entre uma contração e outra.

Uma parteira tocou no meu ombro e me chamou, tirando-me daquele estado de absoluta entrega: "Inês, precisamos ir para o hospital. O Lucas fez duas desacelerações de batimentos e expeliu mecônio, ele pode estar começando a não ficar bem". Aquilo era tudo o que eu não gostaria de ouvir. Durante as consultas de pré-natal, quando me perguntavam se eu tinha algum medo, eu sempre dizia que o meu único medo era o de precisar ir para o hospital.

Fiquei surpresa com a minha reação. Sim, eu precisava de algo diferente, de uma ajuda extra, e se a profissional em quem eu confiava dizia que era para ir para o hospital, então eu iria para o hospital. Aceitei aquilo com naturalidade e já fui pegando uma roupa para vestir e poder sair. Nosso corpo é sábio, como diz Janet Balaskas, ele sabe quando precisamos de ajuda e foi isso que vivi. Não precisava mais ninguém explicar nada, eu já estava indo, eu sabia que precisava de ajuda.

Minha tranquilidade também vinha do fato de eu ter um médico de minha confiança me aguardando no hospital. Eu não estava à mercê de uma equipe de plantão e vulnerável a sofrer violência obstétrica, algo muito comum quando a remoção de um parto domiciliar é necessária no Brasil. Chegamos ao hospital e a parteira informou o médico de tudo. Passaram três horas até meu filho nascer.

O médico, Álvaro Silveira Neto, pediu que eu tomasse anestesia e este foi o momento mais difícil para mim, aceitar que precisava ser anestesiada.

Mas foi uma anestesia leve e em seguida ele tentou girar o bebê com os dedos, através de manobras durante as contrações de puxo. Meu marido e a parteira continuaram comigo, me apoiando e me ajudando a ficar de cócoras, a caminhar e a me movimentar dentro do hospital. "Talvez ele gire sozinho agora que os músculos estão relaxados sob o efeito da anestesia" o médico dizia. Os batimentos do bebê se recuperaram e ele demonstrava estar bem. Ficamos assim, dando um tempo para o meu corpo e o corpo do meu filho buscarem um caminho. Duas horas se passaram e nada, meu bebê não havia respondido a nenhum estímulo para girar. Decidimos usar o vácuo, que é menos invasivo que o fórceps. Foram várias tentativas e nenhuma resposta. De fato, foi necessário usar o fórceps, e ele ainda nasceu olhando para cima!

Foi maravilhoso ver meu filho saindo. Quando olhei para ele nas mãos do médico achei-o lindo, enorme e muito saudável! Ele estava bem, maravilhosamente bem e isso deixou todos nós muito felizes, quebrando a apreensão que inevitavelmente surgiu ao final. Então, ele veio para cima do meu peito. Sua cabecinha mostrava os sinais das cinco horas de período expulsivo, do vácuo e do fórceps, mas finalmente ele estava ali, pele-com-pele, comigo. Eu podia beijá-lo e dizer que tudo já havia passado, que ele podia ficar tranquilo.

Mesmo com o desfecho do nascimento do meu filho bem diferente do que eu imaginei e desejei, me sentia plena e feliz. Eu realmente me sentia parte daquele nascimento. Fui, e ainda sou, muito grata a todos aqueles profissionais competentes e carinhosos que me atenderam, ao hospital que me acolheu, ao meu filho que suportou bem aquelas 18 horas de um intenso trabalho de parto e ao meu marido que se manteve do meu lado todo o tempo.

Já com meu bebê em casa, tive momentos de tristeza e decepção por não ter podido parir meu filho. Muitas vezes me lembrei da Janet falando *da sabedoria do nosso corpo e do privilégio de sermos mulheres que vivemos numa época na qual já não precisamos mais dar nossas vidas pelas vidas de nossos filhos. Lembrava-me dela dizendo que a medicina deve ser guardada para os momentos em que a natureza precisa de ajuda, e nesses casos sim, ela é muito necessária!*

Quando idealizamos o parto, pode ser difícil aceitar que a nossa natureza precisa de ajuda, algumas vezes. Eu levei um certo tempo para elaborar tudo isso. Mas hoje, olho para trás e me vejo forte, vejo o meu filho corajoso e meu marido extremamente paciente e compreensivo. Reconheço que estive ativa durante todo o nascimento e que isso foi responsável pela minha satisfação com toda aquela experiência!

Inês Baylão de Morais Monson

Nota: Dois anos depois, Inês engravidou novamente. Outro menino. O nascimento aconteceu em fevereiro de 2015. Desta vez, foi um parto domiciliar planejado, concluído em casa. Ela acordou às 5 horas da manhã com contrações. Três horas depois, seu terceiro filho, Tiago, nasceu. Sem nenhuma intercorrência. Um ciclo se fechou.

Talia Gevaerd

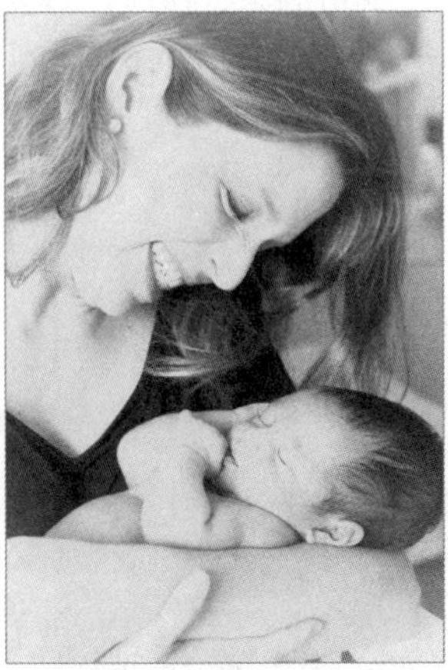

"Você aprende sobre parto. Cada bebê que você tem, aprende mais e mais."

Janet Balaskas

3) *Mãe:* Adriana Vieira

Doula, instrutora de yoga e jornalista. 43 anos na época do parto, acompanhada dos dois filhos, o marido e a mãe. Assistida por médica obstetra, enfermeira e obstetriz.
Pai: René Schaap / *Bebê:* Dora / *Fotos:* Thales

Meu VBA2C (sigla em inglês que significa 'vaginal birth after 2 cesareans' – parto vaginal após 2 cesarianas), foi um renascimento para mim e para a minha família, que me acompanhou durante todo o processo do trabalho de parto e o nascimento de Dora.

Minha gravidez foi excelente. Meus filhos Aline (22) e Thales (20), e meu marido – que teria sua primeira filha, me acompanharam durante todo o processo, que não foi curto. Foram mais de 24 horas de trabalho de parto, com contrações lentas que não ritmavam, mas que, aos poucos, foram se tornando mais fortes e contínuas.

Como mulher, fui me fortalecendo a cada 'onda', relembrando muito do que aprendi quando ainda estudava para ser doula e instrutora de yoga pré-natal com Janet Balaskas. Essa palavra – 'onda' – não saía da minha mente. Em vez de me entregar à dor das contrações, tentava entrar em cada uma delas, e me deixava levar pelas ondas. Lembrava-me muito de quando Janet falava das contrações, das ondas, nos cursos. E, a cada onda que chegava, eu pensava: "Ela vai passar". E sim, ela ia embora.

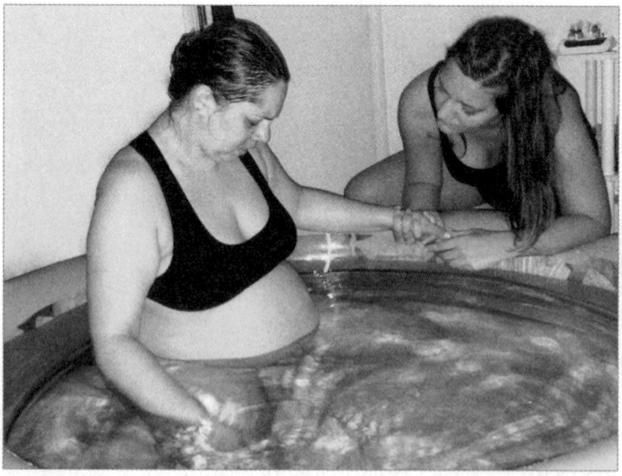

Adriana com sua filha Aline, que acompanhou todo o processo de parto.

Lembrava-me das mulheres que acompanhei como doula, dos companheiros, de momentos que me marcaram nos partos que vivenciei.

Passamos a noite juntos no meu quarto (marido, filhos, minha mãe, médica, enfermeira e obstetriz). E, à 1h24min do dia 23 de julho de 2013, Dora nasceu de parto vaginal. O parto não foi na água como eu esperava. Nem sempre as coisas são exatamente como idealizamos, mas nunca vou esquecer do momento em que pari minha pequena Dora. Num ambiente tranquilo, somente com pessoas que eu amo ao meu redor. Ela chegou: linda, cabelinhos pretos e um olhar direto nos olhos do pai.

Meu filho cortou o cordão umbilical, e foi mais um momento de muita emoção para mim e para todos os presentes. Aliás, Dora significa 'presente do céu', e foi assim que ela chegou.

Adriana Vieira

Relato do parto feito pelo pai:

Nosso parto. Um dia que eu jamais esquecerei. O 'dia-D' – o mais longo de que eu me recordo. 'Dia-D' significa 'Dia da Dora'. Nos preparamos para esse dia durante meses, mas ainda assim, me parece que não fiz o suficiente e que não sabia o suficiente. E, como sempre, há surpresas. Minha esposa Adriana tinha que 'trabalhar', com o nosso apoio. Procuramos fazer o melhor. As contrações começaram cedo, no dia 22 de julho. Adriana estava forte e confiante.

Eu mal podia esperar pelo nascimento da minha filha... Tinha esperado 9 meses por esse momento... Descansando, fazendo força, rindo, conversando... Aproveitando cada momento daquele dia em que tanto aprendi. Finalmente, minha filha nasceu. Ao ouvir seus primeiros sons, me senti aliviado. Quando Adriana colocou Dora em meus braços, me tornei 'um pai'. O pai dela. Ela me olhou bem nos olhos, esta pequena heroína. Contato! Dora mudou minha vida! Muito obrigado Adriana, por ter tornado este momento possível.

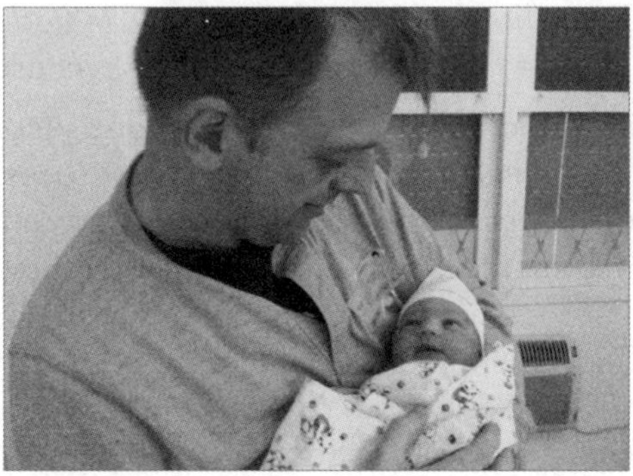

4) *Mãe:* Patrícia A. Graccho Simões

> 34 anos na época do parto. Praticou yoga durante a gestação.
> *Pai:* Alessandro / *Bebê:* Arthur
> *Fotos:* Talitha Barbosa Cicon Paes Pedro

Nas duas ocasiões que estive grávida pratiquei yoga. As aulas de yoga para gestantes são interessantes porque acompanham as mudanças físicas e psicológicas que ocorrem durante a gravidez. A prática de yoga me fez muito bem. As posturas, a respiração e o relaxamento contribuíram de forma positiva para o meu corpo e mente. No aspecto físico, o yoga favoreceu o fortalecimento de partes do corpo que são muito requisitadas na gravidez (coluna, assoalho pélvico, pernas). Além disso, ajudou a aliviar mal-estares físicos como azia, dor nas costas, cãibras. Já no aspecto psicológico e emocional, foi muito importante no controle da ansiedade. As aulas eram um momento de paz, silêncio e introspecção, em meio ao turbilhão de emoções e medos que me inquietavam. Era inclusive, na quietude das aulas de yoga que eu mais percebia o meu bebê dentro de mim, e me conectava com ele. O vínculo mãe/filho era fortalecido mais e mais. Posso afirmar que a prática do yoga me ajudou a manter a tranquilidade e a segurança ao longo da gravidez e do trabalho de parto. As técnicas de concentração, foco e respiração tão necessárias ao trabalho de parto e ao parto, foram trabalhadas nas aulas de yoga e por mim utilizadas no nascimento do meu bebê, como mostra a narrativa abaixo.

"No dia 11 de abril de 2014 tive o meu segundo filho, Arthur, em um parto natural domiciliar. Poucos dias antes da Semana Santa, vivi uma experiência sagrada. O milagre da vida aconteceu dentro da minha casa. Foi um lindo trabalho de parto e relativamente curto: com cerca de 5 horas de duração. Foi ao mesmo tempo extremamente intenso e poderoso. No relato abaixo, tento descrever da melhor forma a difícil missão de traduzir, em palavras, uma experiência que de tão forte e única, é quase indescritível.

Eu estava com 38 semanas e 4 dias de gravidez. Acordei às 6h30min com cólicas leves. Tentei voltar a dormir, sem sucesso. Às 7h15min começaram as contrações. Sem ritmo, espaçadas, totalmente suportáveis. O Alessandro, meu marido, saiu para trabalhar e ficou de voltar mais tarde. Mandei mensagem para minha mãe e para as integrantes da equipe do parto. Recomendaram que eu fosse para o chuveiro, para ver se as contrações evoluíam. Fiz isso. Quando saí, percebi algo gelatinoso com frisos de sangue ao me enxugar. Era o tampão mucoso. Depois do banho, as contrações se intensificaram e começaram a pegar ritmo. Fui até o oratório, na sala, e fiz uma oração pedindo proteção para mim e para o bebê, para dar tudo certo. Minha mãe, que mora bem perto, foi a primeira a aparecer, umas 8h30min. Trouxe café da manhã. O dia estava lindo, de sol. A claridade iluminava a sala de casa. Na sequência, em torno das 9h30min, a equipe chegou. Primeiro Adriana, doula, depois Driele, obstetriz, e Rose, enfermeira obstetra, com todo o aparato de um parto domiciliar. Até então, estava tudo bem tranquilo. Contrações suportáveis, clima leve. Ficamos todas conversando, enquanto eu quicava na bola de pilates. O Bernardo, meu primeiro filho, de 2 anos, acordou e se uniu a nós, na sala. Em um dado momento, pedi que Rose avaliasse a minha dilatação. Ela fez o toque, e foi uma surpresa ao constatarmos que eu já tinha de 5 cm para 6 cm de dilatação! Fiquei radiante. Pensei: "Sim, é hoje que o Arthur vai nascer!" Avisei meu marido e Talitha, fotógrafa, para que também viessem para cá. Em torno das 11h00min, Talitha começou a fotografar e meu marido passou a me massagear, se revezando com a doula. Fui mudando de posição, ouvindo as necessidades do meu corpo, seguindo os meus instintos. Agachei, fiquei de quatro, sentei no banquinho de cócoras. Aos poucos, o ambiente leve e descontraído foi se tornando mais sério e silencioso. Percebi uma movimentação da equipe, separando materiais e acessórios. As contrações foram se intensificando. Fui para o banheiro, para usar a água quente do chuveiro e da banheira, a fim de aliviar a dor na lombar. As coisas começaram a ficar menos nítidas. Além das massagens, me lembravam de respirar, vocalizar, soltar o maxilar durante as contrações. Meu corpo parecia ter assumido vida própria. Eu mudava de posição no banheiro, sem pensar. Agachava-me, me levantava, meus olhos fechavam. Eu não pensava, somente sentia. Como em um transe. Depois de um tempo, falei para Rose que queria outro toque. Descobrimos que a dilatação havia passado dos 9 cm. Que boa notícia... Hora de ir para a piscina.

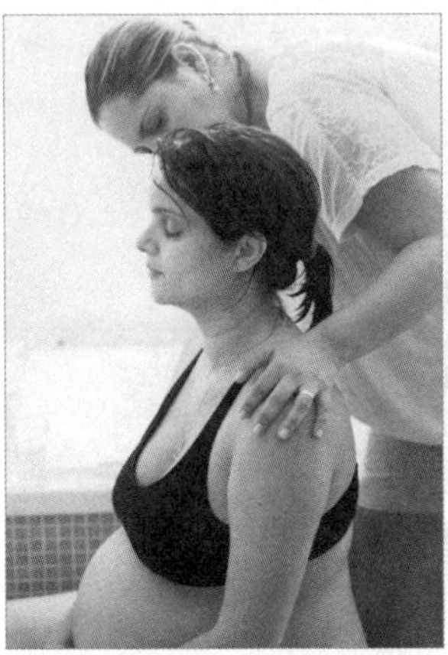

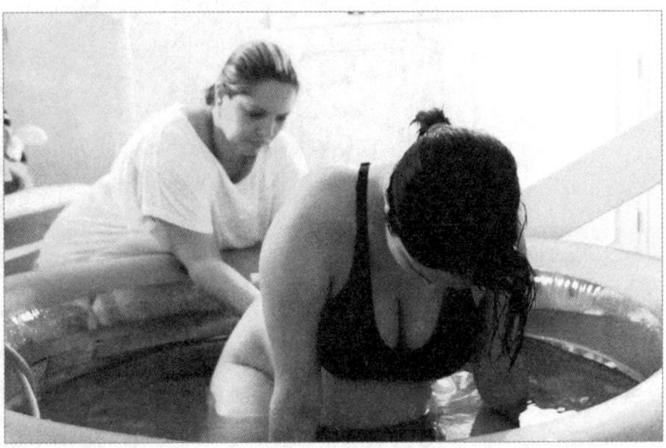

Era na água que eu havia imaginado muitas vezes o meu bebê nascendo. Entrei na piscina e as contrações continuaram. Então, me falaram para tentar sentir a cabeça do bebê colocando o dedo, para ver se ele já estava perto da saída. Fiz isso e senti que ele estava a uns 2 cm da saída, ainda dentro da bolsa, que permanecia intacta. "Falta pouco!", pensei. Até que comecei a sentir uma enorme vontade de fazer força. "É agora!" Na primeira força, a bolsa se rompeu.

Percebi o líquido amniótico saindo. Na segunda força, senti o bebê vindo. A cabeça parou na saída, eu continuei respirando – inspirando, expirando – e vocalizando. Levei minhas mãos até lá embaixo. Com as duas mãos, senti o Arthur coroando. Fiquei tão empolgada que não conseguia parar... Doía, ardia, mas continuei. Inspirei fundo e, na expiração, tentava ajudar a cabeça do bebê a sair. Ninguém me incomodou ou disse como agir. Éramos só eu, o meu corpo, os meus instintos e o bebê. Até que saiu a cabeça, e o corpinho veio deslizando na sequência, como um peixinho. Senti cada centímetro dele saindo de dentro de mim. Sensação incrível.

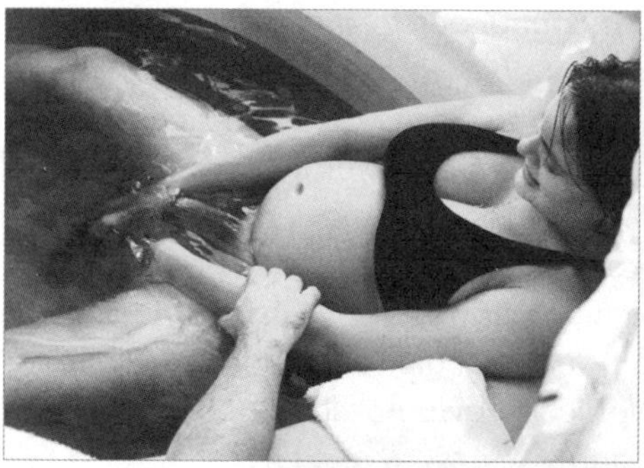

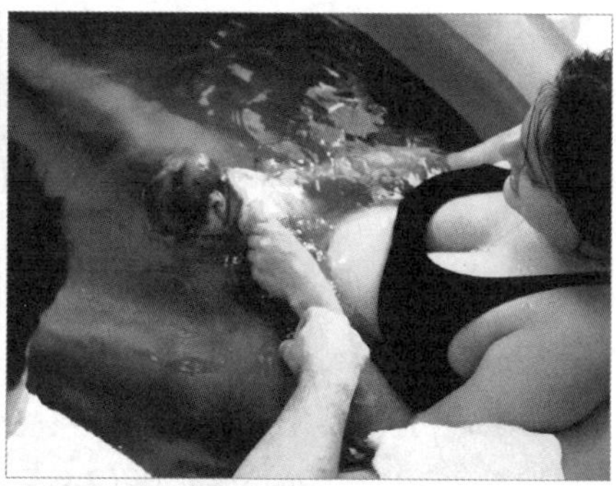

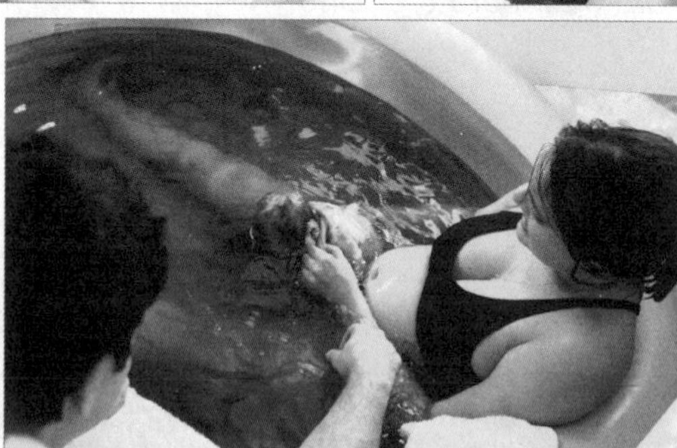

Tirei o meu filho de dentro da água, com as minhas mãos. Ele tinha, realmente uma circular de cordão no pescoço. Pincei o cordão do seu pescoço e coloquei meu bebê em cima de mim.

Pronto. Foi o momento mais precioso do parto, que só durou uns poucos segundos, mas que vai ficar impresso em minha mente para sempre.

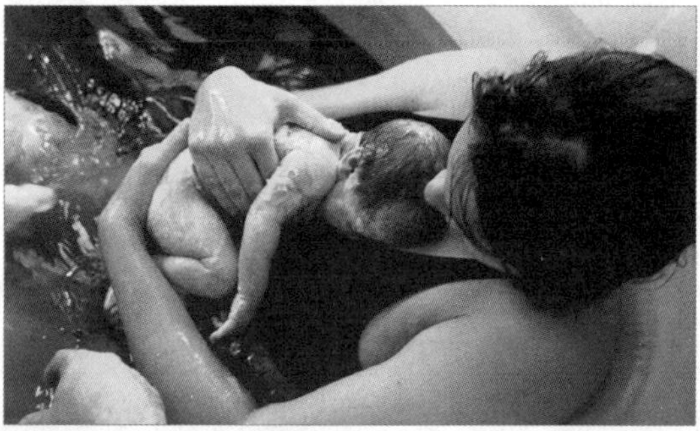

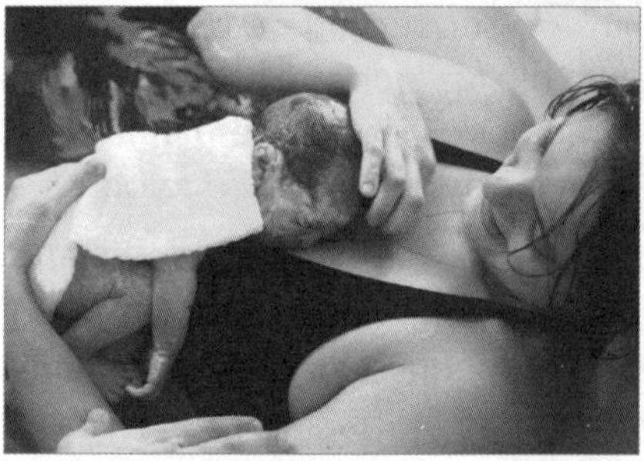

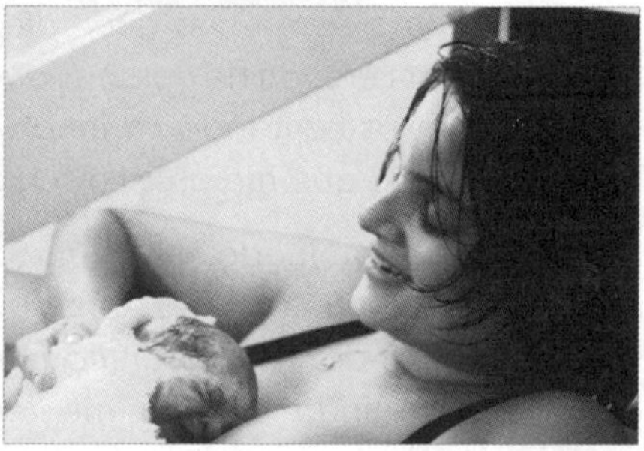

Sentimentos como alívio, alegria, realização, plenitude, amor – todos juntos e misturados – me inundaram. Ouvi alguém anunciar o horário do nascimento: 13h44min. Eu não conseguia parar de olhar para o meu bebê: esbranquiçado, molhado, quente, perfeito. E tranquilo, tão tranquilo... Tentei amamentar o Arthur, mas ele só me cheirou e deu umas lambidinhas com a sua linguinha minúscula. Eu o cobri com uns paninhos. Só tirei os meus olhos dele quando ouvi meu marido chorando do lado. Alessandro apertou minha mão esquerda, enquanto com a direita eu segurava nosso filho caçula. "Nós conseguimos, nós conseguimos! Amo vocês, meus meninos!" Ninguém nos interrompeu.

A equipe apenas observou aquele momento sagrado, como deve ser. Aliás, sei que estavam todas ali, mas ao mesmo tempo me eram invisíveis. O momento era só nosso: pai, mãe e filho. Foi tudo como eu havia desejado e visualizado em minha cabeça infinitas vezes. Não, mentira. Foi muito melhor.

Arthur nasceu com 2,950 kg, 50 cm de comprimento, 34 cm de perímetro cefálico. Forte e saudável, apgar 10/10."

Patrícia A. Graccho Simões

5) *Mãe:* Débora Soares Conceição

Parto domiciliar planejado em Curitiba/PR, atendido pelo Grupo Luar.
Pai: André Conceição / *Bebê:* Bernardo
Doula e fotos: Amanda Nunes

O nascimento do Bernardo foi o momento de maior transformação que vivi até hoje. O trabalho de parto foi bem tranquilo, tudo dentro do esperado. Mas para mim, que estava totalmente envolvida com a dor e as emoções da chegada do nosso primeiro filho, tudo parecia enorme.

O tempo corria num ritmo diferente, já não sabia o que eram horas ou minutos. Estar cercada de pessoas que eu amo fez toda a diferença. Escolhi cada uma delas com todo carinho. Meu marido, meu pai e minha mãe, além da equipe que me assistia: enfermeiro obstetra, doula e fotógrafa.

Quando fui examinada, uma única vez, por volta das 9h da manhã, soube que estava com três centímetros de dilatação do colo do útero. Me assustei. A dor estava muito intensa e apenas tinha alcançado três centímetros? Ainda deitada me lembrei de um conselho da famosa parteira americana Ina May Gaskin: "Diz para ela que o mesmo amor que colocou o bebê dentro da barriga é o que vai trazer o bebê pra ela!" Quando me levantei, meu marido estava ali, na minha frente, eu o abracei e beijei por um tempo. Nesse momento ficamos só nós dois e me senti amada. O trabalho de parto começou naquele momento. As dores ficaram mais intensas. Tomei um banho quente. Abracei e beijei o André novamente. Depois, outro banho e as dores já eram muito intensas.

Fiquei na nossa cama, em quatro apoios e recebi massagem. Senti o Bernardo descer e subir dentro de mim. Tinha uma vontade enorme de fazer força. André ficou na minha frente e eu me abracei a ele. Em algum momento o Fábio – enfermeiro obstetra que me assistia – sussurrou: "Quando vier a contração, tenta não fazer força, só assopra..." Não consegui. O André que estava bem conectado comigo começou a assoprar nas contrações e eu simplesmente segui o que ele fazia. Pouco tempo depois senti que em uma contração o Bernardo não subiu. Na contração seguinte sua cabeça saiu. Nesse momento eu me levantei, ficando ajoelhada, porque sabia que o André queria pegar nosso bebê.

E na contração seguinte o pequeno corpinho do nosso menino escorregou de dentro de mim. Foi a maior alegria e a maior emoção que já senti em minha vida! Eram 11h12min do dia 11/12/2013.

A dor é do tamanho que a gente deixa que ela seja. Mas nossa força supera tudo!

Débora Soares Conceição

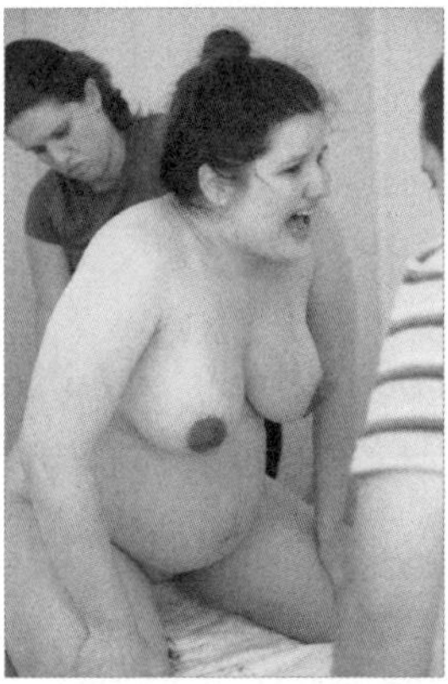

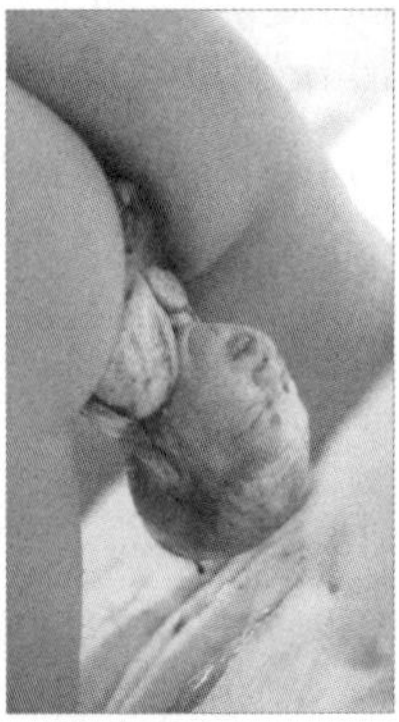

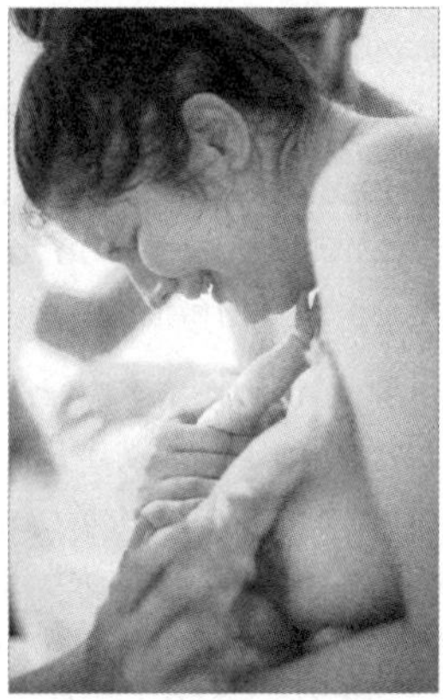

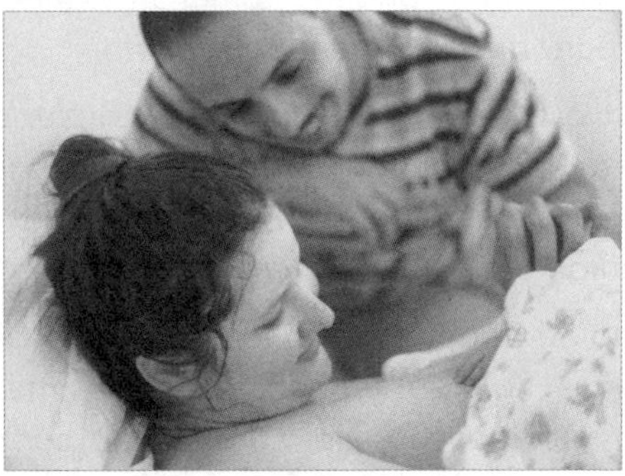

6) Mãe: Karla Moreira Bastos

Primeira gestação, Casa de Parto do Hospital Sofia Feldman
Pai: Gustavo / Bebê: Arthur
Doula e fotos: Kalu Brum

Quando engravidei não sabia nada sobre as mudanças que a gestação e o parto fariam em minha vida. Essas mudanças eram e foram muito importantes ao meu retorno a mim mesma!

Através do grupo Isthar conheci o Hospital Sofia Feldman, que visitamos e escolhemos como o local do nascimento do Arthur.

As consultas que tive, a prática de yoga e as terapias que me ofereceram no hospital foram muito benéficas para a adaptação às mudanças que meu corpo e mente passavam nesta fase!

Na terça-feira, dia 25 de março, quando me deitei para dormir, cerca das 22h40min, senti um líquido escorrendo em minhas pernas, corri para o banheiro e mais um pouquinho escorreu... com uma felicidade contida disse ao meu marido: "Acho que está na hora, mas não se preocupe, vamos esperar as contrações se intensificarem, durma bem, pois vou precisar de você na hora do parto!" Fui me preparar, arrumei a casa, fiz até um estoque de comida e congelei, tomei um banho e avisei a Kalu, a doula que escolhi para me acompanhar no parto.

Cheguei no hospital à 01h40min da manhã, fui conduzida à casa de parto e fui conduzida ao quarto com banheira! Quando cheguei lá, dei o maior valor àquela privacidade e conforto! Ter um quarto com um banheiro só para mim, representou um conforto incrível!

É interessante como não damos por o tempo passar, de repente já eram 10 horas da manhã. A Kalu e a enfermeira Monick me sugeriram ir para a Casa de Terapias Alternativas – lá, fui atendida por cerca de 2 horas. Fiz escaldapés e tomei homeopatia! Fiquei muito feliz por o Gustavo ter podido conhecer a Casa de Terapias Alternativas, é fantástica!

No começo, eu estava controlando as dores com a respiração. É muito bom contrair o abdome ao expirar, alivia muito a dor das contrações. No início foi muito tranquilo, porque elas duravam cerca de 40 segundos e estavam espaçadas em 8 minutos. Depois, perdi o controle da frequência das contrações!

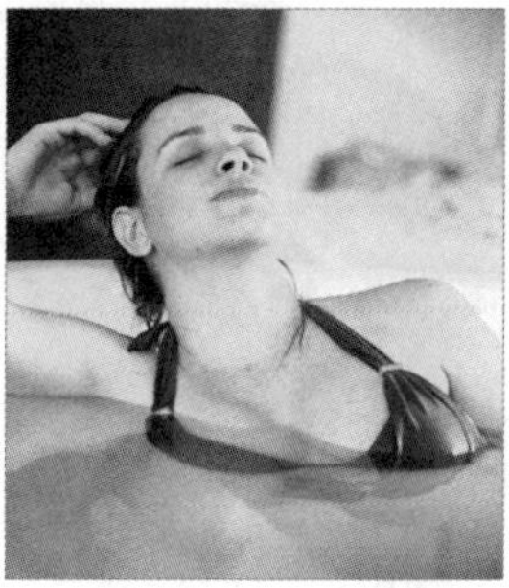

À medida que as contrações aumentavam em frequência e em dor, fui me desconcentrando e o medo aumentou, eu tinha muito medo de ficar machucada pelo parto. (Agora já adianto que isso é a maior besteira!) A Kalu sempre me lembrava da respiração e dizia que manter a boca aberta era uma boa forma de deixar fluir a energia para a saída do bebê. Quem assistiu o vídeo do meu parto viu o meu bocão! Teve uma hora que a Kalu me sugeriu colocar a minha mão para sentir o bebê! Nesse momento senti o seu cabelinho muito macio, e fiquei com muito medo de ele não conseguir passar pelo orifício! (Agora dou muitas risadas disso!) Pensei em desistir, e olha que já estava com o pé na linha de chegada! Esse foi o momento mais lindo! Por que a Kalu e o Gustavo seguraram as minhas mãos e me passaram a confiança que eu precisava naquele momento.

Não me lembro de ter sentido dor alguma no momento expulsivo. Primeiro saiu a cabecinha até a altura dos olhinhos, senti um alívio, depois, no segundo puxo, saíram os ombrinhos, fiquei em paz e decidi fazer mais uma força, ele já estava então fora de mim!

O Gustavo estava a postos para me ajudar, eu queria muita delicadeza para tê-lo em meus braços. Deixei o meu pequeno Arthur submerso enquanto ajeitava o corpinho para desenrolar o cordão.

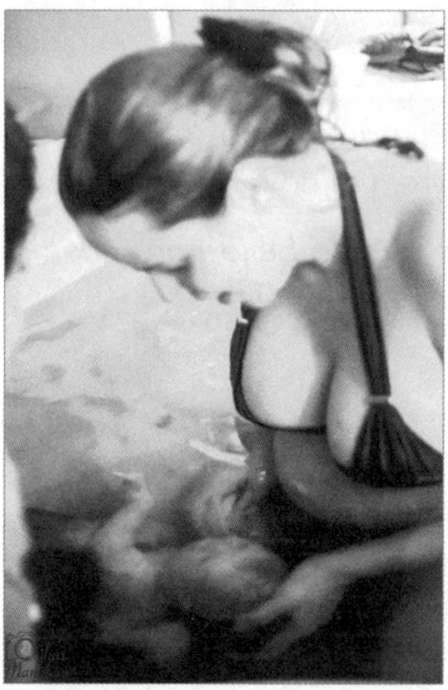

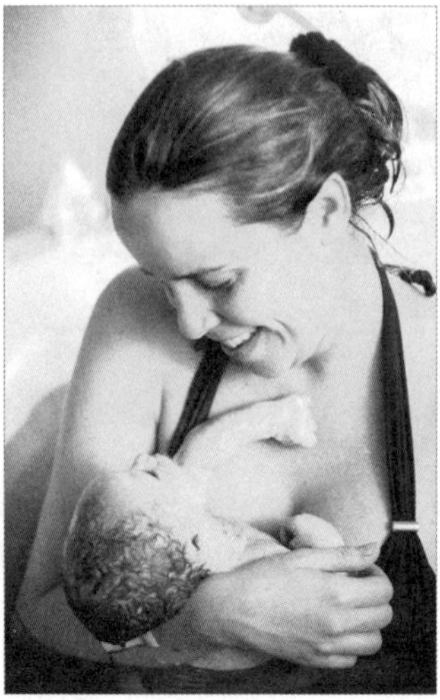

Já veio de olhinhos abertos, olhando para mim! Conheceu a minha imagem, sentiu o meu cheiro e o meu toque!! Nasceu sem chorar, nasceu sem traumas!

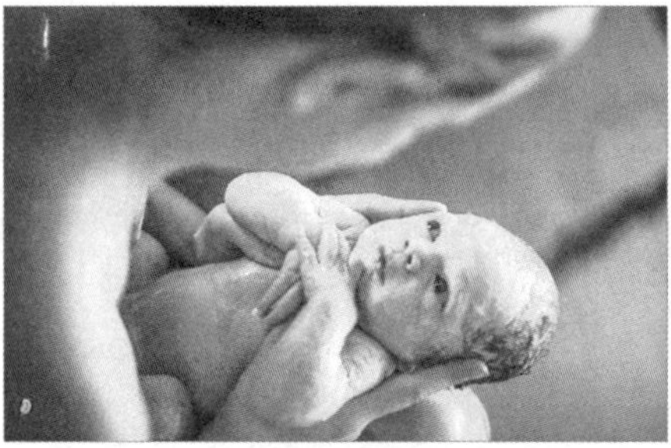

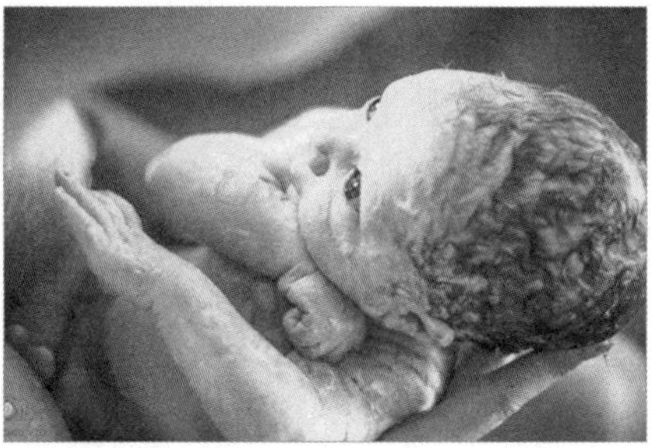

Foi um momento de muito amor e tinha em minhas mãos o mistério, o futuro, um novo destino!

Um grande beijo para quem acredita em um mundo melhor a partir de partos melhores!

Karla Moreira Bastos

7) *Mãe:* Isadora Fernanda Nunes Kern

Segunda gestação. Parto na maternidade do Hospital Sofia Feldman.
Pai: Thiago Prado Fontoura / *Bebê:* Henri
Doula e fotos: Kalu Brum

Uma em cada quatro mulheres sofre violência obstétrica. São impedidas de caminhar, beber água, desencorajadas. Têm os braços amarrados. Sobem em suas barrigas, cortam-lhes o períneo, levam o bebê para longe que sofre uma série de procedimentos desnecessários como aspiração, colírio.

Isadora passou por tudo isso em seu primeiro parto. Com bolsa rota, teve um parto induzido. Foi orientada a fazer força sem vontade, amarrada, cortada e sua filha afastada nas horas mais importantes.

Grávida de um menino ainda sem nome, buscou um novo caminho, mas principalmente caminhou para dentro de si mesma. Parir é renascer, como a fênix tatuada nas costas de Isadora.

No dia 06/05 começou com contrações leves, já com 41 semanas e uma ansiedade monstra começou a bater na porta. Isadora me ligou 8h, e às 9h30min eu estava em sua casa.

Tranquila, conversávamos com pausas a cada 5 minutos para uma massagem e o silêncio cheio de gemidos de uma manhã sépia de outono.

Às 11h chegou a enfermeira obstetra Mirian para avaliação. Para surpresa de todos, 8 cm e bolsa íntegra.

Isadora sorria com muita tranquilidade. A transição parecia leve.

Chegamos ao Sofia em 30 minutos. Isadora fechava os olhos para sentir o vento em sua face doce. Fomos para o quarto Dona Beija do Hospital Sofia Feldman. Na banheira ela sentia grande alívio das contrações intensas e longas.

A bolsa rompeu e havia mecônio. Com o bebê ainda alto foi orientada a ir para a cama. Gritou alto para afugentar todos os seus fantasmas, para curar de vez todas as dores. Bebeu água para matar a sede do outro parto.

De cócoras, amparada pelo marido, foi convidada a tocar seu bebê. E sorriu. Ela conseguiu! Mais algumas contrações e às 13h18min seu bebê estava em seus braços.

Esperaram o cordão parar de pulsar para cortá-lo. E o bebê, ainda sem nome, com seus 3,900 kg e 54 cm mamou no seu colo. Recebeu a visita da irmã, Liz (2 anos), que acompanhava o parto e com seu olhar curioso parecia descobrir aquele bebê careca e rosa.

Hoje, uma mulher foi respeitada e uma parteira ajoelhou-se a seus pés para receber o seu filho. Uma mulher parindo está num pedestal, perto dos céus, e nós nos esticamos para tocar sua essência, agora curada pelo filho parido, pelo parto respeitoso, pelo protagonismo que abraçou suas entranhas, saiu como um grito por sua boca.

Hoje, mais uma mulher foi tratada como deusa. Mais um bebê foi recebido como um ser especial, tendo seu corpo respeitado e sua alma impressa de amor.

Hoje, eu vi o mundo mudar mais um pouco. Porque cada bebê parido, bem parido, muda o mundo para sempre.

Relato da doula *Kalu Brum*

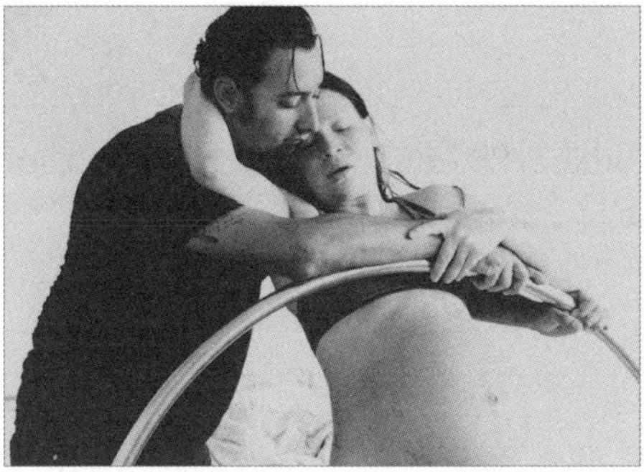

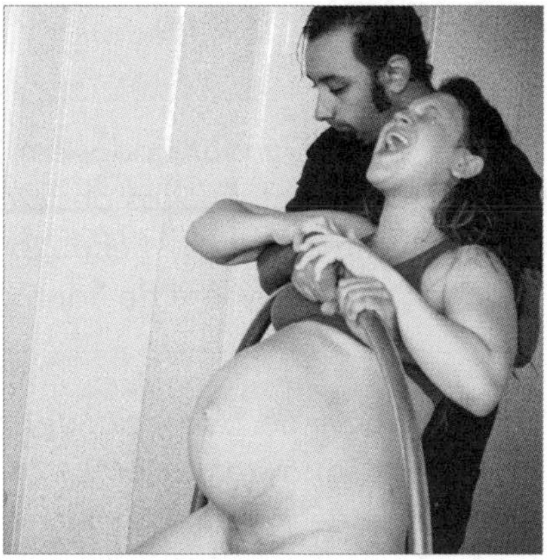

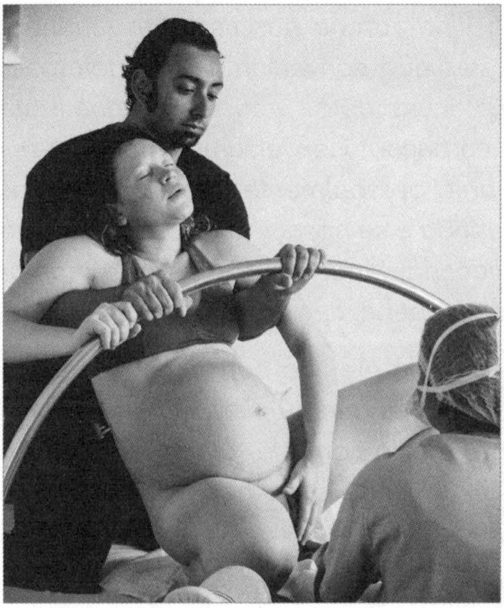

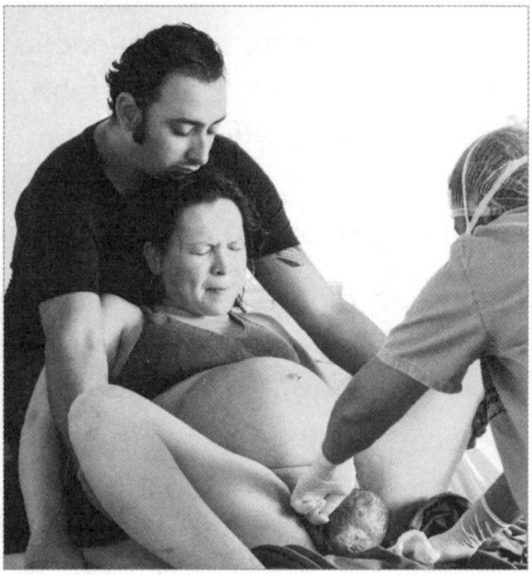

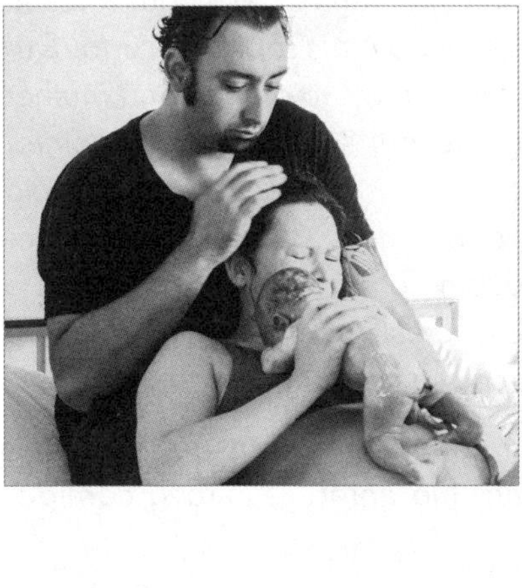

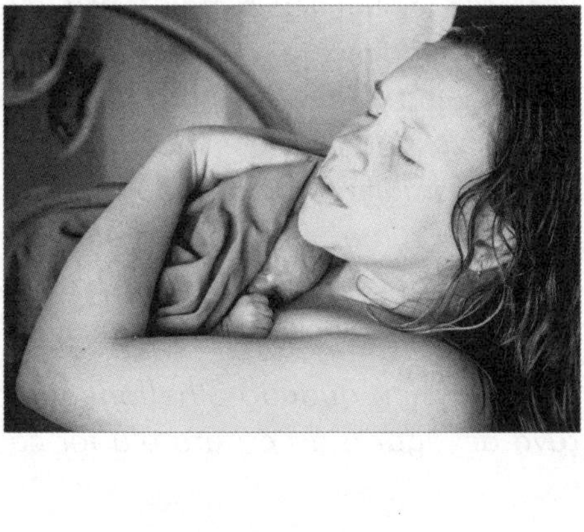

8) *Mãe:* Stheffany Nering

Parto domiciliar planejado, em Curitiba/PR, atendido pelo Grupo Luar – equipe de enfermeiros obstetras.
Pai: Gustavo Nering / *Bebê:* Lorena
Doula: Talia Gevaerd de Souza / *Fotos:* Simone Maurina

Stheffany veio de outra cidade, do interior de Santa Catarina, porque queria um parto domiciliar. Ela e seu marido Gustavo estudaram muito antes de se decidirem. Na cidade em que eles moravam – São Bento do Sul – não havia o tipo de assistência que eles precisavam e queriam. Por isso, se organizaram para que sua filha Lorena nascesse em Curitiba, num parto domiciliar. Na primeira vez que conversamos, por telefone, quando ela ainda estava grávida, e procurando os profissionais que iriam atendê-la, senti sua determinação e empenho. Conversamos muitas vezes depois disso, tanto por telefone quanto pessoalmente. Nos últimos dias da gestação, Stheffany veio para Curitiba e se hospedou na casa de uma grande amiga – onde o parto aconteceria. Procurou descansar e manter sua atenção focada em seu corpo e seu bebê.

Então, um dia pela manhã, bem cedo, ela me liga para comunicar que o trabalho de parto estava começando, mas que eu ainda não precisava ir até ela. Uma das enfermeiras já estava lá com ela, acompanhando a evolução do processo e o bem-estar da mãe e da bebê. Passaram-se algumas horas, e então ela me chamou.

O trabalho de parto durou o dia todo. Na maior parte do tempo, Stheffany ficou dentro da piscina montada no quarto. Ela mantinha os olhos fechados e respirava profundamente. Suas contrações eram próximas umas das outras. Às vezes, eu notava que ela tinha momentos de angústia. Sua expressão facial ficava mais tensa, a respiração mais rápida e curta. Durante o atendimento, uma doula precisa ter toda a sua atenção na mulher em trabalho de parto – para que possa perceber seu estado de espírito, suas necessidades, seus momentos de força e os momentos em que ela se sente fragilizada, cansada, perdida, agoniada... Quando uma situação desta surge, a doula está atenta e acolhe a mãe. Procura ajudá-la a se acalmar novamente, ou a expressar o que está sentindo, ou oferece à mãe uma referência de segurança, de apoio e de tranquilidade.

Sendo assim, quando Stheffany tinha momentos de tensão, eu respirava devagar e dizia para ela ter calma. Ela então respirava comigo, naturalmente desacelerando e aprofundando a respiração. E reencontrava sua concentração, para seguir em frente no trabalho de parto.

Ela própria se conduziu durante o trabalho de parto. Adotou as posições que quis, fez os sons que sentiu vontade. Vivenciou o processo de parto em seu próprio tempo e ritmo.

Gustavo, seu marido, foi fundamental. Ele não saiu do lado dela em nenhum instante. Manteve-se calmo e disponível para ela.

As horas se passaram assim. O quarto sempre na penumbra e os presentes só falavam o estritamente necessário, para não atrapalhar a concentração de Stheffany.

Já de noitinha, começou o período expulsivo – o parto em si aconteceu fora da banheira, com a mãe em posição vertical, ajoelhada e com o tronco inclinado para a frente. Também na penumbra. As enfermeiras monitoravam o processo com ajuda de lanterna e Lorena nasceu perfeita, saudável e linda. Foi direto para os braços da mãe.

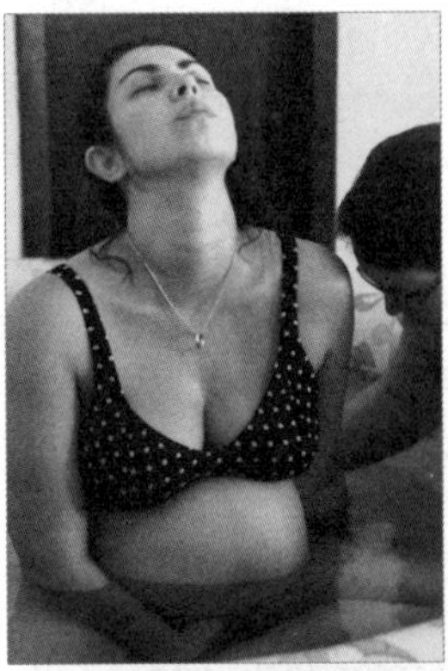

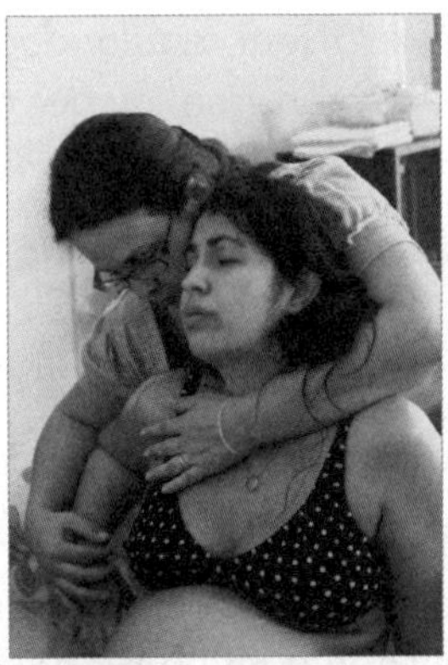

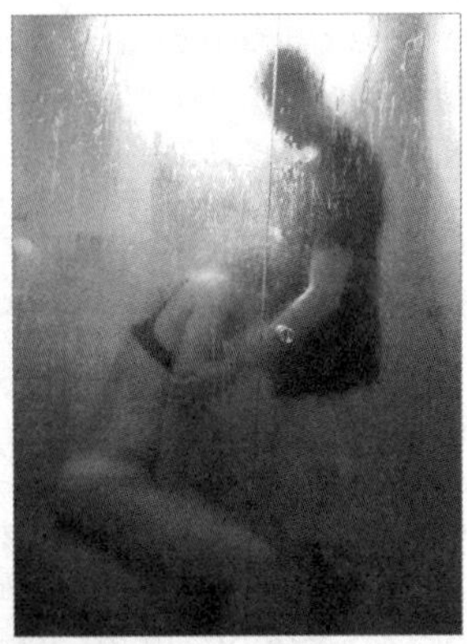

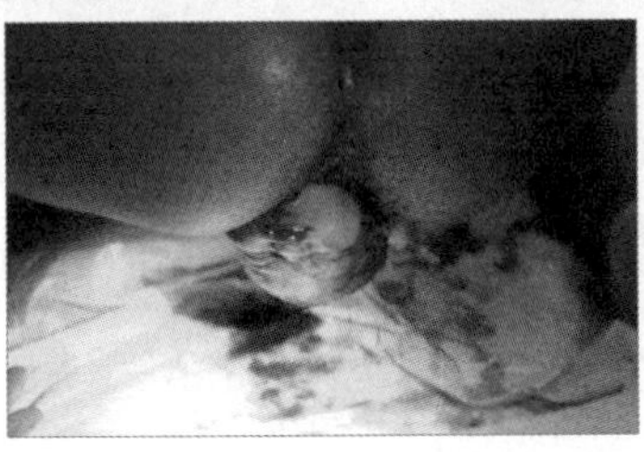

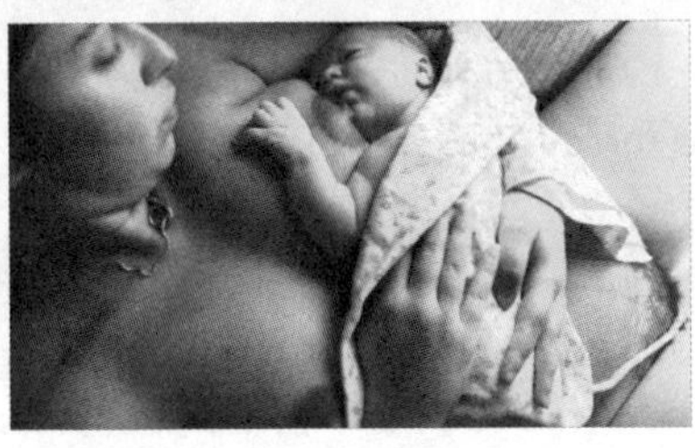

Em 2014, nasceu o segundo filho de Stheffany e Gustavo. Outro parto domiciliar planejado, desta vez no Nordeste do Brasil, onde a família morava!

Relato da doula *Talia Gevaerd de Souza*

9) Mãe: Ana Paula Cervellini

Parto natural no quarto da maternidade, em Curitiba/PR, atendido pelo médico obstetra Cecílio Toniolo Neto.
Pai: Gustavo / *Bebê:* Melissa
Doula: Talia Gevaerd de Souza / *Fotos:* Simone Maurina

"Ana Paula é musicista. Passou a gestação tocando violino, dançando, praticando yoga para gestantes e preparando-se para o parto. Encontrou um médico que respeitou suas vontades. Então, se tudo corresse bem, ela teria sua filha na maternidade, mas no quarto e não no centro obstétrico. Durante a gestação, exames detectaram um pouquinho de diabetes gestacional que Ana Paula conseguiu controlar muito bem com cuidados com a alimentação.

No sábado de noitinha, recebi uma mensagem pelo celular, em torno de 20h30min: "Oie Talia! Tudo bem por aí? Ontem tive muitas contrações e hoje aumentaram, mas ainda sem regularidade... Agora começaram a doer... Tipo uma dor de cólica menstrual ou dor de barriga. Pode ser início de trabalho de parto? Bjs. Ana."

E eu respondi que poderia ser trabalho de parto sim. Tentei ligar para ela, para conversamos melhor. Mas a ligação não completava, então mandei outra mensagem para ela contando isso. Olha só a resposta que recebi:

"Estou tocando em um casamento...hehe... deve terminar em meia hora... "

Ela estava no meio de um casamento e no início do trabalho de parto!!! Imagina se os noivos soubessem que a bebê da musicista nasceria no outro dia de manhã, hein? Deve ser algum bom sinal de felicidade conjugal!

Algum tempo depois, recebi outra mensagem: "Querida, as contrações estão mais fortes e mais frequentes e agora começou a sangrar... Estamos indo para o hospital!".

Ao falarmos pelo telefone, Ana Paula pediu que eu esperasse em casa. Uns 45 minutos depois, veio a ligação a pedir que eu fosse. Cheguei na maternidade em torno de 03h45min da madrugada. Os corredores estavam quietos naquela hora. Entrei no quarto e encontrei o companheiro de Ana Paula, a irmã, a amiga e fotógrafa Simone e a própria mãe. Linda e majestosa como uma rainha, estava deitada de lado na cama, bem quietinha. Quando a contração chegava, ela ficava em quatro apoios em cima da cama, movimentava o corpo um pouco para a frente e para trás, soltava o ar pela boca com um som baixinho de 'aaa'. Quando a contração passava, ela deitava de novo para descansar.

O quarto era pequeno, e tentávamos falar pouco e baixo, para não tirar a concentração dela. Ela dizia que estava doendo muito. Teve um momento que ela falou: "Ai, eu queria estar deitada na minha cama dormindo!".

Mesmo doendo, mesmo sendo difícil e se sentindo cansada, eu podia perceber como ela estava concentrada no trabalho de parto. Ela sabia que era importante para a saúde da filha passar pelo trabalho de parto, que prepara todos os órgãos internos do bebê para funcionar pela primeira vez após o nascimento. O tempo do bebê para nascer – que nós adultos não sabemos ao certo porque, às vezes, demora muito e outras vezes pouco – é ouro!

A expressão facial dela foi mudando com o tempo. Estava cansada, e isto transparecia em seu rosto. Seu olhar estava mais distante e a boca semiaberta. Mãe e bebê estavam progredindo.

Às vezes ela ia ao banheiro. Depois voltava. Posso dizer que Ana Paula praticamente só fez o que queria. O ritmo dos acontecimentos foi quase exclusivamente ditado por ela. Numa destas idas ao banheiro, a bolsa das águas rompeu. De lá de dentro, ouvimos a notícia! O companheiro Gustavo, e a irmã de Ana Paula, Bia, deram um pulo da cadeira e me olharam espantados. Eu disse: 'Calma, gente.' – num tom de voz bem tranquilo, já que eu queria demonstrar que tudo seguia muito bem. O líquido amniótico veio bem clarinho, o que era um bom sinal.

Ao longo do trabalho de parto, a posição campeã era quatro apoios, mas Ana Paula também ficou em pé apoiada na parede junto da janela, e acocorada ao lado da cama.

Lindas canções enchiam o ar e ajudavam a criar uma conexão com os elementos de sagrado e misterioso, presentes na chegada de uma nova pessoa nesta Terra. Quando o parto estava se aproximando, Ana Paula pediu para desligar a música. Penso que, talvez, a força do parto que é muito raiz, terra e força pura, pedisse a simplicidade do silêncio para acontecer. O parto é cru. Mesmo sendo mágico, tem que ser vivido pela pessoa – a pessoa que nasce e a mulher que dá a luz. É solitário e cru. Sem música. Parir e nascer apenas.

Esse parir exigiu toda a força de Ana Paula. Mas ela teria permanecido naquela situação pelo tempo que fosse necessário. Estar cansada não a derrubava. Ela seguia em frente e pronto. Assim, ela mudou várias vezes de posição enquanto se esforçava para a filha nascer: acocorada no chão ao lado da cama (nessa hora, ela conseguiu sentir a cabecinha da bebê com a mão. Ela disse: 'A cabecinha dela está aqui!'), em quatro apoios, sentada ajoelhada em cima da cama e deitada de lado, que foi a posição final em que o parto aconteceu.

O obstetra e o pediatra estavam no quarto conosco durante o período expulsivo.

E quando a pequena Melissa nasceu afinal, foi diretamente para o colo de sua mãe. Ela estava deitada na cama e tinha os pés virados para a parede. Eu estava atrás dela e não vi o seu rosto, mas podia ver o rostinho da pequena Melissa. O pai e a tia da pequena recém-nascida começaram a chorar de emoção. Eles riam e choravam ao mesmo tempo e se aproximaram de Ana Paula, para dar as boas-vindas à pequena. Foi um esplendor. Ela chorou um pouquinho, mas logo estava muito tranquila, com os olhos bem abertos e alertas – eu conseguia ver seu rostinho tão bonitinho e seus olhinhos abertos, e sentia meu coração pulsando de amor e alegria!

O cordão umbilical ficou pulsando livremente durante muitos minutos, e foi cortado pelo pai quando já estava branco e sem sangue! Ana Paula teve apenas uma pequenina laceração no períneo, que não precisou de pontos e sarou sozinha ao longo dos dias."

Relato da doula *Talia Gevaerd de Souza*

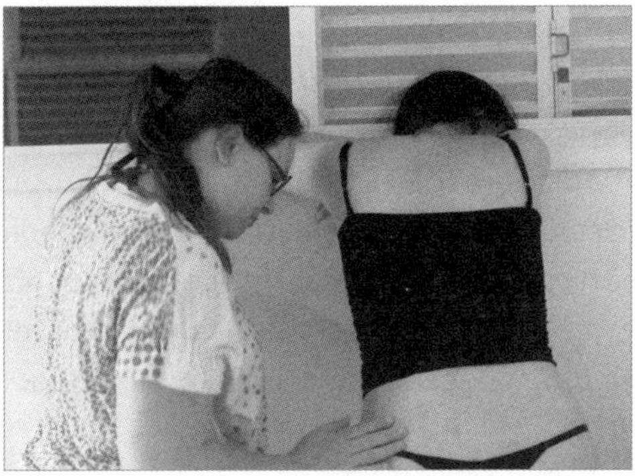

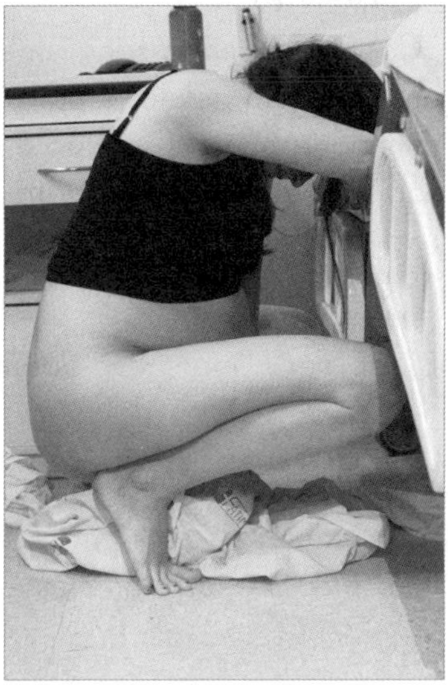

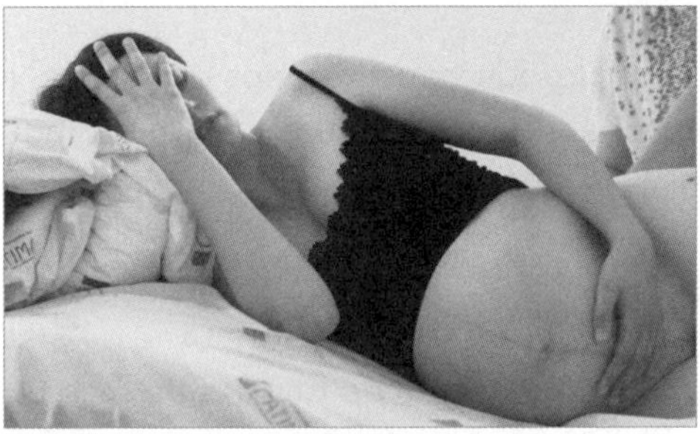

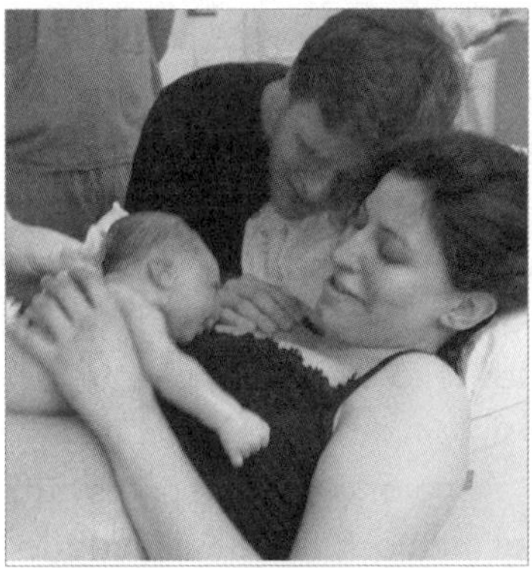

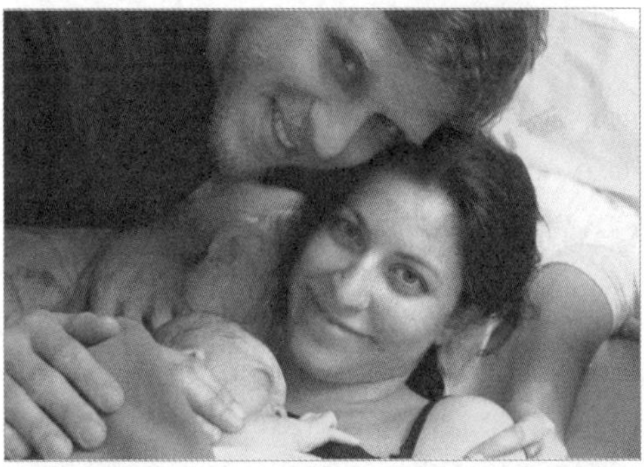

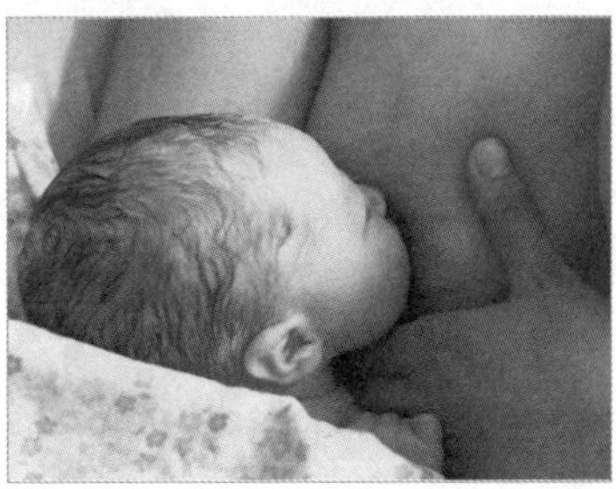

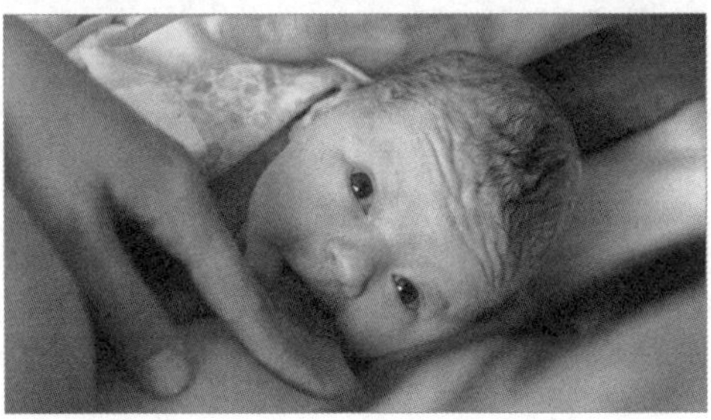

Glossário

ABORTAMENTO

Caso você tenha sangramento repentino, dor abdominal ou contrações, vá para a cama, telefone para seu médico imediatamente e tome um pouco de conhaque ou *whisky*. Não é tão raro assim a ocorrência de abortamentos. Porém, leva algum tempo para o abortamento acontecer, e ficar preocupada não vai ajudar. É aconselhável fazer yoga antes de ficar grávida outra vez e procurar algum tipo de orientação psicológica, se sentir que isso vai ajudar.

ACIDOSE, ver *Alimentação durante o parto.*

ÁLCOOL

Quando ingerido em excesso o álcool pode causar danos ao bebê. Não há problemas se beber um copo de vez em quando. Durante o trabalho de parto o álcool interrompe as contrações – é usado para ajudar a prevenir abortamentos evitáveis.

ALIMENTAÇÃO DURANTE O PARTO

Quando se está em trabalho de parto a tendência do organismo é esvaziar seus conteúdos. Não é uma boa ideia fazer grandes refeições ou comer comida pesada. Por outro lado, se você tiver um trabalho de parto demorado vai precisar de alguma comida para sustentá-la ou vai ficar exausta. Se isso acontecer você pode se sentir inferiorizada e sem valor, e o trabalho de parto pode parar de progredir bem. Em termos médicos, você entrará em um estado de "acidose".* Se for feito um exame de urina e forem encontrados corpos cetônicos, esse é um sintoma da cetoacidose.

A maioria dos hospitais não permite a uma parturiente ingerir nenhum tipo de alimento (pela possibilidade de se precisar de uma cesariana), e preferem colocar um soro glicosado para evitar a cetoacidose. A desvantagem é que isso implica você ficar imobilizada no leito e deitada, e continuar com fome! A acidose pode ser evitada das seguintes maneiras:

- No início do trabalho de parto faça uma refeição leve.
  Sugestão: algumas torradas, ovo, iogurte com germe de trigo e mel ou uma sopa.
- Se o seu trabalho de parto estiver demorado e você tiver fome, coma outra

* Cetose, no original; no Brasil, é também conhecido como cetoacidose. (N.T.)

refeição leve; algumas colheres de caldo ou uma sopa leve também podem ser indicadas.

- Coma alguma coisa doce de vez em quando, como uma colher de mel em água quente ou chá natural, suco de uva ou de maçã. Se de ficar em acidose, coloque um pouco de açúcar na boca e tome alguns goles de suco de fruta (evite frutas ácidas) entre as contrações. Uma vez em franco trabalho de parto, uns goles de água são tudo o que você vai precisar ou querer.*
- Verifique se seu marido ou companheiro tem acesso a algum tipo de alimento no hospital, pois é pouco provável que tenham tempo para oferecer algo em um hospital muito movimentado.

AMAMENTAÇÃO

É importante aprender um pouco sobre amamentação e como cuidar de um bebê antes do final da gestação. Um Parto Ativo, seguido por um bom estabelecimento de relação mãe-filho nas primeiras horas depois do parto, são os fundamentos de uma boa amamentação. Quando a fisiologia natural não é perturbada, um acontecimento se segue ao outro naturalmente (ver Capítulo 9). Entretanto, podem haver problemas com o estabelecimento da amamentação nos primeiros dias e, às vezes, pode se precisar de uma orientação correta com rapidez. Entre em contato com profissionais ou instituições especializados ou que possam oferecer informações adequadas durante a gestação. Na Inglaterra temos "La Leche League" ou alguma conselheira do "National Childbirth Trust" (ver *Leituras recomendadas*, p.402).

AMNIOTOMIA – ROTURA ARTIFICIAL DA BOLSA (RAB)

É a perfuração das membranas que envolvem o bebê pela introdução de um instrumento perfurante, parecido com uma agulha de crochê, através do colo do útero. Consequentemente, o líquido amniótico vai sair e as contrações vão ficar mais intensas. Em algumas situações se rompe a bolsa como opção para indução ou condução do trabalho de parto, mas em alguns hospitais é um procedimento de rotina na admissão. Geralmente a bolsa se rompe espontaneamente, seja antes, durante ou na hora do parto. Na maioria dos casos ela se rompe perto do final do período de dilatação. Não há necessidade de rompê-la artificialmente; na verdade, tal conduta traz algumas desvantagens:

- Existe um veio de líquido entre a cabeça do bebê e o útero que se contrai,

* Há mulheres que bebem água de côco ou suco natural. (N.T.)

que é perdido ao se romper a bolsa, determinando um aumento da pressão sobre a cabeça e no cordão, e provocando contrações uterinas mais fortes. Isso pode levar à diminuição da oferta de sangue que vai e volta para o bebê, e há algumas evidências que indicam que o ritmo cardíaco fetal desacelera um pouco.

- Aumenta a possibilidade de infecções, pois as membranas intactas e o líquido amniótico protejem o bebê.
- As contrações podem ficar mais fortes de um momento para o outro e mais doloridas depois da rotura da bolsa, e esse aumento súbito na intensidade das contrações pode ser muito difícil de ser suportado pela mãe.
- É provável que seja mais confortável para o bebê ter uma camada de líquido entre sua cabeça e as fortes contrações uterinas.

Entretanto, algumas vezes se realiza a amniotomia quando há sinais de condição fetal não tranquilizadora (como variação do batimento cardíaco do bebê), pois ajudará a avaliar a condição do bebê pela avaliação da cor do líquido amniótico. Caso o bebê tenha eliminado mecônio (primeira eliminação intestinal do bebê), o líquido mudará de cor e ficará esverdeado ou amarronzado. Essa é uma indicação de que o bebê pode estar numa condição fetal não tranquilizadora. É possível avaliar o líquido amniótico sem romper a bolsa, utilizando um aparelho chamado amnioscópio. Caso seja necessário fazer uma monitoração do coração do bebê com o eletrodo no escalpo, a rotura da bolsa é condição básica.

Rotura prematura da bolsa

Caso sua bolsa rompa antes de você entrar em trabalho de parto, há um certo aumento da possibilidade de infecções, pois não existe mais a barreira mecânica de proteção ao bebê. Geralmente não acontecem infecções e você entra espontaneamente em trabalho de parto em poucas horas, mas algumas vezes pode levar certo tempo para que isso aconteça. Se não entrar em trabalho de parto em 12 horas, o risco de infecção é maior, embora muitas mulheres levem muitos dias para entrar em trabalho de parto sem apresentar infecção.

Para prevenir infecções você deve se manter bem asseada e lavar os genitais cada vez que for ao banheiro. Evite banhos de banheira, preferindo o chuveiro; no caso de entrar em uma banheira, fique de joelhos. (Não há problema de se deitar em uma banheira quando estiver com contrações).

Pílulas de alho e vitamina C agem como antibióticos naturais e ajudam a prevenir infecções sem nenhum efeito danoso sobre o bebê. Tome 7-8 pílulas de alho por dia e 1 grama de vitamina C a cada 2-3 horas até entrar em trabalho de parto.

A acupuntura pode ser um eficiente meio para desencadear o trabalho de parto. Certifique-se de que o acupuntor tem experiência com gestantes e parto. Se as contrações não começarem em 24 horas, a obstetriz pode ajudar fazendo uma massagem do colo para estimular a liberação de prostaglandinas ou administrar uma dose de um laxativo ou um enema (enteroclisma). É melhor evitar o toque vaginal pois ele aumenta o risco de infecção.

Os sintomas de infecção podem ser: corrimento vaginal com cheiro desagradável ou febre.

ANEMIA

Se você tiver anemia seu bebê poderá sofrer, pois menos oxigênio será transportado para a placenta. Também haverá maior chance de sangramento depois do parto e maior chance de infecção.

Coma mais alimentos ricos em proteínas (o fígado é rico em ferro), folhas verdes, damasco desidratado e tome vitaminas B, B_{12} e C. Quanto aos medicamentos com ferro, absorvíveis pelo trato gastrointestinal, seu médico poderá indicar os nomes. Existem alguns preparados naturais que podem ser encontrados em lojas de produtos naturais para anemia. Pode ser interessante consultar um médico homeopata ou naturalista.

APRESENTAÇÃO PÉLVICA, ver pp.267, 319.

APRESENTAÇÕES POSTERIORES, ver *Apresentações incomuns*, p.317.

AZIA

É um acontecimento muito comum nas gestações e ocorre devido a uma diminuição no tônus da válvula que fica entre o esôfago e o estômago, causada pelos hormônios (os mesmos que deixaram suas articulações mais frouxas); portanto, a comida tem a tendência de voltar para cima. Dê preferência para alimentações mais frequentes e com menor quantidade de comida e evite frutas ácidas. Experimente alguns exercícios de alongamento (ver p.149). Faça um suco de umeboshi: junte 3 ameixas umeboshi (de uma loja de produtos naturais confiável), cozinhe em meio litro de água e mantenha o suco na geladeira. Tome uns goles quando tiver azia. O medicamento homeopático *Nux vomica C30* pode ajudar quando a azia for muito intensa, mas não o tome rotineiramente. Evite comer nas três horas que antecedem o horário que você vai dormir.

BOLSA ROTA, ver *Amniotomia*.

CÃIBRAS

Ocorrem nas pernas e não se sabe ao certo a causa, mas é sabido que exercícios (ver *Sequência de exercícios VI, n.1*, p.150) geralmente ajudam a eliminá-las. Quando tiver uma, estique o calcanhar, trazendo os dedos do pé para próximo do corpo, e aperte com força os músculos. Quando se inicia o alongamento, algumas vezes são comuns cãibras nos pés, na posição de joelhos. Normalmente, com a prática, isso vai passar. Suplementação de cálcio pode ser útil (verifique se ele vem combinado com magnésio e sem chumbo).

CEFALEIAS

Podem acontecer com maior frequência durante a gravidez. Alimente-se bem, durma satisfatoriamente e não faça nada em excesso. Quando sentir que uma dor de cabeça está por acontecer, faça os exercícios de cabeça e pescoço (ver *Sequência de exercícios IV, n.2*, p.141). Faça alguns exercícios para alongar os ombros (ver pp.147-150). Faça a respiração abdominal e relaxe em um quarto escuro por alguns momentos. Você deve informar seu médico se estiver tendo cefaleias importantes ou com muita frequência. A osteopatia pode ser de muita ajuda.

CONDIÇÃO FETAL NÃO TRANQUILIZADORA

Significa que o bebê não está recebendo oxigênio suficiente, e geralmente implica na ocorrência dos seguintes sintomas:

1. Quando um bebê está em uma condição fetal não tranquilizadora, seu coração bate mais lentamente ou mais rápido que a faixa de normalidade e se mantém nesse patamar, sendo o limite de normalidade entre 120 e 160 batimentos por minuto.
2. Quando há privação de oxigênio para o bebê durante o trabalho de parto há uma tendência de relaxar o esfíncter anal, com a passagem do conteúdo do reto (mecônio) para o líquido amniótico, deixando-o de coloração marrom ou esverdeada. Um líquido meconial não é sempre indicativo de condição fetal não tranquilizadora, mas, conjuntamente com a variação do batimento cardíaco, é grande a possibilidade de estar acontecendo algum tipo de perturbação para o bebê. Se o bebê aspirar mecônio para os pulmões, isso pode causar uma congestão pulmonar e consequentemente algum problema respiratório.

   Não é necessário romper a bolsa para ver se o líquido está tingido de mecônio ou não.

Algumas causas de condição fetal não tranquilizadora:

- Compressão dos grandes vasos abdominais (que ocorre na posição deitada).
- Trabalho de parto prolongado.
- Indução de trabalho de parto prematura.
- Excesso de analgésicos como *Dolantina*, que deprime o sistema nervoso da mãe, diminuindo a quantidade de sangue que chega e sai do bebê.
- Patologia placentária.
- Prolapso, estrangulamento ou compressão do cordão.
- Diabetes ou toxemia da mãe.

Maneiras de evitar ou aliviar a condição fetal não tranquilizadora:

a. Manter a mãe ativa e em pé durante o trabalho de parto.

b. Se o coração do bebê estiver variando, experimente mudar para uma posição vertical ou ficar de joelhos.

c. Se a condição fetal não tranquilizadora acontecer no período expulsivo, a melhor maneira e mais rápida de a criança nascer é com a mãe na posição de cócoras sustentada.

d. Se o seu bebê entrar numa condição fetal não tranquilizadora, pode ser necessário lançar mão de fórceps, ventosa, ou de uma episiotomia e até mesmo de uma operação cesariana.

CONSTIPAÇÃO INTESTINAL

O melhor remédio é ficar na posição de cócoras e quanto mais vezes você ficar melhor. Também é bom comer farelo e frutas secas, tais como ameixa, no café da manhã. Existem medicamentos homeopáticos e fitoterápicos também. Assegure-se de que está consumindo líquidos em quantidade suficiente e que na dieta estão incluídas boas porções de vegetais, frutas cruas e saladas. Todos os cereais devem ser consumidos na sua forma integral, pois os refinados têm tendência obstipante. Antes de mais nada reflita se está indo ao banheiro todas as vezes que tem vontade, pois não seguir o desejo pode ajudar a prender o intestino. Caminhar e se exercitar todos os dias também é importante.

DATA PROVÁVEL DO PARTO (DPP)

Assim como algumas mulheres têm ciclo menstrual mais longo e outras mais curto, também têm diferentes durações do período gestacional. A data provável do parto é uma média estimada, podendo variar de duas ou até três semanas para mais ou para menos. O fato isolado de a gestação passar da data provável (sem nenhum outro indício de complicação) não é razão plausível para a indução do parto. É razão sim para uma observação mais cuidadosa e para testes de avaliação do funcionamento placentário (ver *Insuficiência placentária*). Entretanto isso não é necessário até 14 dias depois da data provável. Da mesma maneira, se você entrar em trabalho de parto duas ou três semanas antes da data provável, isso não significa que o bebê vai ser prematuro (ver *Amniotomia*).

DOR NAS COSTAS

Ao contrário da crença popular, as dores nas costas não deveriam ser um mal inevitável da gravidez. Com o avanço da gestação as articulações sofrem a ação dos hormônios liberados e o corpo tem que se adaptar ao aumento do peso. As dores lombares acontecem porque deve haver um desequilíbrio estrutural latente do qual você não tinha consciência antes de engravidar.

Os exercícios deste livro vão ajudar a prevenir ou aliviar essas dores, mas se as mesmas persistirem é essencial consultar um osteopata com experiência com gestantes. A dor pode acontecer na região lombar, na articulação sacro-ilíaca ou na coxofemoral, ou coluna torácica ou cervical. Outras dores que também são comuns acometem a sínfise púbica, a parte interna da coxa perto da virilha, a caixa torácica, a cabeça, o pescoço, os seios frontais e também os pulsos. Todas essas dores podem ser aliviadas com os exercícios recomendados e também com a ajuda de um osteopata.

EDEMA, ver *Retenção de líquidos*.

ERVAS

Chás herbáceos são particularmente bons para a gravidez. Você pode misturá-los para criar um sabor mais agradável ou tomá-los separadamente:

Folhas de framboesa (bom para o útero)

Camomila (calmante)

Chá de rosas (vitamina C)

Urtiga (excelente fonte de ferro, tônico para o sangue)

Erva-doce (digestivo)

Cidro (delicioso)

Tília (calmante)

Banho de ervas para o pós-parto

Um antisséptico cicatrizante, descongestionante, miraculoso para as roturas perineais, lacerações ou episiotomias.

Ingredientes: bolsa de pastor, uva-ursina, confrei, 6 cabeças inteiras de alho (porção para dois banhos).

Preparo: Tome três cabeças de alho e, sem descascar, fure-as com um garfo. Coloque em uma panela grande com uma generosa medida de cada uma das ervas. Complete com água até encher e ponha no fogo. Ferva em fogo baixo por 30-45 minutos. Esprema o alho com um garfo ou com um espremedor e espere esfriar. Despeje o líquido em uma jarra grande. Coloque metade em uma banheira não muito cheia e sente-se lá por algum tempo. Faça uma ou duas vezes por dia. (Use também tintura de calêndula e coloque um pouco dela na água que você usar para se lavar depois de urinar.)

Adquira ervas de boa procedência.

ENJOOS

Inicie seus exercícios todos os dias e procure um médico homeopata. Alguns medicamentos homeopáticos com *Petroleum* ou *Sepia* podem ajudar bastante, mas você precisa de um medicamento adequado à sua constituição. Faça várias refeições pequenas durante o dia e tome um pouco de leite e bolacha de água e sal logo depois de despertar, pela manhã. Esses enjoos geralmente passam depois do terceiro mês de gestação. Chá com um pedacinho de gengibre é bom. Os enjoos* também podem acontecer em outros momentos do dia. Alguns chás podem ajudar, como boldo ou uma gota de essência de menta em um cubinho de açúcar.

ESPORTES

Se você praticar algum tipo de esporte, continue se sentir que não há nenhum problema.

É melhor evitar "squash", pois a bolinha dura pode afetar seu bebê. É saudável pensar em caminhar, dançar, correr (com moderação e somente se estiver acostumada) e ciclismo também, sendo preferíveis caminhar e nadar. Esse último esporte é especialmente benéfico – experimente a respiração diafragmática enquanto estiver fazendo o nado de peito.

ESTRIAS

Serão mais raras se você se exercitar durante a gravidez e massagear o corpo regularmente com bons óleos vegetais.

* No original "morning sickness". (N.T.)

FATOR RHESUS (RH)

O fator Rh se encontra nas hemácias ou glóbulos vermelhos.

A maioria das pessoas é Rh positivo (Rh+), e 15% são Rh negativos (Rh-). Se você for Rh- e seu companheiro Rh+, existe a possibilidade de seu filho ser Rh+, e se o sangue dele se misturar com o seu (o que normalmente não acontece), você desenvolverá anticorpos contra o sangue dele. Podem ser feitos alguns exames durante a gravidez para verificar se você produziu anticorpos. Se não há nenhum anticorpo e é a primeira vez que você fica grávida, não há motivos para preocupação. A possibilidade de você entrar em contato com o sangue do bebê acontece durante o parto (mesmo assim, só acontece raramente) e quando você desenvolver os anticorpos, o bebê provavelmente já estará no mundo. Portanto isso não afetaria seu primeiro bebê.

Um pouco do sangue do cordão é colhido no momento do parto e se o bebê for Rh+, dentro das primeiras 72 horas você deve tomar a vacina (Rhogam), em forma de injeção, que vai prevenir a formação de anticorpos para não afetar um futuro bebê. Essa vacina é um medicamento extremamente útil para a medicina. Antes de ter sido descoberta, as mulheres Rh- poderiam ter grandes dificuldades e algumas vezes o bebê poderia precisar de uma troca de sangue total depois do pano, para fazer a depuração dos anticorpos.

Se você não tiver anticorpos no sangue, a gestação e o parto podem acontecer sem nenhum motivo de preocupação. Se você tiver os anticorpos, seu parto terá de acontecer em um hospital.

FERRO, ver *Anemia*.

GÊMEOS

Se você tem duas crianças dentro de você, os exercícios deste livro são mais válidos ainda. No final da gravidez é muito importante repousar mais que o normal, e leia com atenção as notas de aviso nas instruções dos exercícios. Algumas vezes o parto de gêmeos é prematuro, portanto é importante dar à luz em um hospital com Unidade de Cuidados Intensivos para recém-nascidos. Se não houver complicações e os bebês forem de bom tamanho, há uma boa chance de um Parto Ativo. O parto de gêmeos tende a ser mais fácil, pois geralmente os bebês são menores que os bebês de gestação única. A posição que os bebês assumem dentro do útero é fundamental em relação ao desenrolar dos acontecimentos. O melhor é que os dois estejam de cabeça para baixo. Porém, geralmente o segundo bebê se apresenta sentado. Nesse caso, o Parto Ativo é possível com a vigilância cuidadosa do pessoal obstétrico. Se houver um problema, a intervenção obstétrica será imediata. Algumas vezes o segundo bebê se apresenta de lado (transverso) e pode ser feita a versão externa, direcionando a cabeça para baixo antes do parto.

Depois do nascimento da primeira criança, a relação mãe-filho pode acontecer da maneira usual, pois o primeiro contato entre mãe e filho vai estimular as contrações que ajudarão no nascimento do outro bebê. Não é necessário cortar ou ligar o cordão logo depois do parto. O segundo bebê nasce provavelmente logo depois do primeiro e ambas as placentas serão eliminadas ao final, da maneira usual.

A posição de cócoras sustentada (ver p.228) é a melhor para um parto gemelar. Como a área de inserção placentária é maior com a gravidez gemelar, haverá mais sangramento, comparando com uma gestação simples.

É uma boa ideia entrar em contato com uma "consultora de amamentação" antes de o parto acontecer, para conseguir boas sugestões quanto à amamentação dos futuros gêmeos. Outra coisa interessante é entrar em contato com outros pais de gêmeos. Procure conseguir o máximo de ajuda possível para os primeiros dias em casa.

GRAVIDEZ GEMELAR, ver *Gêmeos*.

HEMORROIDAS

São varizes que se localizam no ânus. Faça 50 exercícios de fortalecimento anal (como o exercício do assoalho pélvico, mas concentrando-se nos músculos do ânus) pela manhã antes de se levantar, e 50 à noite, antes de dormir. É preferível fazer os exercícios na posição genupeitoral. Procure um médico homeopata e veja se você não está constipada antes de mais nada. Se as hemorroidas estiverem saindo, evite a posição de cócoras; use um banquinho. Experimente um unguento natural ou compressas de calêndula ou de hamamélis. Procure a opinião do seu médico.

HOMEOPATIA

Os homeopatas aconselham alguns medicamentos para a gravidez e para o parto. Apresento algumas recomendações, mas um médico homeopata deverá ser consultado para maiores informações ou casos especiais.

O Programa para Gravidez, idealizado por John Damonte, um conhecido homeopata, pode ser feito por qualquer grávida e que deseje garantir saúde e bem-estar para ela e para o bebê durante a gravidez, parto e amamentação. São sais orgânicos que favorecem o metabolismo do organismo. Você não precisa de complementação de ferro se seguir esse programa, a menos que tenha anemia.

Tome diariamente cada um destes medicamentos:
2° e 6° meses: *Calc fluor D6 + Magn phos D6 + Ferr phos D6*
3° e 7° meses: *Calc fluor D6 + Magn phos D6 + Nat mur D6*
4° e 8° meses: *Calc fluor D6 + Nat mur D6 + Silicea D6*
5° e 9° meses: *Calc fluor D6 + Ferr phos D6 + Silicea D6*

Entre outras coisas a *Calcaria fluorica* promove a elasticidade dos vasos e tecidos, diminuindo a possibilidade de roturas e a chance de episiotomia; a *Magnesia posphorica* ajuda a melhorar a azia e a dificuldade digestiva; o *Ferrum phosphorico* estimula o processo de absorção de ferro, prevenindo a anemia; *Natrum muriaticum* ajuda no equilíbrio adequado e na distribuição de líquidos, enquanto a *Silicea* fortalece os ossos e os tendões do bebê e da mãe.

A homeopatia pode melhorar muitas das pequenas queixas e desarranjos da gravidez, tais como enjoo, retenção de líquidos, azia, pressão alta etc., como também condições crônicas, mas é necessário consultar um médico antes de tomar os medicamentos.

Existem poucos medicamentos que são bons para qualquer mulher em trabalho de parto e que podem ser tomados sem precisar consultar um homeopata. Eles não interferem com outros medicamentos ou drogas e também fazem bem para o bebê.

Arnica D30

Esse medicamento é muito bom para diminuir a dor. Também ajuda a aliviar a sensação de machucadura, choque, medos e sangramentos. Vai ajudar a amaciar os tecidos internos e a prevenir o edema. Tome 1 comprimido ou 5 glóbulos, ou 5 gotas aproximadamente a cada meia hora assim que as contrações começarem a ficar mais doloridas ou quando precisar. Continue tomando depois do parto, 3 vezes por dia se sentir incômodo por baixo.

Aconitum D30

Esse medicamento deve ser tomado em caso de se sentir com medo ou ansiosa. Cada meia hora durante o parto ou quando necessário.

Kali phosphoricum D30

No final do trabalho de parto, caso se sentir cansada ou exausta, esse remédio vai ajudar. Cada meia hora ou quando necessário.

Rescue Remedy

É um floral de Bach com cinco essências de flores, muito eficaz quando a dor ou o pânico tomam conta do parto. Da solução preparada, 10 gotas direto na boca; se tiver a solução concentrada pode colocar 10 gotas em um copo com água ou meio conta-gotas direto na boca. Esse medicamento é particularmente bom para o período de transição. Algumas gotas podem ser colocadas no seu copo de água durante o parto. Se seu companheiro se sentir meio perturbado, esse também é um bom remédio para ele.

Calêndula – tintura mãe

É um anti-séptico cicatrizante – para ser usado no lugar dos artificiais. Coloque 10 gotas em uma xícara de café com água quente, que tenha sido fervida, para limpar o cordão umbilical e 10 gotas em uma bacia com água previamente fervida, para um banho de assento (faça isso depois de urinar, nos dias que se seguem ao parto). Aplique-o direto sobre os pontos, nos primeiros dias depois do parto, utilizando-se de uma esponja natural, quente e esterilizada. O creme de calêndula (não a pomada), ajuda nas rachaduras de mamilo.

Sempre que seu filho, durante a infância, se cortar, tiver uma infecção, se machucar ou bater, pode usar a calêndula, que também pode ser encontrada na forma de talco, bom para o cordão umbilical e para secar a pele do bebê.

Belladona D6

É indicado para o dia da descida do leite, quando os seios ficam engurgitados. Tome a cada meia hora quando os sintomas são intensos.

Os problemas da dentição podem ser tratados com *Chamomilla* (na potência que seu médico indicar). A homeopatia pode ajudar também nos casos de cólicas e afecções de pele. Existem algumas pomadas cicatrizantes e contra a inflamação, e outras para queimadura, que deveriam fazer parte de todas as boticas homeopáticas caseiras.

ICTERÍCIA

Metade dos recém-nascidos tem icterícia leve na primeira semana de vida. As crianças ficam como se tivessem se bronzeado. Isso ocorre porque o fígado do bebê ainda é um pouco imaturo e incapaz de realizar por completo a quebra da bilirrubina. Bebês prematuros têm maior tendência para icterícia. Deve-se oferecer o seio com frequência para o bebê, pois ele precisa de líquidos. A luz do sol ajuda a melhorar esses casos. Alguns especialistas acreditam que o clampeamento do cordão, somente depois que a placenta for eliminada, pode diminuir a incidência de icterícia. Os estudos mostram que a oferta de água, ou água com glicose, não traz nenhuma vantagem. Leite materno sem restrições e banhos de sol são os melhores remédios. Em casos extremos a fototerapia é indicada.

INSÔNIA

Será que alguma preocupação não está impedindo que você durma? Tome um banho quente, de banheira de preferência, e depois faça seus exercícios antes de ir para a cama. Tome chá de camomila à noite. Consulte um médico homeopata. Suplementos de cálcio às vezes ajudam. Não é raro ocorrer insônia no final da gestação. Um banho quente e um copo de leite podem ajudá-la a dormir, ou então levante-se, faça alguma coisa e vá dormir mais tarde quando estiver mais cansada.

INSUFICIÊNCIA PLACENTÁRIA

Para evitar que isso aconteça alimente-se adequadamente durante toda a gravidez. Se houver suspeita dessa enfermidade, solicite ao médico para que peça os exames necessários.

O exame de estriol avalia a quantidade de estrogênio do seu sangue e urina. Se o estrogênio estiver elevado então pode ser que a placenta não esteja funcionando bem. Se você passou da data provável do parto sem nenhum outro sintoma, é pouco provável que esteja ocorrendo insuficiência placentária.

Se seu bebê não está crescendo adequadamente, zinco suplementar deve ser ingerido em diferentes momentos do dia, junto com ferro.

ISOIMUNIZAÇÃO, ver *Fator Rhesus*.

MAMAS

Para preparar suas mamas durante a gravidez, simplesmente faça massagens com óleo de amêndoa (ou outro óleo vegetal qualquer) depois do banho. Não use sabonete nos mamilos pois eles normalmente retiram a lubrificação natural. Use um sutiã que seja confortável, bem adaptado e que sustente os seios, de preferência que seja de algodão. Algumas lojas possuem sutiãs especiais para gestantes. Nos dias que se seguem ao parto, quando os seios aumentarem de tamanho e estiverem repletos de leite, você vai ver como eles são importantes.

MICÇÃO

Durante o trabalho de parto: uma vez por hora.

Depois do parto: você pode sentir algumas pontadas caso tenha tido roturas ou episiotomia.

Está indicado o uso de banho de assento em água morna com um pouco de tintura de calêndula ou deixar cair água do chuveirinho no meio das pernas enquanto você urina.

Ver *Banho de Ervas*.

MONILÍASE

Pode-se colocar iogurte natural, que alivia bastante e pode até eliminar o fungo (aplicação local). Se com o iogurte você não tiver bons resultados, experimente uma ducha vaginal interna com uma solução de bicarbonato de sódio. Consulte um médico homeopata.

MONITORAÇÃO, ver Capítulo 11.

NÁUSEAS, ver *Enjoo*.

OBSTIPAÇÃO, ver *Constipação intestinal*.

ORGASMO

O ato de amor e o orgasmo são tão bons para você durante a gravidez quanto o são fora dela. Algumas mulheres não querem fazer amor quando estão grávidas e outras o querem mais do que antes. O amor, sem excessos, não pode ser prejudicial para seu filho. Você pode experimentar outras posições como ajoelhada de quatro, na posição genupeitoral, de lado, penetração por trás etc., para evitar o peso sobre seu abdome. No final da gravidez pode ser que você ache melhor as penetrações não tão profundas ou a masturbação. Os mamilos se tornam mais sensíveis durante a gravidez e fazer amor é o melhor meio de prepará-los para a amamentação.

Esse é um ótimo momento para tentar e experimentar algumas ideias novas!

PARTO DE EMERGÊNCIA

Se você estiver sozinha e uma grávida estiver tendo seu filho e não tiver ninguém mais por perto que possa ajudar, então:

- Procure ficar calma e relaxada. Respire fundo várias vezes, sendo que a expiração deve ser mais longa que a inspiração: Os partos inesperados costumam acontecer completamente "lisos e retos". Você só precisa se concentrar realmente no que está acontecendo.
- Leve algum consolo para a mãe e, se houver tempo, faça-a sentir confiança abraçando-a por um minuto ou dois. Sugira que ela fique na posição ajoelhada de quatro ou genupeitoral, enquanto você prepara todas as coisas. Dê-lhe uma almofada grande se houver alguma. Isso ajuda a diminuir um pouco as contrações, permitindo que ela se sinta mais no controle da situação, ficando mais calma.
- Consiga algumas toalhas, lençóis e um acolchoado, se possível, para cobrir a mãe e o bebê, e também uma toalha para cobrir o bebê.
- Feche todas as janelas e tente aquecer a sala, pois tanto a mãe como a criança não podem passar frio.

- Se houver tempo, coloque água para ferver e desligue enquanto você lava bem suas mãos. Consiga um copo de água, uma bacia e um rolo de papel higiênico ou algodão. Volte para a mãe, massageie sua região dorsal calma e suavemente. Alguns goles de água e muita atenção. Coloque um lençol limpo, ou uma toalha ou jornal, por baixo dela e deixe outro à mão. Tenha algo ao alcance para embrulhar o bebê. Coloque perto do aquecedor para aquecê-lo.
- Até que você possa dispensar toda a atenção à mãe, ela deve permanecer na posição sugerida ou pode ficar de cócoras apoiada em uma almofada ou em um pufe. Qualquer posição que ela escolher será boa. Se não houver tempo para pensar em uma posição espontânea, então coloque-a ajoelhada de quatro.
- Tudo que você tem a fazer é se concentrar e observar cuidadosamente quando a cabeça começar a aparecer – seus instintos vão fazer o resto.
- Deixe tudo acontecer o mais naturalmente possível. Estimule-a a deixar as coisas acontecerem no ritmo dela e a "se abrir", dar saída para o que está acontecendo dentro dela. Se ela perder o controle, então respire junto com ela, concentrando-se na EXPIRAÇÃO. Sugira que ela expire o bebê para fora em vez de empurrá-lo para fora. Relembre-a de relaxar e ir devagar.
- Não se preocupe se ela ficar com náuseas ou vomitar. Isso é natural e faz parte do reflexo expulsivo.

  Se a mãe eliminar algumas fezes, limpe-as com papel higiênico e não deixe que encostem na vagina.

Quando a cabeça sair, segure-a suavemente com uma das mãos.

- O bebê pode nascer em uma só contração ou em várias. Receba o bebê sem puxá-lo. Permita que o útero faça o trabalho; simplesmente deixe o bebê vir para as suas mãos. Deixe a cabeça ficar um pouco pendurada, o que vai ajudar a saída dos ombros.
- É muito comum e perfeitamente normal se o cordão estiver enrolado no pescoço do bebê; coloque o bebê suavemente, com o ventre para baixo, sobre uma toalha macia no chão ou na cama. Então, calmamente, libere o cordão do pescoço ou desenrole-o antes, se você puder.
- Se a mãe estiver de cócoras, mantenha o bebê de barriga para baixo entre os pés da mãe por mais ou menos meio minuto, para eliminar as secreções, e depois deixe a mãe pegá-lo.
- Se ela estiver ajoelhada em quatro apoios então você deve recepcionar o bebê. Segure-o um pouco de barriga para baixo e depois entregue-o para a mãe por entre suas pernas. Ela deve se sentar com o corpo erguido e com o

bebê no colo. Se ela eliminar muito líquido, poderá querer passar para um lençol mais limpo ou uma toalha.

- Mantenha os dois bem aquecidos com acolchoado, toalha, casaco, ou o que tiver nas mãos. Deve-se cobrir a cabeça do bebê também.
- Sente-se e curta uns momentos com os dois. Incentive a mãe a colocar o bebê no seio, pois isso vai ajudar o útero a se contrair. Não deixe a mãe sozinha na casa.
- Peça ajuda, por telefone, a uma obstetriz ou um médico.
- Se a placenta sair e ficar no meio das pernas dela, coloque-a em uma bacia. Não corte o cordão, pois ele vai parar de pulsar espontaneamente e se clampear por si mesmo.
- Depois que a placenta for eliminada, o útero deve se contrair e você vai percebê-lo como um mamão. Se não estiver assim, então você, ou a própria mulher, terá de massagear o útero até que ele se contraia.
- Se você tiver à mão, dê-lhe um pouco de arnica ou *Rescue Remedy*, ou então uma xícara de chá com açúcar ou mel.
- Use a água que você ferveu e que agora já deve estar morna para lavar os genitais da mãe, embora o melhor seja que ela mesma fique de cócoras sobre uma bacia com água quente e se lave sozinha. Ofereça então um absorvente externo ou uma toalha para ela colocar por baixo e uma calcinha grande para segurar.

Se o parto acontecer em um táxi ou qualquer outro lugar incomum, as prioridades são: manter a calma, tranquilizar a mãe, segurar o bebê e mantê-los aquecidos.

PARTO DOMICILIAR

Como encontrar quem atenda

Primeiramente pergunte ao seu clínico geral se ele atende partos domiciliares. Caso ele não atenda, peça para indicar um outro médico que o faça. Se não existir nenhum na região, entre em contato com o Escritório Regional de Enfermagem (da cidade ou do município) para conseguir uma lista dos médicos que atendem o parto fora do hospital. Você pode também contatar o Escritório Comunitário de Enfermagem, dizer que você está interessada em um parto na sua casa e pedir todas as informações disponíveis.

Se nada disso der certo então escreva às instâncias superiores de saúde, estaduais ou federais. Segundo a lei inglesa, se você chama uma obstetriz estando em trabalho de parto, ela é obrigada a atender seu parto na sua casa.

No Brasil, pelo menos por enquanto, é diferente. Com exceção do Hospital Sofia Feldman, em Belo Horizonte-MG, que oferece o atendimento ao parto domiciliar planejado pelo SUS, você precisa contratar um profissional ou equipe para atender seu parto domiciliar. É fundamental que seja um profissional ou equipe com experiência, capacitação técnica e competência para oferecer este serviço. Estamos atualmente vivendo um momento de grande interesse nos assuntos relacionados ao parto. O acesso à informação está cada vez mais fácil, e a procura pelo parto domiciliar planejado cresce muito a cada ano. O alto nível de satisfação, e os bons resultados do parto em casa tornam esta opção muito atrativa. Por outro lado, atender parto domiciliar é coisa séria, e precisa ser feito por profissionais habilitados e competentes. Procure se informar bem sobre as opções e profissionais da sua região antes de se decidir. Neste livro, logo após as *Leituras recomendadas*, você encontra uma lista de websites e contatos brasileiros que podem ajudá-la na sua busca.

Talia Gevaerd de Souza

PARTO INDUZIDO

Ver pp.327-328. Normalmente o parto acontece quando chega a hora certa. Os meios mais naturais de se induzir um parto são: (a) Fazer amor – existe uma prostaglandina natural no sêmen que vai amolecer o colo do útero, e o relaxamento e o orgasmo podem ajudar a desencadeá-lo. (b) Exercícios. (c) Lavagem intestinal. (d) Laxantes (devem ser prescritos pelo médico) – vão desencadear uma diarréia que pode estimular o trabalho de parto. (e) Sair e se divertir, podendo tomar um copo ou dois (não mais) de vinho. (f) Uma sessão de acupuntura. (g) Uma massagem delicada do colo do útero para estimular a produção de prostaglandinas naturais pelas glândulas internas do colo uterino. Se você já tiver a bolsa rota então é melhor evitar toques vaginais, pois aumentam a chance de infecção.

PONTOS DE SUTURA, ver *Ervas (banho de ervas)*; Homeopatia – tintura de calêndula; Rotura Perineal ou Episiotomia (Capítulo 11).

PRESSÃO ARTERIAL

O termo é usado para significar a pressão exercida pelo sangue nas paredes dos vasos sanguíneos. A pressão sistólica refere-se à força com que a contração cardíaca impulsiona o sangue para o corpo e a pressão diastólica é a pressão nas artérias quando o coração está relaxado entre dois batimentos. A mais alta é a sistólica e a mais baixa é a diastólica, como por exemplo 110 por 70. A pressão sistólica é considerada normal entre 100 e 125, com algumas variações; a diastólica, entre 60 e 80.

Uma boa alimentação, com proteína suficiente, e exercícios durante a gravidez vão ajudar a manter a pressão nas faixas de normalidade. Sua pressão arterial vai ser medida durante toda a gravidez e durante o parto. Uma pequena elevação é comum no final da gravidez, mas se a pressão diastólica aumentar em 15 ou mais, você passa a ter pressão alta, ou hipertensão. Não implica necessariamente, mas pode ser um sintoma de pré eclâmpsia ou toxemia, que é uma complicação possível da gravidez.

Os sintomas da pré-eclâmpsia, na sua forma leve, são: aumento da pressão sanguínea, edema (inchaço) e perda de proteína pela urina. Se você tiver toxemia então é mais seguro ter seu bebê no hospital. Algumas vezes com repouso e dieta adequada as formas leves apresentam melhora. Estudos recentes revelam que não é indicada a retirada do sal, mas sim acrescentar mais proteína na alimentação. A particularidade aqui é que você pode não sentir nada diferente, mas estar precisando de atenção médica.

Nos dias de hoje é muito raro uma pré-eclâmpsia evoluir para eclâmpsia. Os sintomas são cefaleia, tontura, irritabilidade, náuseas, alterações visuais e dor na parte superior do ventre.

A perda de proteína pela urina pode ser um sinal de insuficiência placentária e pode resultar em um parto prematuro ou alguma privação para o bebê, motivo pelo qual os especialistas preferem induzir o parto quando a pré-eclâmpsia é persistente.

Algumas vezes a hipertensão está relacionada com estresse emocional, mas não necessariamente. Existem alguns medicamentos homeopáticos e fitoterápicos que podem trazer alguma melhora nos quadros de hipertensão.

Se você estiver de repouso no leito é bom se levantar algumas vezes por dia e fazer alguns exercícios baseados em yoga por meia hora e depois voltar para a cama. Isso ajuda a exercitar o corpo e a manter a moral alta, enquanto possivelmente reduz sua pressão arterial.

PRISÃO DE VENTRE, ver *Constipação intestinal*.

RETENÇÃO DE LÍQUIDOS (EDEMA)

É percebido como um leve inchaço nos tornozelos ou nos dedos, muito comum no final da gestação. Um tratamento homeopático é muito eficaz para reduzir os edemas. Não há motivos para se preocupar se sua pressão e o exame de urina estiverem normais, mas você deve informar seu médico. Assim que você tiver seu filho o edema vai desaparecer. Não tire o sal e os líquidos da dieta; pelo contrário, coma adequadamente: muita proteína, frutas frescas, vegetais e grãos integrais. Se o inchaço for muito grande então pode ser um sintoma de pré-eclâmpsia (ver *Pressão arterial*).

Faça a *Sequência de exercícios II, n.4* (p.131); isso vai ajudar a diminuir o edema. Pode fazer várias vezes ao dia e ponha os pés para cima quando estiver descansando (ver Capítulo 4).

SANGRAMENTO

Podem ocorrer pequenos sangramentos ou "manchas" nos três primeiros meses de gravidez que podem acontecer na época em que você teria seus períodos menstruais. Isso não chega a ser um problema. No entanto, como sangramentos sempre podem indicar a possibilidade de um problema na gravidez, é melhor fazer repouso na cama, parar todo tipo de exercício e entrar em contato com seu médico imediatamente. Um sangramento pequeno ou "manchas" geralmente não são motivo para grandes preocupações. Se você tiver um sangramento sério, é melhor não realizar nenhum tipo de movimentação e se deitar de lado. Existem medicamentos homeopáticos e remédios à base de ervas que podem ajudar nessas situações.

SEXO DURANTE A GRAVIDEZ, ver *Orgasmo*.

SUTURA, ver *Pontos*.

TOQUE VAGINAL, ver pp.314-316.

VARIZES

O n.4 da *Sequência de exercícios II* (p.131), "pernas abertas na parede", ajuda o retorno do sangue para a parte superior do corpo. Exercite-se duas vezes por dia durante 10 minutos cada vez. Quando for ficar de cócoras, use um banquinho. Sempre que puder coloque seus pés para cima. Todos os exercícios recomendados neste livro são bons e ajudam a melhorar a circulação. Pomada de confrei ajuda a melhorar quando aplicada localmente. Evite ficar em pé por períodos prolongados e sente-se em um banquinho sempre que puder quando estiver desenvolvendo atividades de cuidados da casa. Meias elásticas costumam ajudar. Evite os exercícios que causam alguma dor.

Manifesto pelo Parto Ativo

1. Todos os partos vividos em liberdade e sem inibições são acompanhados de uma importante movimentação da mulher: ela caminha, fica em pé, de cócoras, de joelhos, deitada, e se movimenta livremente para encontrar as posições mais apropriadas e confortáveis. Não se pode designar uma posição fixa para um trabalho de parto e parto natural e saudável quando a mulher segue seus próprios instintos – porque o parto é ativo e envolve uma sucessão de posições variadas.
2. Durante milhares de anos, no mundo todo, as mulheres têm espontaneamente vivido seus trabalhos de parto e partos em alguma posição vertical ou agachada – geralmente com a ajuda de alguém ou alguma coisa servindo de apoio. Qualquer que seja a raça ou a cultura: africana, americana, asiática ou europeia, e assim por diante, as mesmas posições verticais predominam. A história confirma as evidências dos etnologistas, que demonstram que o uso das posições verticais prevaleceu ao longo do tempo.
3. Hoje, a maioria das mulheres de países industrializados são confinadas em posição deitada ou semi-deitada, geralmente no hospital. Esta prática é ilógica e torna o parto desnecessariamente complicado e caro. Faz com que um processo natural se torne um evento médico e a parturiente uma paciente. Nenhuma outra espécie adota uma posição tão desvantajosa em um momento tão crucial.
4. As pesquisas revelam sérias desvantagens ao uso da posição recumbente:

- Deitar-se de costas comprime os grandes vasos abdominais localizados ao longo da coluna vertebral. A compressão da grande artéria do coração (aorta descendente) obstrui a circulação sanguínea em direção ao útero e à placenta, e pode resultar em estresse fetal. A compressão da grande veia que vai ao coração (veia cava inferior) restringe o retorno venoso, e pode contribuir para a hipotensão e outros problemas circulatórios, aumentando o risco de grandes sangramentos após o parto.

- A posição recumbente reduz o potencial de mobilidade das juntas pélvicas. Reduz particularmente as vantagens de se flexionar os joelhos e quadris numa posição vertical, ou seja, o ângulo agudo que se forma quando os joelhos vêm em direção ao peito (como na posição de cócoras), que abre e expande a pélvis ao seu máximo. Na posição reclinada, o peso do corpo repousa diretamente sobre o sacro e impede o movimento que a parede posterior da pélvis faz para acomodar a cabeça do bebê à medida que ele desce. Isto reduz significativamente o espaço da passagem pélvica entre a sínfise púbica e o cóccix; perde-se até 30% do potencial de abertura, quando comparado com a posição de cócoras ou posições onde o tronco se inclina para a frente.

- É mais fácil para qualquer objeto cair em direção à superfície da Terra do que deslizar paralela a esta (Lei da Gravidade de Newton). Em posições reclinadas, o útero tem que trabalhar em oposição à gravidade. Assim, ocorre um desperdício de energia, se produz esforço e dor desnecessários e a duração do trabalho de parto e do parto aumenta. A descida, a rotação e o parto do bebê são mais fáceis quando a posição materna direciona o bebê para a Terra, em vez de direcioná-lo na linha do horizonte.

- Apresentações inadequadas do bebê são mais comuns quando os movimentos espontâneos da mulher, que guiam a rotação do bebê através do canal de parto, são restringidos.

- Na posição deitada, o parto acontece com uma distensão desigual dos tecidos perineais às custas da porção posterior, o que causa estresse, dor e aumenta o risco de laceração ou da necessidade de uma episiotomia.

5. Os movimentos e as mudanças de posição são mais importantes do que adotar uma única posição considerada ótima, ou considerada a melhor posição, durante o trabalho de parto. Posições

espontâneas de trabalho de parto incluem ficar de pé, caminhar, sentar-se com o tronco ereto, ajoelhar, acocorar ou deitar de lado.

Uma posição para o trabalho de parto é fisiologicamente eficiente quando:

- Não há compressão dos vasos abdominais.
- O movimento é irrestrito.
- A pélvis é totalmente mobilizada.
- O corpo trabalha em harmonia com a gravidade.

Para o parto, a posição de cócoras e suas variantes são as posições mais próximas às leis da natureza, e são conhecidas como posições fisiológicas para parto. Tais posições incluem cócoras completa ou semi-cócoras, cócoras em pé ou várias posições de joelhos.

O uso de tais posições verticais produz os seguintes benefícios adicionais durante o parto:

- Contrações mais poderosas, resultando em um reflexo expulsivo eficiente.
- Excelente oxigenação fetal.
- Mínima extenuação e esforço muscular.
- Excelente ângulo de descida.
- Máximo espaço para descida, rotação e emergência das partes do bebê que vão se apresentando na saída da passagem pélvica.
- Ótimo relaxamento do períneo.

Foi demonstrado que quando o uso de posições verticais durante o trabalho de parto e parto é apoiada e encorajada, o número de partos fisiológicos espontâneos aumenta.

6. Em um parto ativo, o processo fisiológico se desenrola espontaneamente graças a liberação irrestrita dos hormônios do parto. A liberação de oxitocina é ótima, resultando em contrações eficientes no trabalho de parto, num reflexo expulsivo eficaz no parto, em fácil liberação da placenta e boa retração do útero depois. Os altos níveis de endorfinas aumentam a habilidade da mulher para lidar

com a dor sem intervenções. Os efeitos altruístas dos altos níveis hormonais, tanto na mãe quanto no bebê, promovem o vínculo na crítica hora após o parto.

7. A importância de um ambiente propício para o trabalho de parto e nascimento, onde a mãe se sente segura e sua privacidade é protegida, é de crucial importância. Tais condições são essenciais para garantir os movimentos espontâneos nas posições verticais e também para a excelente liberação hormonal – fatores chave para um parto ativo.

8. A imersão em água quente, na temperatura do corpo aproximadamente, e durante a fase ativa do trabalho de parto (5-6 cm dilatação), tem se mostrado eficaz como facilitador de um parto ativo. As contrações podem ficar mais intensas, e a propriedade de flutuação da água aumenta o relaxamento, o conforto e a mobilidade. Estudos tem demonstrado que a modificação da dor é significativa. Utilizada inicialmente com a intenção de facilitar o trabalho de parto, uma piscina de parto também pode oferecer um ambiente favorável para o parto, quando as condições são adequadas.

9. Vários estudos, nos últimos 50 anos, indicam que quando o parto é ativo, as vantagens são:

- O ritmo natural, e a continuidade do parto não sofrem interrupções ou interferências
- As contrações uterinas são mais fortes, mais regulares e mais frequentes.
- A dilatação é favorecida.
- Um relaxamento mais completo se torna possível entre as contrações.
- A pressão intrauterina é consideravelmente mais alta.
- O trabalho de parto e o período expulsivo são mais curtos – alguns estudos apontam para uma porcentagem de tempo mais curto de 40% para o grupo em posição vertical.
- Existe mais conforto, menor dor e estresse; portanto, a necessidade de analgesia diminui.
- A condição do recém nascido é geralmente ótima.

- As mulheres sentem que são participantes plenas, que estão no controle, e, sentem com maior frequência que parir é uma experiência maravilhosa e satisfatória.

10. Não há dúvidas para ninguém que tenha vivido ou assistido tanto o parto ativo quanto o parto passivo, que um processo de parto ativo é geralmente mais fácil, mais seguro e mais recompensador tanto para a mãe quanto para o bebê. Após um parto ativo, a mãe sente que ela pariu seu filho, ao invés de sentir que seu filho foi extraído dela. Ela e seu bebê foram, juntos, participantes plenos, e ambos estão alertas, não estão sob o efeito de drogas, e estão saudáveis quando se encontram face-a-face. Isto cria, inevitavelmente, as melhores condições possíveis para a vinculação materno-infantil, e para a formação de bases para relacionamentos amorosos e saudáveis na família.

11. O Parto Ativo é mais que simplesmente uma questão de posições. Apesar da liberdade de movimentação espontânea e do uso de posições verticais ser fundamental, a definição essencial de um parto ativo é aquela na qual a mulher está no comando de suas escolhas e decisões. É esta condição que permite a ela se beneficiar de uma parceria produtiva e mutuamente respeitosa com os profissionais que a atendem. Quando as intervenções são necessárias, os princípios do parto ativo ainda podem ser úteis. Podem ser combinados com os procedimentos obstétricos, e ajudar a minimizar os riscos e os efeitos colaterais. Quando este é o caso, cada parto, seja natural ou assistido, pode ser chamado de parto ativo.

12. As consequências a longo prazo de intervenções desnecessárias no período ao redor do nascimento, tanto para a saúde quanto para o bem-estar, são cada vez mais preocupantes. Com base em descobertas de pesquisas, experiências modernas e instinto ancestral, mudanças profundas na atitude e na oferta dos serviços de maternidades, na educação das parteiras-obstetrizes e na preparação das mulheres para o parto são inevitáveis para que se aumente o potencial para o parto fisiológico.

13. O parto, na vida de qualquer mulher, é um ato excepcional, uma viagem de força, parcialmente instintiva e parcialmente aprendida. É necessário uma certa destreza para se fazer a maioria das coisas, e o parto não é exceção. Uma mulher que deseja viver o parto plenamente precisa de mais que informação e conhecimento sobre gravidez, trabalho de parto e parto. Ela também precisa de preparação física, mental e emocional ao longo de sua gestação, para que possa adotar posições verticais com facilidade e conforto, e desenvolver confiança em sua habilidade inata para parir. A preparação para um parto ativo precisa oferecê-la formas para obter um relaxamento profundo de seu corpo e sua mente, para que ela possa acessar e confiar em seu potencial instintivo.

14. Além de ser uma celebração na família, o nascimento de um filho é um evento crítico e incerto, que envolve suspense em relação ao seu resultado. As habilidades para parir, e para atender partos, são valorizadas em todas as sociedades. No mundo moderno e ocidental, a aplicação da tecnologia ao nascimento trouxe, sem precedentes, segurança e procedimentos que salvam vidas. Entretanto, o uso indiscriminado e rotineiro de tais tecnologias, aplicadas na grande maioria das mulheres, é inapropriado, e tem causado um aumento no número de partos complicados e cirúrgicos em todo o mundo. Este contexto leva à perda do saber valioso e essencial do partejar, e aumenta a dependência na tecnologia. Vai corroendo a satisfação e a confiança tanto das mães quanto das parteiras-obstetrizes. Os médicos se tornaram os especialistas em partos. Mais ainda, o equilíbrio de poder é tal que a capacidade da mãe foi tão minada até chegar ao ponto da maioria das mulheres terem perdido o contato com o conhecimento e sabedoria antigos sobre o parto, que antes eram passados de geração em geração, de mãe para mãe. Este equilíbrio de saber e poder deve ser restaurado através da recuperação do potencial instintivo, da liberdade e do poder de quem faz o parto, a mãe. O Movimento pelo Parto Ativo é comprometido com o empoderamento das mulheres no parto e da redescoberta global do parto.

O Manifesto pelo Parto Ativo foi escrito pela primeira vez em abril de 1982 por Janet e Arthur Balaskas, e revisado por Janet Balaskas em fevereiro de 2001.

Tradução autorizada: Talia Gevaerd de Souza

Referências: Livros e relatórios

ARMS, S. *Immaculate Deception II – Myth, Magic and Birth*. Celestial Arts. 1994.

BALASKAS, J. *Active Birth*. Thorsons UK, Harvard Common Press, US. 1992.

BEECH, B. *Water Birth Unplugged*. Books for Midwives. 1996.

BURNS, E., KITZINGER, S. *Midwifery Guidelines for Use of Water in Labour*. Oxford Brookes University. 2000.

ENKIN, M., et al. *A Guide to Effective Care in Pregnancy and Childbirth*. 3rd Edition. Oxford University Press. 2000.

FLINT, C. *Sensitive Midwifery*. Butterworth Heinemann. 1986.

FRANCOME, C., SAVAGE W. et al. *Caesarean Birth in Britain*. Middlesex University Press. 1993.

GELIS, J. *History of Childbirth – Fertility, Pregnancy and Birth in Early Modern Europe*. Polity Press. 1991.

GOER, H. *Obstetric Myths versus Research Realities: A Guide to the medical literature*. Bergin & Garvey, USA. 1995.

ODENT, M. *The Nature of Birth and Breastfeeding*. Bergin and Harvey. 1992.

ODENT, M. *Birth Reborn*. Souvenir Press: 2nd edition. London. 1994.

ODENT, M. *The Scientification of Love*. Free Association Books. London. 1999.

PRIJA, J.V. *Birth Traditions and Modern Pregnancy Care*. Element Books. 1992.

ROBERTSON, A. *Empowering Women*. ACE Graphics. 1994.

SIMKIN, P. and ANCHETA, R. *The labor progress handbook*. Blackwell Science. Oxford. 2000.

TEW, M. *Safer Childbirth? A Critical History of Maternity Care*. Chapman and Hall. 1990.

THOMAS, P. *Every Woman's Birth Rights*. Thorsons. 1996.

WAGNER, M. *Pursuing the Birth Machine – The search for Appropriate Birth Technology*. ACE Graphics. 1994.

Report of the Expert Maternity Group. Changing Childbirth. HMSO. 1994.

Winterton Report 1992. The House of Commons Health Committee 2nd Report. Maternity Services Vol.1 HMSO. 1992.

Artigos

1. ARROYO, J., MENENDEZ, A., SALMEAN, J., MANAS, J., LAVILLA, M., MARTIN, S.M., ELIZAGA, I.V., CRESPO, J.Z. *Efffects of different positions in labour*. Fifth European Congress of Perinatal Medicine. Sweden, 1976.
2. CALDEYRO-BARCIA, R. *The influence of maternal position on time of spontaneous rupture of the membranes, progress of labour, and foetal head compression*. 6:1, 1979. pp.7-15.
3. BROADHURST, A. FLYNN, A. M. KELLY, J. and others. *The effects of ambulation in labour on maternal satisfaction, analgesia and lactation*. In: Zichella (ed.) Proceedings of the 5th International Congress of Psychosomatic Medicine in Obstetrics and Gyneocology. Rome, 1979, pp.943-946.
4. CHAN, D.C.P. *Positions in labour*. British Medical Journal. 1:12, 1963 pp.100-102.
5. CLARKE, A.P. The *influence of position of the patient in labour in causing uterine inertia and pelvic disturbances*. Journal of American Medical Association 16, 1891. pp.433-435.
7. DIAZ, A.G., SCHQAREZ, R., FESCINA, Y.R., CALDEYRO-BARCIA, R. *Efectos de la position vertical materna sobre la evolution del parto*. Separata de la Revista Clinica e Investigation en Ginecologia y Obstetrica, 3. 1978. pp.101-109.
8. FLYNN, A.M., KELLY, J., HOLLINS, G. and others. *Ambulation in labour*. British Medical Journal. 2:26, 1978, pp.591-593.
9. GARDOSI, J., SYLVESTER, S. and B-LYNCH, G. *Alternative positions in the Second Stage of labour; a randomized trial*. British Journal of Obstetrics and Gynaecology 1996: 1290-96. 1989.
10. GESTALDO, T.D. *The Significance of maternal position on pelvic outlet dimensions*. Correspondence, Birth 19. 14:230. 1992.
11. GUPTA, J.K., NIKODEM, C. *Maternal posture in labour*. European Journal of Obstetrics and Gynaecology and Reproductive Biology. 92:2, 2000.pp. 273-277.
12. HAIRE, D. *Obstetric drugs and procedures: Their effects on mother and baby* (Part 1) AIMS (Australia) Quarterly Journal 6. 1: 1-8. 1994.
13. HUMPHREY, M.,HUNSLOW, D., MORGAN, S., WOOD, C. *The influence of maternal posture at birth on the foetus*. Journal of Obstetrics and Gynaecology. British Commonwealth 80.1973. pp.1075-1080.
14. DE JONG, P. R., JOHANSON, R.B., BLAXEN, P. and others. *Randomised trial comparing the upright and supine positions for the second stage of labour*. British Journal of Obstetrics and Gynaecology, 104:5, 1997. pp. 567-571.
15. JOSEPH, J. *The joints of the pelvis and their relation to posture in labour*. Midwives Chronicle, 101: 1202, 1988. pp.63-64.

16. KIMBALL, C.D., CHANG, C.M. et al. *Immunoreactive endorphin peptides and prolactin in umbilical vein and maternal blood*. American Journal of Obstetrics and Gynaecology. 14:104-5; 1987.
17. KING, A.F.A. *The significance of posture in obstetrics*. New York Medical Journal 80, 1909. pp.1054-1058.
18. KOUVENEN, K., TERAMO, K. *Effects of maternal position on fetal heart during extradural analgesia*. British Journal of Anaesthesia 51:767, 1979.
19. LIU, Y.C. *The effects of the upright position during childbirth*. Image: Journal of Nursing Scholarship, 21:1, 1989. pp.14-18.
20. MARKOE, J.W. *Posture in obstetrics*. Bulletin Lying in Hospital. NY 11, 1917. pp.11-26.
21. MCKAY, S., ROBERTS, J. *Second stage labour: what is normal?* Journal of Obstetric, Gyneocology, and Neonatal Nursing, 14:2, 1985. pp.101-108.
22. MCKAY, S. *Squatting: an alternate position for the second stage of labour.* MCN – American Journal of Maternal-Child Nursing, 9, May-June 1984. pp.181-183.
23. MCMANUS, T.J., CALDER, A.A. *Upright posture and the efficiency of labour.* Lancet 1:14, 1978. pp.72-74.
24. MENDEZ-BAUER, C., ARROYO, J., ZAMARRIEGO, J.O. *Maternal standing position in first stage of labour.* Reviews in Perinatal Medicine. Vol. 1, EdsScarpelli, E.M. and Cosmi, E.V. Baltimore, University Park Press, 1976, pp.281-293.
25. MITRE, N. *The influence of maternal position on duration of the active phase of labour.* International Journal of Gynaecology and Obstetrics, 12:5, 1974. pp. 181-183.
26. MOSS, I.R., CONNER, H. et al. *Human beta endorphin-like immune-reactivity in the perinatal-neonatal period*. Journal of Pediatrics. 101; 3:443-46, 1982.
27. NEWTON, N. *The fetus ejection reflex revisited*. Birth; 14:106-8, 1987.

28. NIKODEM, V.C. Immersion in water during pregnancy, labour and birth. (Most recent amendment, June 1997). The Cochrane Library, Oxford – 1998, Issue 1.
29. ODENT, M. *Birth Under Water.* Lancet. Dec. 24, 1983. pp.1476-77.
30. ODENT, M. *Position in delivery*. Lancet. May 12, 1990. p.1166.
31. ODENT, M. *The fetus ejection reflex*. Birth. 14:104-5, 1987.
32. READ, J.A., MILLER, F.C., and PAUL, R.H. (1981) *Ambulation versus oxytocin for labour enhancement.* American Journal of Obstetrics and Gynaecology 139:669-72.
33. RHODES, P. *Posture in obstetrics*. Physiotherapy, 53, 1967. pp.158-163.
34. ROBERTS, J.E. *Maternal positions for childbirth: a historical review of nursing care practices*. Journal of Obstetric, Gynaecologic and Neonatal Nursing, 8, Jan-Feb. 1979. pp.24-32.
35. ROBERTS, J.E. *Alternative frontiers for childbirth*. Journal of Nurse Midwifery. 25:4, 1980.

Leituras recomendadas

Exercícios

BALASKAS, J. e A. *New Life:The Exercice Book of Childbirth*. Sidgwick & Jackson, 1983.

DALE, Barbara e ROEBER, Johanna. *Exercise for Childbirth*. Century, 1982.

HOARE, Sophy. *Yoga and Pregnancy*. Unwin Paperbacks, 1985.

NOBLE, Elizabeth. *Essential Exercises for The Chilbearing Year*. John Murray, 1980.

WHITEFORD, Barbara e POLDEN, Maggie. *Postnatal Exercises*. Century, 1984.

TOBIAS, Maxine e STEWART, Mary. *Stretch and Relax*. Dorling Kindersley, 1985.

Gravidez e parto

BALASKAS, Janet e GORDON, Yehudi. *The Encyclopaedia of Pregnancy and Birth*. Macdonald Orbis, 1987.

BENATTI, Luciana e MIN, Marcelo. *Parto com amor*. Panda Books.

BUCKLEY, Sarah. *Top Ten Tips for Cord Clamping* (10 super dicas para clampeamento do cordão). Vol.2, n.10. Essentially Midiris. Novembro de 2011.

(Disponível em português no site www.partoativobrasil.com.br)

ENGLAND, Pam e HOROWITZ, Rob. *Birthing from Within*. Partera Press.

ENNING, Cornelia. *Placenta: The Gift of Life* (Placenta o presente da vida). Motherbaby Press, 2007.

JONES, Ricardo. *Entre as orelhas – histórias de parto*. Ideias a granel.

________. *Memórias do Homem de vidro – reminiscências de um obstetra humanista*. Ideias a granel.

JUNOR, Vikki e MONACO, Marianne. *Homebirth Handbook*. Souvenir Press, 1984.

KITZINGER, Sheila. *Pregnancy and Childbirth*. Michael Joseph, 1980.

KITZINGER, Sheila e DAVIS, John A. *The Place of Birth*. OUP, 1978.

LIM, Robin. *Placenta, the Forgotten Chakra* (Placenta, o chakra esquecido).

(https://www.placentanetwork.com)

ODENT, Michel. *Primal Health*. Century,1986.

________. *Birth Reborn*. Fontana, 1986.

________. *A cientificação do amor*. Terceira margem.

________. *Água e sexualidade*. Ciências contemporâneas.

________. *O camponês e a parteira*. Ground.

________. *A cesariana*. Saint Germain.

RACHANA, Shivam. *Lotus Birth* (Parto Lótus). (www.lotusbirth.net/index.php/the-book) SIDENBLADH, Erik. *Water Babies*. Adam & Charles Black, 1983.

UK Resuscitation Guidelines 2010 (Diretrizes para Ressuscitação do Reino Unido, de 2010). www.resus.org.uk/pages/gl2010.pdf

Recursos:

- *Placental Encapsulation* (Encapsulamento da Placenta)
- *Independent Placenta Encapsulation Network* (IPEN) (Rede Independente de Encapsulamento da Placenta – www.placentanetwork)

Pais

BALASKAS, Janet. *The Active Birth Partner's Handbook*. Sidgwick & Jackson, 1984.

BLOCK, Jennifer. *Pushed – The painful truth about childbirth and modern maternity care*. Da Capo Life Long.

ROEBER, Johanna. *Shared Parenthood – A Handbook for Fathers*. Century, 1987.

BRADMAN, Tony. *The Essential Father.* Unwin Paperbacks, 1985.

Obstetrícia, obstetrizes

FLINT, Caroline. *Sensitive Midwifery*. Heinemann, 1986.

GASKIN, Ina May. *Spiritual Midwifery*. The Book Publishing Co., USA, 1977.

DAVIS, Elizabeth. *Guide to Midwifery-Heart and Hands*. JohnMuir Publications, USA.

Relação Pais-filhos

BALASKAS, Janet. *Natural Baby*. Gaia.

GUTMAN, Laura. *A maternidade e o encontro com a própria sombra*. BestSeller.

JACKSON, Deborah. *Three in a Bed – the benefits of sleeping with your baby*. Bloomsbury.

KENNELL, John e KLAUS, Marshall. *Maternal Infant Bonding*, USA.

________. *Pais/bebê – a formação do apego*. Artes médicas.

KITZINGER, Sheila. *Mães – Um estudo antropológico da maternidade*. Presença – Martins Fontes.

LAING, R.D. *The Facts of Life*. Penguin, 1977.

LIEDLOFF, Jean. *The Continuum Concept*. Futura, 1976.

OLIVEIRA, Thelma, B. *O livro da maternagem*. Schoba.

PEARCE, Joseph Chiltern. *A Criança Mágica*. Francisco Alves.

SENA, Ligia e MORTENSEN, Andréia. *Educar sem violência – criando filhos sem palmadas*. Papirus, 7 mares.

THEVENIN, Tine. *The Family Bed – An age old concept in child rearing.*

WALKER, Peter e Fiona. *Natural Parenting*. Bloomsbury, 1987.

________. *Baby Relax*. Unwin Paperbacks, 1986.

________. *Baby Massage*. Bloomsbury, 1988.

WINNICOTT, D.W. *The Child, the Family and the Outside World*. Penguin, 1969.

Amamentação

GASKIN, Ina May. *Babies, Breastfeeding and bonding*. Bergin & Ganvey Publishing, USA.

I.a Leche League International. *The Womanly Art of Breastfeeding*. Souvenir Press, 1970; Tandem, 1975.

KITZINGER, Sheila. *The experience of Breastfeeding*. Penguin,1979.

________. *The Experience of Breastfeeding*

MESSENGER, Maire. *The Breastfeeding*. Century, 1982.

MONTAGU, Ashley. *Tocar – o significado humano da pele*.

RAPLEY, Gill e MURKETT, Tracey. *Baby-Led Weaning – the essential guide to introducing solid foods and helping your baby to grow up a happy and confident eater*. The Experiment.

STANWAY, Andrew e Penny. *Breast is Best*. Par, 1978.

The Motherly Art of Breastfeeding (*La Leche League* – nova versão em inglês).

Parto na água

DANIELS, Karil. *The WaterBaby Information Book*. Point of View Productions, USA.

BALASKAS, Janet. *TheWaterbirth Book*. Thorsons.

ENNING, Cornelia. *O parto na água – um guia para parteiros*. Manole.

SIDENBLADH, Erik. *WaterBabies*. Adam & Charles Black, 1983.

Massagem

LIDELL, Lucinda. *The Book of Massage*. Ebury Press.

THOMAS, Sara. *Massage for Common Aliments*. Collins.

LISTA DE WEBSITES, PROFISSIONAIS E ESPAÇOS DE APOIO À GESTAÇÃO, NASCIMENTO E PUERPÉRIO:

www.centrodepartoativo.com.br
www.doulacuritiba.com.br
www.estudamelania.blogspot.com.br
www.cientistaqueviroumae.com.br
www.casamoara.com.br
www.partodoprincipio.com.br
www.rehuna.org.br
www.maternidadeativa.com.br
www.equipehanami.com.br
www.amanascer.com
www.partoluar.com.br
www.amigasdoparto.com.br
www.amigasdoparto.com.br
www.amigasdopeito.com.br
www.primaluz.com.br
www.artemis.org.br
www.maezissima.com.br
www.maternarum.com.br
www.casamae.com.br
www.partonobrasil.com.br
www.luzdecandeeiro.com.br
www.equipepartoecologico.blogspot.com.br

Índice

Parto Ativo Brasil

O **Movimento Parto Ativo Brasil** nasceu a partir da primeira visita de Janet Balaskas ao nosso país, em 2011, apesar do seu livro e trabalho internacional pela causa do PARTO ATIVO serem conhecidos no Brasil há mais de 20 anos.

Quando da sua visita, além das palestras (em Curitiba e São Paulo), workshops para casais grávidos e contatos com a imprensa, aconteceu a primeira edição do Módulo 1 da formação em Parto Ativo. Pessoas de todo o Brasil se encontraram em cada uma destas atividades, renovando a vontade de transformar o nascimento e o parto.

A importância dos eventos com Janet Balaskas no Brasil é totalmente relevante. Sua presença ajuda a disseminar com maturidade um conhecimento ancestral feminino, reconhecido nos resultados de pesquisas científicas e no corpo de cada mulher.

O Parto Ativo é simples e natural; é a tradução de um lindo processo fisiológico feito para funcionar. Por outro lado, é um conceito revolucionário, que inevitavelmente conduz a reflexões e questionamentos acerca de tudo o que diz respeito à experiência parir/nascer. Estudar o nascimento, através de seus inúmeros aspectos, não deixa de ser filosófico, e uma trilha no autoconhecimento e no conhecimento sobre o ser humano.

Precisamos nos ocupar deste tema. Cuidar e respeitar tudo o que envolve o nascer. Todos nós temos este registro profundamente marcado em nosso ser – mesmo que a memória pareça ter se esquecido daquele evento tão longínquo.

Os resultados das pesquisas recentes só reforçam ainda mais os conceitos do Parto Ativo. No entanto, sabemos como é difícil alterar as condições de atendimento às gestantes e suas famílias. Assistimos serviços que tentam perpetuar práticas já comprovadamente obsoletas e prejudiciais e mulheres que se sentem num beco sem saída, vivenciando experiências de parto descritas por elas como 'horríveis', e presas a uma assistência que – sem que elas saibam – contribui enormemente para esta percepção.

Mesmo assim, é com alegria que constatamos uma virada. Pequenas mudanças – se considerarmos o quadro geral – mas já muito real!

Mulheres que desbravam caminhos, apropriando-se de sua gravidez e seu bebê e exercem o seu poder de escolha olhando para o interior de si mesmas; profissionais que se apaixonam pelo assunto, despertando sua atenção e consciência para o milagre que se desenrola ante seus olhos. Como ficar imune diante de uma mulher livre, empoderada, sensual, na 'dança' de seu trabalho de parto, com os cântigos fortes vindo de seu ventre e materializados em sons selvagens, que preparam o corpo para liberar o bebê para o mundo? Como não perceber a beleza divina da chegada de um bebê, descendo pela pélvis de sua mãe, conduzido por ela mesma, sem pressa, críticas ou imposições? Vê-lo emergir, no milagre da existência, de dentro do corpo da mulher que o acolheu por nove meses?

E depois, quando o tempo parece parar, o primeiro encontro. Sem intermediários, mãe e bebê se encontram. A pele, o colo, a força do bebê e a transformação da mãe. Agora juntos em um novo formato, e em paz e respeito, se apaixonam e se descobrem, pouco a pouco. Cada um atravessou um portal para uma nova dimensão, totalmente diferente da anterior. Eles se olham nos olhos, choram, sorriem, e formam um vínculo que não se rompe mais. A mulher dá a vida a seu filho, se doa por ele, pois agora estão num círculo mágico.

Vivenciar o nascimento dentro da lógica do Parto Ativo, fisiológico, sagrado e livre – mesmo que ele não ocorra exatamente como planejado, e mesmo que intervenções sejam necessárias – significa mudar o mundo! Significa contribuir para bebês e crianças calmas, livres, saudáveis e felizes; adultos fortes e bem resolvidos emocionalmente. Significa paz.

Quando morei em Londres, estudei e trabalhei com Janet e sua equipe, formada pelas excelentes profissionais Alice Charlwood e Lynn Murphy, e tive a chance de aprender muito. Naquela época, entre os anos 2000 a 2004, já vislumbrávamos a possibilidade de Janet vir ao Brasil. Afinal, tal sonho se realizou. Ela veio, adorou o Brasil e as pessoas, sentiu-se acolhida e à vontade. Sentiu também uma força entre os profissionais, e disse que este é um momento propício para mudanças. Janet está disposta a investir seu tempo e seu amor ao nascimento em prol do nosso país. A partir daí, ideias para nossos projetos foram brotando. Em 2015, na quarta temporada de eventos com Janet Balaskas no Brasil, os cursos oferecidos são cada vez mais completos e sólidos.

Sendo assim, o Parto Ativo Brasil tem por objetivo criar uma rede de profissionais de todo o país, formados em PARTO ATIVO. Queremos contribuir com as necessárias mudanças na atenção ao ciclo do nascimento no Brasil, através de uma série de ações que possam abranger cada vez mais profissionais e famílias. A cada ano que passa, trabalhamos mais e mais para conectar as pessoas interessadas através de nosso site – www.partoativobrasil.com.br; promover cursos e palestras e divulgar o documento 'Manifesto pelo parto ativo', entre outros projetos que serão anunciados gradualmente no site.

Desejamos que esta iniciativa seja uma base sólida para todas as pessoas que trabalham com PARTO ATIVO, e uma opção cada vez mais real e concreta para as mulheres de todo o país.

Com muito carinho,

Talia Gevaerd de Souza
Diretora do Parto Ativo Brasil
Psicóloga (CRP08/15371) para Gravidez, Parto e Pós-parto
Instrutora de Yoga e Parto Ativo Pré e Pós-natal
Doula

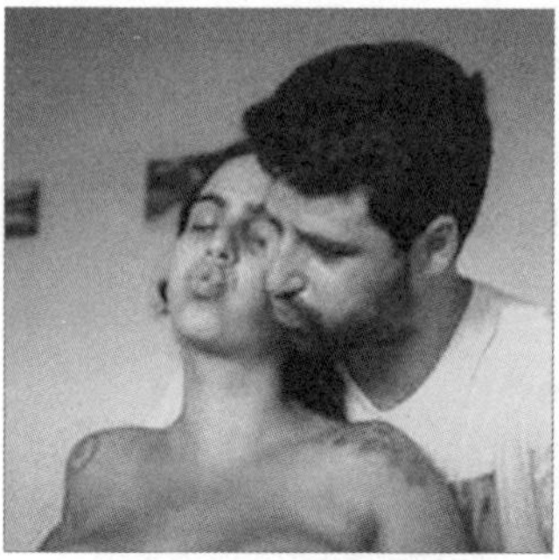

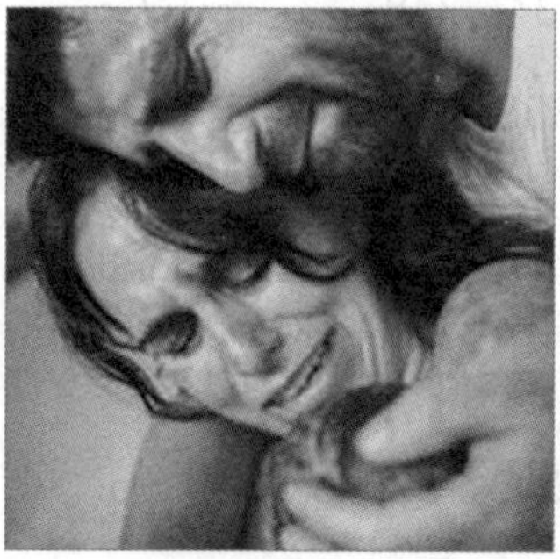

Parto domiciliar planejado atendido pelo Grupo Luar, em Curitiba/PR
Foram 36 horas de trabalho de parto e 12 horas de fase ativa de trabalho de parto
Mãe: Kali / *Pai:* Jair / *Bebê:* Luana
Doula e fotos: Amanda Nunes

Créditos das fotos e ilustrações

Fotos:

Página 7	Simone Maurina; *grávida:* Susana Gonzalez Frozza
Página 22	Katya Kur Montesano Bleninger; *mãe:* Sara Coelho
Página 85	Simone Maurina; *mãe:* Isabelle Machado Neves Trevisan, *bebê:* Benício
Página 90	Talia Gevaerd de Souza; *mãe:* Inês Baylão de Morais Monson, *bebê:* Lucas
Páginas 93 e 94	Simone Maurina; *grávida:* Sandra Eleine
Página 95	Amanda Nunes; *grávida:* Débora Soares Conceição
Página 96	Karine Kuromiya, *mãe:* Juliana Mathoso, *bebê: Glória*
Capítulo 4	Anthea Sieveking
Capítulo 7	Anthea Sieveking
Página 210 (direita)	Kátia Kur Montesano Bleninger; *mãe:* Halina Badziak
Capítulo 8	Anthea Sieveking
Páginas 269-271	Talitha Barbosa Cico; *mãe:* Patrícia Graccho Simões
Capítulo 10	Anthea Sieveking
Capítulo 11	Anthea Sieveking
Capítulo 12	
Páginas 345,348	Edu Camargo
Página 350	Talia Gevaerd de Souza
Página 353	Francine Barros
Páginas 354,355	Thales
Páginas 357-359	Thalita Barbosa Cicon
Páginas 361,411	Amanda Nunes
Páginas 363-364,367	Kalu Brum
Páginas 369,373	Simone Maurina

Demais fotos: acervo da autora.

Ilustrações:

Lucy Su e Laura Mckechnie

activebirth
JANET BALASKAS

Sobre a autora

O *Active Birth Centre* (Centro de Parto Ativo) foi fundado em Londres por Janet Balaskas no início dos anos 1980. Sua visão era criar um oásis para mulheres grávidas e novas mães e os seus parceiros e bebés, com um programa de empoderamento para aulas e cursos, bem como uma clínica de terapia complementar. Seu sonho era criar um lugar onde a importância do início da vida – os anos primais, fosse homenageado e primordial, e levar essa influência para o mundo.

Hoje, o Centro de Parto Ativo é o lugar que ela sonhou. Janet continua a liderar o centro e é assistida por suas colegas Lynn Murphy e Alice Charlwood, com quem trabalha há muitos anos. Elas são ajudadas por uma equipe de profissionais altamente qualificados que compartilham a filosofia e visão do Parto Ativo: incentivar, apoiar e inspirar as mulheres a se envolver ativamente na sua gravidez e no nascimento para se tornarem pais amorosos e famílias saudáveis do futuro.

As ideias inovadoras de Janet se espalharam por todo o mundo inspirando pais, educadores perinatais, professores de yoga, parteiras e doulas. Obstetras têm um grande respeito por seu trabalho e muitos incentivam o parto natural e são seus entusiastas e apoiadores.

Ela continua a ser uma voz de liderança na campanha global para transformar as práticas de assistência ao parto, mas mantém o seu trabalho do núcleo, que adora, para mulheres e casais, no Centro de Parto Ativo em Londres, onde dá aulas e oferece cursos de formação para profissionais.

Janet também ensina em todo o mundo, incluindo o Brasil, Turquia e Israel.

A sua incansável tarefa de preparar os pais para o nascimento de seus filhos, e para fornecer a orientação e informação que permita às mulheres seguir com confiança seus instintos e entrar em sintonia com seus bebês, tem alimentado a expansão global do Parto Ativo.

activebirthcentre
INSPIRATION FOR BRILLIANT BEGINNINGS

http://activebirthcentre.com

Leia da GROUND

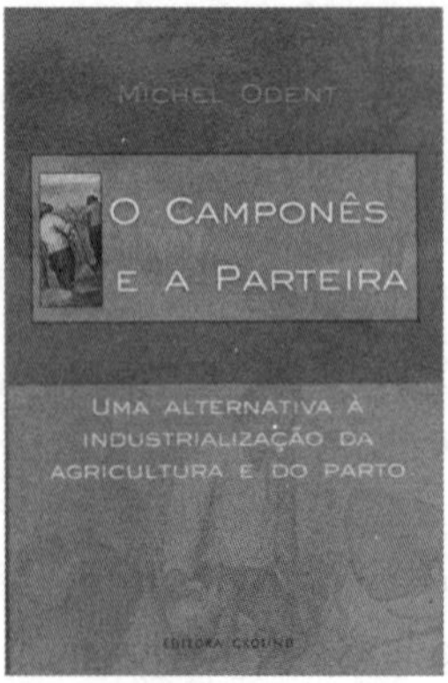

O CAMPONÊS E A PARTEIRA
uma alternativa à industrialização da agricultura e do parto
Michel Odent

Parecendo à primeira vista sem relação, as duas premissas – industrialização da agricultura e do parto – estão inexoravelmente ligadas na pesquisa do Dr. Michel Odent, que provou uma relação direta entre o estado de saúde da mulher na sua própria infância, adolescência e vida adulta e o parto que irá ter.

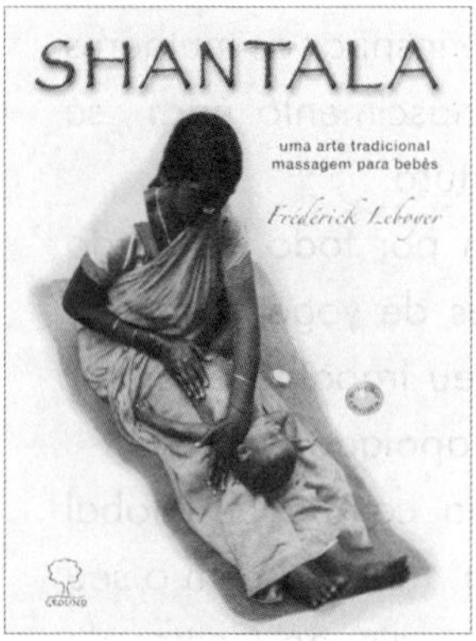

SHANTALA – o livro
uma arte tradicional – massagem para bebês
Frédérick Leboyer

Shantala tornou-se um livro famoso em todo o mundo. Além do aspecto científico, o autor conciliou poeticamente as explicações da técnica de massagem em bebês com a sabedoria milenar de seu uso, transformando o livro num instrumento de puro deleite para a mãe e o bebê.

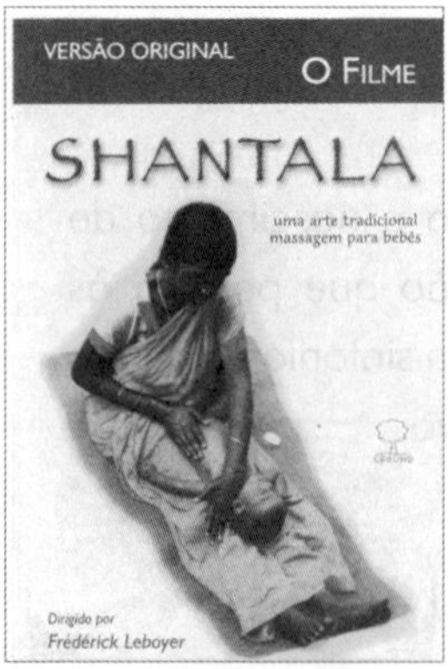

SHANTALA – o filme
uma arte tradicional – massagem para bebês
Frédérick Leboyer

O filme foi produzido pelo próprio Frédérik Leboyer quando fez as fotos que deram origem ao livro. Na medida em que muitas pessoas tornaram esta prática profissional, ele se torna um complemento natural indispensável em relação à intensidade do toque, alteração dos movimentos, tempo real de aplicação, conclusão da massagem...

Leia da GROUND

YOGA PARA GESTANTES
método personalizado
Fadynha

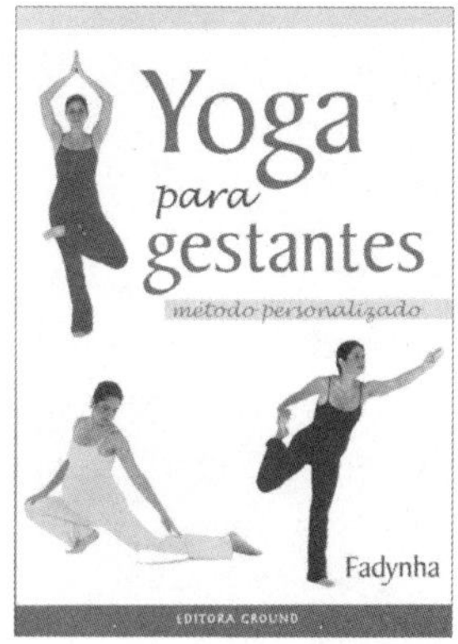

A autora celebra o yoga com sabedoria e intuição, apresentando dezenas de posturas selecionadas ao longo de seus mais de 30 anos de trabalho com gestantes, oferecendo à mãe grávida exercícios específicos de harmonização com seu corpo e suas energias sutis mês a mês.

MEDITAÇÕES PARA GESTANTES (livro + CD)
O guia para uma gravidez saudável, plena e feliz
Fadynha

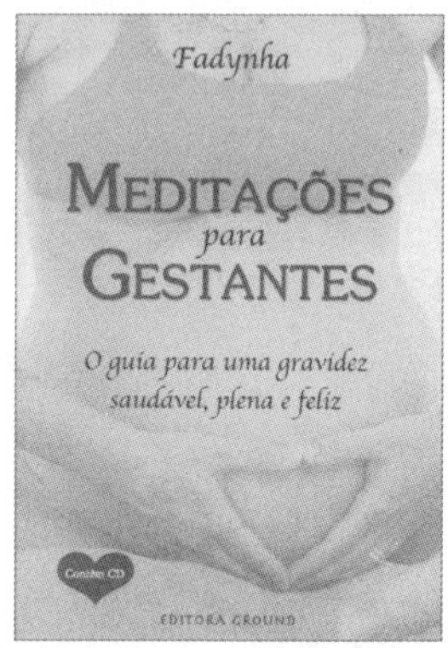

São apresentadas para a gestante várias técnicas que promovem paz e harmonia específicas para o período gestacional. O CD incluso traz o acompanhamento passo a passo de uma meditação especial que prepara a futura mãe para um parto mais tranquilo.

A DOULA NO PARTO
O papel da acompanhante de parto especialmente treinada para oferecer apoio físico e emocional à parturiente
Fadynha

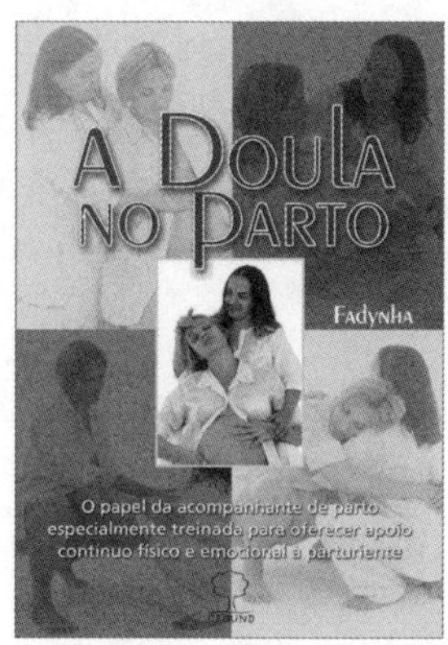

Em seu trabalho, a doula utiliza técnicas de respiração, relaxamento, massagem e métodos não-farmacológicos de alívio à dor, e auxilia a mulher na escolha de posições mais confortáveis para o parto. Vários estudos científicos mostram os resultados deste apoio contínuo, entre eles, reduzir o número de cesarianas, a duração do trabalho de parto e o uso de analgesia.